BASTEI
LÜBBE

Von Ingrid Benedict
ist außerdem bei BASTI-LÜBBE lieferbar:
61 160 Laßt mir meine bunten Farben

Ingrid Benedict

Ich habe keine Angst um mich

BASTEI LÜBBE

BASTEI-LÜBBE-TASCHENBUCH
Band 61 282

1. Auflage November 1993
2. Auflage Dezember 1993
3. Auflage Oktober 1995

Originalausgabe

Printed in Great Britain
Einbandgestaltung: Mandred Peters
Titelfoto: Mike Gallus, München
Satz: Kremerdruck GmbH, Lindlar-Hartegasse
Druck und Bindung: Cox & Wyman Ltd.
ISBN 3-404-61282-5

Für Linda und Florian
Für deren Freunde
Für meine Freunde
Für den Mann, den ich liebe

Im Sommer 1984 stellten Ärzte eines Münchner Krankenhauses einen Krebsknoten in ihrer linken Brust fest. Sie meinten damals, eine Totaloperation samt Ausschneidung der Lymphdrüsen unter dem Arm und eine längere Bestrahlung seien lebensnotwendig für die Patientin. Ingrid Benedict widersetzte sich ihren Anordnungen und wandte sich an Professor Hackethal. Eine Nachoperation ergab, daß sich zu diesem Zeitpunkt keine Krebszellen mehr in der befallenen Brust befanden. Sie blieb erhalten.

Ein neues, sehr bewußtes Leben begann. Ingrid Benedict schilderte den Weg aus der Krankheit und ihrer Verzweiflung, die jeden packt, wenn er sich mit der Diagnose Krebs konfrontiert sieht, in ihrem Buch »Laßt mir meine bunten Farben« (Bastei-Lübbe, Band 61160). Eine erneute Operation am 11. Februar 1992 und die damit verbundenen Erfahrungen holten sie jetzt wieder an ihre Schreibmaschine zurück. Was ist aus ihrem Optimismus, aus ihrem Kampfgeist, aus ihrem Widerstand gegen den Krebs geworden? Haben ihre bunten Farben an Leuchtkraft eingebüßt?

»Ich habe keine Angst um mich«, ihr zweites Buch, beantwortet diese Frage. Sie nutzte die drei Wochen, die sie diesmal in der Hackethalschen Klinik verbringen mußte, um über ihr Leben zu reflektieren.

Sie erinnert sich an Kindheit und Jugend, die stark vom Vater geprägt waren, sie denkt über Menschen nach, denen sie begegnet ist, nennt ihre Ängste deutlich beim Namen, setzt sich bewußt mit ihnen auseinander und verliert sie schließlich wieder.

»Ich habe keine Angst um mich« ist auch ein Buch über Krankheit und Todesangst. In erster Linie erzählt es aber die Geschichte einer krebskranken Frau, die gelernt hat, ihr Leben zu lieben, und die nicht bereit ist, eine Minute davon zu vergeuden.

Nun aber bleiben Glaube, Hoffnung, Liebe;
aber die Liebe ist die Größte unter ihnen.
1. Korinther 13, Vers 13

»Versprecht mir, daß ihr mich aus dem Mutigseinmüssen entlaßt, wenn ich nicht mehr mutig sein will. Zwingt mich mit eurem Vertrauen in meine Tapferkeit und meine Lust am Leben nicht dazu, den Kampf gegen den Krebs fortzusetzen, wenn ich nicht mehr kämpfen kann.«

Ich sitze meinen beiden Kindern Florian und Linda in einem auf fesch getrimmten, oberbayrischen Wirtshaus gegenüber. Es ist nur schwach besucht. Auf den Tischen stehen künstliche Blumen. Die kleine Karte enthält das Übliche vom Brotzeitteller bis hin zum Kurzgebratenen, das allerdings reichlich und hervorragend zubereitet. Ein heftiger Schneeregen malt dickflüssige Tränen auf die kleinen Fenster.

Am Tag zuvor habe ich eine zweite Krebsoperation hinter mich gebracht. Über fünfzig Gramm stinkendes Geschwür hat mir das Team um Professor Hackethal, meinen langjährigen Arzt, aus der linken Brust geschnitten. Es sei so groß gewesen wie ein Tennisball, kann ich an diesem Abend dem OP-Bericht entnehmen. Ich forme mit der linken Hand einen Tennisball nach und lege sie auf meine rechte, gesunde Brust. Unmöglich, denke ich bei mir, diese Angabe kann gar nicht stimmen. Einen Tischtennisball werden sie gemeint haben. Der ist groß genug!

Zugegeben, meine Attacke war nicht besonders rücksichtsvoll. Ich hätte vielleicht doch damit warten sollen, bis mein Sohn sein Schnitzel Wiener Art und meine Tochter ihre Pfannkuchensuppe gegessen haben.

War es das Viertel Rotwein, das ich auf praktisch nüchternen Magen getrunken hatte, oder war es ganz einfach die grenzenlose Not, in der ich mich momentan befand, daß ich mich so unsensibel verhielt? Ich kann es nicht sagen. Sicher ist nur, daß ich diese Sätze unbedingt loswerden mußte. Wochenlang hatte ich mich mit ihnen rumgequält, hatte immer wieder überlegt, ob ich sie zulassen sollte, mir selbst oder gar den Kinden gegenüber.

Beide reagieren überraschend gefaßt, so, als hätten sie sich schon längst Gedanken darüber gemacht, wie lange sich die Fiktion der starken, unerschütterlich optimistischen krebskranken Mutter aufrecht erhalten ließ, ohne diese zu überfordern und sich selber in die eigene Tasche zu lügen.

Ein Jahr lang habe ich ihnen und meinen Freunden den Rückfall verheimlicht, habe mich in einschlägigen Frauenzeitschriften als geheilt feiern lassen, habe einen zunächst langsam wachsenden Knoten im Warzenbereich der vor knapp acht Jahren operierten linken Brust ignoriert. Erst als sich die Warze öffnete, Büstenhalter und Kopfkissen immer häufiger blutige Warnsignale aussandten, brach ich zusammen und ergab mich dem zurückgekehrten Krebs.

Am zweiten Weihnachtsfeiertag bat ich schließlich Ringo, meinen Freund in beinahe allen Lebenslagen, den strahlenden Sonnenschein zu nützen und mit mir einen Ausflug ins bayrische Oberland zu unternehmen.

»Vielleicht können wir bei den Hackethals vorbeischauen«, schlug ich so nebenher vor. »Ich habe sie schon lange nicht mehr gesehen.«

Li empfing uns arglos und begeistert über die unerwartete Abwechslung. Julius hatte sich über die Feiertage in sein Arbeitszimmer zurückgezogen, um sein neues Buch termingerecht am 6. Januar abgeben zu können. »Der Meineid des Hippokrates« soll es heißen. Für Zündstoff ist also mal wieder gesorgt.

»Sag mal, operiert ihr in der neuen Klinik schon wieder?« wollte ich von Li wissen.

»Was soll die Frage? Du wirst doch keinen Ärger machen«, kam es sofort zurück. »Natürlich operieren wir wieder.«

»Kann sein, daß ich noch mal unters Messer muß«, meinte ich und versuchte dabei, so unbefangen wie nur irgend möglich dreinzuschauen.

Julius, angetan mit einer flatternden Jogginghose, stieg aus seiner Dichterstube herab und vernahm die unfrohe Kunde.

»Laß dir den ersten Sprechstundentermin im neuen Jahr geben«, meinte er kurz angebunden.

Eine Woche später saß ich ihm dann in seinem Sprechzimmer gegenüber, meinem Arzt, der nicht nur einen großen Knoten in der linken Brust, sondern auch eine kleine, erbsengroße Verdickung in der Achselhöhle feststellte – und meinem langjährigen Freund, der mit den Tränen kämpfte und nicht begriff, wie ich so achtlos mit meiner Gesundheit umgehen konnte.

»Warum bist du so spät gekommen? Gerade du mußt doch wissen, um was es hier geht! Willst du dich umbringen?«

Ich ließ diese Fragen unbeantwortet.

Daß ich jetzt, nach zwei Wochen Vorbereitung und nun erfolgter Operation, nervlich am Ende bin, wissen meine Kinder.

»Ich denke doch, daß nun erst mal wieder alles okay ist mit dir«, sagt mein ernster Sohn und zündet sich eine Zigarette an. »Ich gehe wenigstens davon aus.«

Und Linda, meine 19jährige Tochter, reagiert so, wie sie sich in brenzligen Situationen immer verhält: Sie strahlt mich an und plappert etwas gänzlich Belangloses. Nur ihre leicht schräg geschnittenen, himmelblauen Augen blicken bekümmert drein.

»Mutti, wir schaffen das schon«, sagt sie und verschwindet auf die Toilette.

»Mutti« nennt sie mich immer dann, wenn sie mich auf die Palme bringen will. Und das schafft sie auch jetzt wieder. Der graue Schleier, der sich unvermittelt über uns drei traurige Gestalten gebreitet hatte, ist zerrissen.

»Nenn mich gefälligst Mami oder meinetwegen auch alte Kuh«, fauche ich, »alles, was du willst. Nur erspare mir die Mutti!«

Nach einem zweiten Viertel Wein, das mir nun endgültig in den Kopf gestiegen ist, das Herz ein wenig leichter und die Beine etwas schwerer gemacht hat, bringen mich die beiden zurück in die Parkklinik nach Riedering. In einem alten Gutshaus, das er für seine Bedürfnisse hatte umbauen lassen, konnte sich Julius Hakkethal endlich den Traum von der eigenen Klinik erfüllen. Vor acht Jahren, als ich seine Patientin wurde, praktizierte er noch als Untermieter in einer pompösen Kurklinik in Bernau am Chiemsee. In Gut Spreng ist nun alles eine Nummer kleiner, und diese Reduzierung auf das Wesentliche hat der Atmosphäre zwischen Patienten, Ärzten und Schwestern sehr gutgetan.

Zurück in meinem Zimmer, setze ich mich leicht benommen auf das Bett und werde im selben Moment von einem Schüttelfrostanfall überrascht. Mit klappernden Zähnen krieche ich unter die Bettdecke.

»Mich wird die hauseigene Grippe erwischt haben«, vermute ich mit glühenden Backen und fieberglänzenden Augen. Das ganze Haus ist zur Zeit verschnupft, vor allem Ärzte und Schwestern. Die Patienten halten sich zunächst noch tapfer, doch so nach und nach hört man auch sie in den Gängen und Behandlungsräumen husten und niesen. Edith, die neue Oberschwester, ist in diesen Tagen hauptsächlich damit beschäftigt, Aspirintabletten und Hustensaft zu verteilen sowie Wadenwickel anzuordnen. Eine zusätzliche Belastung für die schniefenden Schwestern, die eigentlich selbst ins Bett gehörten.

Die medizinische Versorgung sieht zunächst auch für mich so aus. Doch als das Fieber die 39-Grad-Marke ständig übersteigt und sich auch durch schleunigst verabreichte Zäpfchen nicht reduzieren läßt, melde ich ernsthafte Bedenken an, ob meine ungewöhnlich hohe Temperatur etwas mit der Grippe zu tun hat. Gut, ich huste stark und krächze wie ein Rabe, aber normalerweise steigt meine Temperatur selbst bei ernsthaften Erkältungskrankheiten nie über 38 Grad.

Einen Tag lang liege ich apathisch im Bett, esse nichts, schütte kannenweise Früchtetee in mich hinein. Helena Georgiou, eine junge griechische Ärztin, der ich zugeordnet wurde, steht am nächsten Tag sorgenvoll an meinem Bett und will auch nicht mehr so recht an eine Grippe glauben.

»Wir müssen den Verband aufmachen«, befindet sie. »Vielleicht hat sich darunter etwas entzündet.«

In ihrem Zimmer löst sie vorsichtig das Pflaster und blickt recht nachdenklich drein.

»Das gefällt mir gar nicht«, murmelt sie mehrmals vor sich hin.

Ich reagiere nicht, bin viel zu sehr damit beschäftigt, nur ja keinen Blick auf die frischoperierte Brust zu werfen. Ich kann mir lebhaft vorstellen, wie sie jetzt, drei

Tage nach der Operation, aussieht! Rot und blau unterlaufen, geschwollen und unförmig.

Helena Georgiou stellt ein abseßähnliches Gebilde am oberen Rand der Narbe fest. Es scheint mit Blut und Eiter gefüllt zu sein und macht den Eindruck, als würde es jeden Moment aufplatzen. Mit Ultraschall forscht die Ärztin nach weiteren Verdickungen. Sie ist nicht sehr gesprächig. Und ich frage sie auch nichts. Was immer ich zu hören bekomme, verunsichert mich nur, denke ich und verschließe mal wieder Augen und Ohren vor der Wirklichkeit. Eine Übung, die ich mir erst im vergangenen Jahr angeeignet habe.

Schließlich werden mir Penicillin-Infusionen und Umschläge auf die harte, heißglühende Brust verordnet.

»Vielleicht war die örtliche Narkose doch nicht so ideal bei Ihnen«, sinniert sie. »Man muß so viel in die Brust hineinspritzen, daß es nachher ein paar Probleme geben kann, wenn das Narkosemittel wieder abfließen soll.«

Dabei hatte ich die örtliche Betäubung für einen Glücksfall gehalten. Julius Hackethal hatte sie mir im Rahmen der letzten Untersuchung, als er den Knoten in der Achselhöhle dank einer konzentrierten Suprefact-Behandlung nicht mehr ausmachen konnte, vorgeschlagen.

»Unter einer Vollnarkose leidet man halt den ganzen Tag über und strapaziert den Kreislauf. Nur lokal betäubt, bist du nach der OP wieder topfit.«

»Willst du allen Ernstes behaupten, ihr schneidet an mir rum und ich bin bei vollem Bewußtsein?« fragte ich entsetzt.

Er grinste.

»Keine Angst, du kriegst von den Schmerzen nichts mit«, beruhigte er mich. »Solltest du wirklich etwas spüren oder sollte sich während der Operation herausstellen, daß wir doch mehr schneiden müssen, kannst du sofort hinübersegeln. Du hängst die ganze Zeit auch am Infusionsgerät. Außerdem sitzt die Anästhesistin bei dir am Kopfende, hält Händchen und beobachtet dich.«

Als er mir noch erzählte, daß ich einen Walkman übergestülpt bekomme und die Musik meiner Wahl hören kann, war ich Feuer und Flamme.

Und so wanderte ich am Dienstag in der Früh um acht relativ frohgemut in Richtung Operationssaal. Nicole, die Tochter von Li Hackethal aus erster Ehe, nahm mich in Empfang. Die Betreuung und Überwachung von Frischoperierten gehört mit zu ihren Aufgaben. Sie reichte mir das papierene OP-Hemdchen, stülpte mir eine hellgrüne Plastikmütze Modell ›Hotel-Duschhaube‹ über die frischgewaschenen Haare, half mir beim Anziehen der kleinstgefältelten Schuhe und schob mich mit einem aufmunternden »Mach's gut! Bis gleich!« in den Operationssaal.

Und dort, beim Anblick des OP-Teams, kehrte für Minuten der Humor zurück, für den ich bei meinen Freunden bekannt und beliebt bin. Sie sahen derart komisch aus in ihren lindgrünen Flatterhemdchen, in ihren Häubchen und ihrem einer Bärenschnauze nicht unähnlichen Mundschutz, daß ich Mühe hatte, einen langsam in mir hochsteigenden Lachanfall zu unterdrücken. Beim Anblick des Professors, der etwas abseits saß und den Ablauf der Operation aus der Ferne betrachtete, war es dann endgültig mit meiner Fassung vorbei. Vielleicht begann jetzt auch die Valium-Spritze zu wirken, die man mir verabreicht hatte, auf jeden Fall brach ich in schallendes Gelächter aus.

»Lies das mal und nimm dir den Text zu Herzen, du alberne Person«, maßregelte mich der große Meister, der sich in meinen Augen als großmächtiger Frosch auf dünnen Beinen darstellte, und wies auf ein Schild, das rechts neben dem Operationstisch aufgehängt war:

»Ein OP ist eine Kirche und kein Zirkus«, stand dort zu lesen.

Ich hatte verstanden, unterdrückte ein pietätloses »Amen« und überließ mich den Händen meiner Operateure.

Ich spürte tatsächlich nichts, lediglich die Einstiche waren schmerzhaft. Ich weiß nicht, wie viele Spritzen sich in meine Brust entleerten. Damit ich nichts sehen konnte, hing ein grünes Tuch vor meiner Nase, durch das ich mich vorübergehend bedroht fühlte. Immer, wenn ich stark atmete, näherte es sich meinen Nasenlöchern. Ich hatte Angst zu ersticken. Die Anästhesistin spürte mein Unbehagen und stupste es immer wieder von meinem schweißnassen Gesicht weg. Musik von Schubert streichelte meine Seele. Clayderman hatte ich abgelehnt.

Ich befand mich in einer eigenartig unwirklichen Atmosphäre. Trotz der Musik konnte ich die Stimmen hören, obwohl Dr. Weber und Frau Dr. Georgiou nur flüsterten.

»Jetzt habe ich die Spitze«, vernahm ich plötzlich.

»Frau Benedict, wir sind fertig«, wandte sich Dr. Weber schließlich direkt an mich. »Nun nähen wir zu.«

»Zeigen Sie, was Sie können, sonst lassen Sie lieber eine Dame ran«, versuchte ich zu scherzen.

War wohl doch nicht so witzig und außerdem, wie stand es so schön zu lesen: »Ein OP ist eine Kirche ...«

Nach einer knappen halben Stunde war alles vorbei. Ich stieg vom Tisch und wurde zu Nicole geführt. Es ging mir hervorragend. Eigentlich wollte ich sofort in mein Zimmer zurück, doch der lindgrüne Frosch Hackethal machte mir einen Strich durch die Rechnung.

»Du bekommst heute und morgen sicherheitshalber Penicillin. Die Geschwulst ging sehr tief, die Infektionsgefahr ist zu groß«, informierte er mich.

Während er mir Form und Beschaffenheit des neuerlichen Krebsidknotens zu erklären versuchte, entstand vor meinem geistigen Auge das Bild einer reifen Erdbeere. Ähnlich wie ihr Stiel mußte sich der Krebs in meine Brust gebohrt haben. Vor acht Jahren, als man sie mir in einem Münchner Krankenhaus hatte abnehmen wollen und ich durch eine glückliche Fügung auf Professor Hackethal, Deutschlands damals umstrittensten Mediziner, gestoßen war, lag der Knoten direkt neben der Warze, beinahe an der Oberfläche. Diesmal hatte er sich unter der Warze verborgen gehalten, war lange Zeit meinen mit Nachdruck forschenden Fingern entgangen.

Meine Rückkehr ins Zimmer verzögerte sich noch etwas. Eine Patientin, die unter Vollnarkose operiert worden und jetzt allmählich aufwachte, brauchte dringend eine Hand, an der sie sich festhalten konnte.

Da Nicole im Moment eine neue Patientin vorbereitete, setzte ich mich an das Bett der Frischoperierten und streichelte sie. Daß mir dabei die Tränen über die Backen liefen, merkte ich zunächst gar nicht.

Doch später, wieder in meinem dunklen Zimmer, in meinem eiskalten Bett, schluchzte ich jämmerlich. Ich bekam Tropfen gegen den sich langsam bemerkbar machenden Wundschmerz, gegen die Qualen meiner Seele gab es nichts. Daran änderte sich auch wenig, als das Telefon neben meinem Bett läutete und aus weiter Ferne Enricos Stimme an mein Ohr drang.

Enrico, der ›Verwandlungskünstler‹ aus Florenz, mit dem mich das Schicksal vor acht Jahren zusammengeknüpft hat – untrennbar, wie es bis heute den Anschein hat.

Als ich damals auf der Flucht vor der drohenden Brustamputation mit meiner Tochter nach Cattolica in die Sonne geflohen war, waren wir uns über den Weg gelaufen. Pedro, der Liliputaner, ein in seiner Heimat Italien, aber auch im Ausland gefeierter Musical-Clown, hatte uns miteinander bekannt gemacht.

Enrico sei ein Kollege von ihm, ein Zauberer, ein Clown, ein Träumer wie er. Gut gelaunt gaben wir uns damals die Hand, der schwarzgelockte Italiener und die braungebrannte Italientouristin, die sich nach diesem Urlaub in eine unheilbar Krebskranke verwandeln sollte. Daß sich unsere Hände nie mehr loslassen würden, ahnten wir damals nicht.

Ein Jahr später erfolgte dann die ›Enttarnung‹.

Linda und ich waren in das Hotel an der Adria zurückgekehrt, um dort erneut Ferien zu machen. Dank der Behandlung von Professor Hackethal, der damals zufällig als Ehrengast in der »Was-bin-ich-Sendung« meines Vaters geladen war, hatte ich meine Brust behalten, war ich den Chemotherapeuten und Radiologen davongelaufen, um mein Leben zu ändern und meiner Krankheit den Kampf anzusagen. Ich war voller Leben, voller Kraft, voller Sehnsucht nach Liebe.

In dieser Phase begegnete mir Enrico wieder. Trotz der ›Demaskierung‹, die mich zunächst entsetzte, blieb die Anziehungskraft. Enrico war kein Clown, kein Zauberer, allenfalls ein verträumter Großhotelier mit stämmiger Ehefrau vom Typ ›Viva la mamma‹ und drei hübschen Töchtern. Er war das festeingebundene Mitglied einer traditionsreichen italienischen Sippe mit Verbindung zum Vatikan, unfrei bis in die Nasenspitze. Der damalige Ausbruch als tingelnder Wanderkünstler blieb der einmalige Lösungsversuch eines Mannes, der befürchten mußte, von seinen Pflichten erstickt zu werden. Die Krebserkrankung seiner Frau Laura nagelte ihn noch zusätzlich fest.

Im Schatten seiner großmächtigen Familie, seiner Ergebenheit in die Tradition, seiner Unfähigkeit, schwerwiegende Entscheidungen zu treffen und einen neuen Weg zu gehen, wuchs unsere Liebe, entwickelte sich eine Beziehung zwischen uns beiden, der auch die räumliche Trennung letzten Endes nichts anhaben kann.

Auch mein zeitweiliger Ausstieg aus diesem Leben mit gestohlenen Tagen, Stunden, Minuten hatte im Grunde nichts an dem Gefühl geändert, das Enrico und mich aneinanderkettete. Manuel, mein stürmischer Liebhaber, zehn Jahre jünger als ich und ganz und gar ungebunden, blieb eine Episode, die sich von selbst erledigte.

Nach dem Haken, den ich geschlagen und den Enrico nahezu ohne Gegenwehr zur Kenntnis genommen hatte, trafen wir uns wieder auf dem Weg zu unserem ›Baumhaus‹, in dem wir in unseren Träumen wohnen, etwas angeschlagen zwar, aber immer noch voller Liebe füreinander.

Jetzt war er am Telefon.

»Ingrid, was ist mit dir? Du hörst dich nicht sonderlich gut an.«

Enrico war sorgenvoll, seit ich ihm endlich doch von meinen Beschwerden erzählt hatte, in einer unserer Nächte, die bei uns beiden immer noch Herzklopfen und Atemlosigkeit hervorrufen. Er hatte nach einer

Dienstreise nach Berlin Zwischenstopp in München eingelegt. Sein Flugzeug nach Florenz startete erst am nächsten Morgen. Und morgen früh war weit! Ich lag in seinen Armen, entspannt und glücklich.

»Ich werde meinen geplanten Urlaub nach Spanien nicht antreten können«, fing ich meine schreckliche Geschichte an.

Enrico war enttäuscht. Eigentlich war geplant gewesen, daß ich mit meiner Freundin Helga, die auf Menorca ein Haus hat, in den spanischen Frühling fliegen sollte und er mich dort besuchte. Er mußte jetzt wegen der Olympischen Sommerspiele häufig nach Barcelona, und von dort aus ist es ein Katzensprung nach Menorca, der kleinen Schwester von Mallorca. Wir wollten meinen Geburtstag nachfeiern, auf den seinen anstoßen, die Tatsache, daß wir nun schon sieben Jahre ein Paar sind, begießen. Kurz, wir wollten mal wieder das Illusionsspiel spielen: Enrico und Ingrid und sonst niemand auf der Welt!

»Dann wird ja aus unserem Kurzurlaub nichts«, brummelte er in meine Haare.

»Nein«, antwortete ich knapp, »daraus wird nichts.«

Ich mußte aufpassen, daß ich jetzt nicht weinte. Sonst hätte er gemerkt, wie ernst es diesmal war. Doch die Regieanweisungen, die ich mir selbst gab, kamen zu spät. Die Tränen flossen bereits.

Jetzt wollte er es aber genau wissen.

»Was ist los mit dir?« fragte er, ließ mich aus seinem Arm rollen und setzte sich im Bett auf. Doch diese Entfernung störte mich ganz entschieden. So konnte ich schon gar nichts sagen. Ich bettete mich zurück und ließ ihn endlich teilhaben an den Sorgen und Nöten, die mich schon ein Jahr quälten.

»Ich muß zum Hackethal zurück.«

»Also machst du endlich die längst fällige Auffrischungskur«, vermutete er arglos. »Die könntest du verschieben, damit wir doch noch zu unserem Spanienurlaub kommen.«

»Das geht leider nicht«, gab ich sachlich zurück, »ich haben einen Riesenknoten in der Brust und einen kleinen in der Achselhöhle. Es wird eine Operation, und ich muß so schnell wie möglich einrücken.«

Während ich ihm diese Nachricht um die Ohren knallte, spürte ich eine gewisse Befriedigung dabei. Er konnte sich immer darauf verlassen, daß ich funktionierte. Alle konnten das. Die Ingrid mit ihrem glücklichen Naturell, mit ihrem Humor, mit ihrer Gutmütigkeit macht keine Probleme. Der kann man viel zumuten, die verkraftet alles. Die hat keinen Krebs. Nicht wirklich. Sie ist nur ein bißchen krebskrank.

Ich gebe zu, daß ich diesen Eindruck auch vermittelte. Nur weiß ich jetzt, daß das ein großer Fehler war. Ich habe immer viel zuviel in mich hineingefressen, habe mich davor gescheut, Probleme auszusprechen. So hat mich die ständige Rücksicht auf den verheirateten Mann, der genug am Hals hat und eine lamentierende Geliebte nicht brauchen kann, vielleicht nicht gerade krank gemacht, aber heilsam war sie mit Sicherheit auch nicht.

Enrico blieb zunächst stumm. Mit dieser Eröffnung hatte er wohl nicht gerechnet. »Wie lange weißt du eigentlich schon, daß sich da ein Rückfall anbahnt?« wollte er wissen.

»Na, seit einem Jahr vielleicht. Ich kann mich nicht mehr so genau erinnern. Im letzten Frühjahr wurde die Warze plötzlich knallrot. Sie sah so aus, als säße an ihrer Spitze ein dicker Pickel. Er brach irgendwann auf, blutete ein wenig. Das wiederholte sich dann ein paarmal.«

»Willst du allen Ernstes sagen, daß du dieses Warnsignal wie einen Pubertätspickel abgetan hast?« meinte Enrico fassungslos. »Du mußt vollständig verrückt sein.«

Ich wurde langsam wütend.

»Du weißt ganz genau, daß ich nicht zu den Menschen gehöre, die wegen jedem Zipperlein zu jammern anfangen und ihre gesamte Umgebung terrorisieren. Den Knoten in der Achselhöhle habe ich übrigens nie selbst gespürt.«

»Sicher weiß ich das, und das ist ja auch in Ordnung«, lenkte er ein, »aber es gibt Unterschiede. Schließlich hattest du ja schon mal Krebs in dieser Brust. Und genau deswegen hättest du früher reagieren müssen.«

Das gefiel mir alles ganz und gar nicht! Jetzt, wo er wußte, was ich in den letzten Monaten mitgemacht habe, hätte ich mir eigentlich gewünscht, daß er mich tröstete, mich in seinen Armen schaukelte, wie ein kleines Kind. Nichts dergleichen geschah. Enrico wappnete sich gegen die Angst, indem er Aktivitäten entwickelte.

»Ich werde jemand anderen aus dem Betrieb nach Barcelona schicken und in Florenz bleiben. Dann kannst du mich jederzeit erreichen. Wir können telefonieren, solange du willst. Ich komme sofort in die Klinik, wenn du mich brauchst.«

Ich war fassungslos. Ich kann ihn jederzeit telefonisch erreichen, wenn ich ihn brauche, und er kommt sofort! Seit wann denn das? Ich muß nicht geduldig darauf warten, daß er sich bei mir meldet. Da schau her! Dem Krebs sei Dank!

Seinem Vorsatz, mich jetzt, wo ich wieder im Krankenhaus liege, etwas mehr zu hätscheln, ist er tatsächlich treu geblieben. Als mich meine Kinder gemeinsam mit

Alex, einer Freundin von uns allen, in der Klinik ablieferten, wartete dort bereits ein wunderschöner Blumenstrauß auf mich. Ich war noch dabei, meine Tasche auszupacken und das unpersönliche Krankenhauszimmer zu meinem Nest zu machen, als das Telefon läutete und sich Enrico das erste Mal meldete.

Mein unerwarteter Fieberanfall und die zunehmende Schwäche machen ihm jetzt schwer zu schaffen.

»Ißt du wenigstens ab und zu was?« will er wissen.

Ich hatte in den letzten zwei Monaten insgesamt 16 Pfund abgenommen, war klapperdürr geworden. Das war auch der Grund, warum Hackethal meine Operation um eine Woche verschoben hatte. Er wollte erst meinen Allgemeinzustand stabilisieren.

»Das mit dem Essen klappt noch nicht so recht«, gab ich wahrheitsgemäß Auskunft. »Ich bringe einfach nichts runter.«

»Cara, zwing dich dazu. Du brauchst Kraft. Bitte!«

Um 12.30 Uhr quälte ich mich also aus dem Bett, um am allgemeinen Mittagessen im Speisesaal teilzunehmen. Ich saß ungern an meinem Tisch. Vier meiner fünf Mitpatientinnen, mit denen ich in den knapp drei Wochen, die ich hier sein würde, meine Mahlzeiten einnehmen mußte, gingen mir eigentlich von Anfang an auf die Nerven.

Eine Sperre, die ich neu an mir entdeckte. In all den Jahren, die mich in die Hackethalsche Klinik zur Nachbehandlung zurückführten, bekam ich eigentlich sofort Kontakt zu meinen ›Leidensgenossinnen‹. Mit manchen befreundete ich mich sogar. Wir telefonierten auch später häufig miteinander, verloren uns nie aus den Augen.

Doch dieses Mal will es mit der Kommunikation gar nicht klappen.

»Weswegen sind Sie denn da?« wurde ich gleich beim ersten Frühstück von einer sorgfältig frisierten Dame, die schräg gegenüber von mir saß, überfallen.

»Ich kuriere eine Grippe hier aus«, gab ich zur Auskunft und schämte mich noch im selben Moment für diese pampige Antwort.

Wenig später begriff ich ihre Attacke. Sie wollte gar nichts über mich wissen, sie wollte eigentlich nur ihre eigene Krankengeschichte loswerden. Gegenfragen zu provozieren, war ihr Bestreben. Ich tat ihr den Gefallen nicht, verwies auf ein gläsernes Schweinderl, das auf dem Tisch stand. Man müsse eine Strafmark hineinstekken, wenn man am Tisch über seine Krankheit und seine Beschwerden spricht, war einem Zettel zu entnehmen.

Doch Madame ließ nicht locker.

»Wissen Sie, ich bin nicht wegen der Krankheit da, die Sie wohl alle haben«, setzte sie ihren Mitteilungsterror fort. »Ich habe etwas, was es auf der Welt nur noch einmal gibt. Die Ärzte wissen auch nicht so recht, wie sie mich behandeln sollen.«

Der übrige Tisch blieb stumm. Vis-à-vis von mir saß eine grauhaarige Dame, mit Augen so braun wie Haselnüsse. Sie lächelte mich belustigt an.

Die drei anderen Damen schienen Morgenmuffel zu sein. Von den Namen, die fielen, als man sich vorstellte, habe ich keinen einzigen behalten.

Während sie in einem Teller heißen Tee, drei Zwiebäcke, Honig und eine kleingeschnittene Banane zu einem wenig appetitlichen Brei verrührte, war unsere exklusive Kranke jetzt dazu übergegangen – immer noch ungebeten, doch um so eifriger –, Details über ihre Krankheit bekanntzugeben.

»Ich habe Bläschen im Dickdarm«, mußten wir erfahren.

Ich legte meine Käsesemmel auf den Teller zurück.

»Und diese Bläschen verursachen einen schrecklichen Durchfall. Das läuft wie Wasser aus mir heraus.«

»Nein danke, ich möchte keinen Tee mehr«, wehrte ich die Bedienung ab und verließ fluchtartig meinen Tisch, dicht gefolgt von der ›Haselnuß‹.

»Wenn ich mir das bei allen Mahlzeiten anhören muß, verlasse ich als Magersüchtige diese Klinik oder lasse mir das Essen aufs Zimmer bringen!«

Frau Kroeger, ihren Namen habe ich mir als einzigen gemerkt, hegte auch die schlimmsten Befürchtungen.

»Wir hören halt einfach nicht hin. Irgendwann ist dann schon Schluß«, meinte sie und hatte sich da gründlich getäuscht.

Im Laufe der Zeit erfuhren wir noch ganz andere Dinge aus dem Leben unserer ›Allgemeinkranken mit der seltenen Diagnose‹. Sie hatte einen Tyrannen als Mann, der sie nur schikanierte. Sie sei eine sehr hübsche, elegante junge Frau gewesen, die um Jahrzehnte jünger aussah als ihr widerlicher Ehemann. Ihre beiden Söhne hätten das gräßliche Eheleben ihrer Eltern mit Abscheu registriert.

Der ältere ihrer Buben sei inzwischen Pastor einer großen Gemeinde in der Nähe von Hamburg, führe eine harmonische Ehe und sei bei den Gemeindemitgliedern ausnahmslos sehr beliebt. Der Jüngere habe nun auch geheiratet, aber die Schwiegertochter sei so gar nicht nach ihrem Geschmack.

»Wenn ich liebenswürdig zu ihr sein will und ihr sage, sie habe heute ein besonders hübsches Kleid an, gibt sie mir nicht einmal eine Antwort. Wie finden Sie das, Frau Benedict?«

Ich fand überhaupt nichts. Es war mir ganz einfach egal.

Als ich ihr, nur um auch etwas gesagt zu haben, erzählte, daß ich in unserer evangelischen Gemeinde als ehrenamtliche Helferin mitarbeite mit Spezialgebiet ›Gemeindebrief‹, war sie hell begeistert.

Am nächsten Tag brachte sie mir eine Ausgabe ihres Gemeindeblattes mit. Ich las sie pflichtschuldig und gab sie am nächsten Tag kommentarlos zurück.

Das Mittagessen an meinem Tisch mit 39,8 Grad Fieber gestaltete sich erwartungsgemäß kompliziert. Während ich lustlos in meinem Essen herumstochere, werde ich mal wieder Zeugin einer Diskussion, die immer dann entsteht, wenn der Koch es wagt, Nudeln oder Reis als Beilage anzubieten. Mit Ausnahme von Frau Kroeger, die aus Franken stammt, sind unsere Tischnachbarinnen allesamt Norddeutsche und als solche Anhängerinnen von Kartoffeln aller Art. Und wenn man am Tisch schon nicht über Krankheiten reden soll, dann kann man doch wenigstens lautstark verkünden, daß der Preuße die Kartoffel liebt und der Südländer bedauerlicherweise der Nudelpampe den Vorzug gibt.

Wenn Enrico meint, eine Mahlzeit im Kreise dieser penetranten Mitesserinnen würde meinen Appetit anregen, irrt er sich gewaltig. Immerhin, ich übe mich inzwischen in Toleranz und halte meinen Mund.

Auf dem Rückweg in mein Zimmer gehe ich bei Helena Georgiou vorbei. Sie hat das Wochenende über Dienst. Das beruhigt mich.

Vorsichtig schält sie meine Brust aus dem Verband, untersucht sie noch einmal mit Ultraschall, ist immer noch äußerst skeptisch.

»Ich kann einfach nicht verstehen, daß das Fieber nicht fällt. Die Zäpfchen zusammen mit dem Penicillin müßten es längst runtergedrückt haben.«

»Kann ich eigentlich, wie ausgemacht, am Dienstag heimgehen?«

Endlich ist die Frage, die mich schon seit einiger Zeit bedrückt, ausgesprochen.

»Das kann ich nicht allein entscheiden«, weicht sie aus. »Ich muß den Professor fragen. Der kommt erst am Montag zurück.«

Meine Niedergeschlagenheit wächst. Ich bin Realistin genug, um nicht schon längst zu ahnen, daß ich wohl in der Klinik bleiben muß. Das Fieber hat mir inzwischen derart zugesetzt, daß mir sofort schwindlig wird, wenn ich mich längere Zeit außerhalb meines Bettes befinde.

Trotzdem rät mir die Ärztin, mich anzuziehen und wenigstens stundenweise aufzubleiben.

»Sie werden sonst zu schwach. Gehen Sie durchs Haus oder setzen Sie sich in den Aufenthaltsraum«, meint sie aufmunternd.

Auf dem Weg dorthin begegne ich Signora Monca aus Vincenza. Vor einer Woche ist sie angekommen. Sie spricht nur wenig Deutsch und hat so ihre Probleme im Umgang mit Ärzten und Schwestern. Als ich ihre Not mitbekam, bot ich ihr meine Übersetzerdienste an. Das klappte zunächst auch ganz gut. Doch als ich dann wegen meines Fiebers urplötzlich von der Bildfläche verschwand, begann ihre sprachliche Isolation erneut.

Als sie mich jetzt sieht, ist sie erleichtert. Sie müsse dringend zu Dr. Weber. Ihr Mann komme übers Wochenende und wolle natürlich wissen, was die Untersuchungen ergeben haben. Sie sei inzwischen beim Röntgen in Rosenheim gewesen. Hat sie nun Metastasen in der Wirbelsäule oder nicht? Die Aufnahmen hat man ihr noch nicht gezeigt, der 'Dottore' habe sie zwar freundlich angelächelt, auch etwas gesagt, aber verstehen konnte sie absolut nichts. Ob sie mich wohl holen dürfte, wenn ihr Mann angekommen sei? Wir würden dann gemeinsam zu Dr. Weber gehen, und ich könnte dolmetschen.

Ich sage ihr meine Hilfe zu und setze mich in einen Lehnstuhl im Aufenthaltsraum. Die Sonne macht den Raum hell und freundlich. Sie gewinnt zunehmend an Kraft, hat den Schnee, der am Mittwoch gefallen war, wieder weggeleckt. Frisch aufgeworfene Maulwurfshügel im Garten künden davon, daß selbst Blinde den Frühling bereits spüren.

Frühling – das bedeutet für mich immer das Auftauchen aus einem langen dumpfen Winterschlaf. Ich kann mit der kalten Jahreszeit einfach nichts anfangen. Hinzu kommen Weihnachten und Silvester, Feste, die ich seit meiner Kindheit hasse und denen ich bis heute nichts abgewinnen kann. Zu Atmen fange ich erst wieder an, wenn spätestens am 6. Januar der Christbaum im hohen Bogen aus dem Wohnzimmer fliegt. Am nächsten Tag steht dann ein Strauß Palmzweige in einer Vase und wird von mir regelmäßig nach frischen Trieben und anderen hoffnungfrohen Lebenszeichen untersucht.

In meine Gedanken über den Frühling platzen Signora und Signore Monca. Dr. Weber läßt bitten.

Die Dolmetscherin Ingrid Benedict schleppt sich also mit schwerem Kopf und heißen Fieberwangen einen Stock höher. Die Übersetzung klappt eigentlich ganz gut. Nur einmal muß ich passen: Die dunklen Schatten entlang der Wirbelsäule sind keine Metastasen, sondern Kalkablagerungen. Was, du lieber Himmel, heißt Kalk? Da hast du seit Jahren einen Italiener zur Seite, versuchst, dich immer in seiner Muttersprache mit ihm zu unterhalten, damit du in Übung bleibst, und dann fehlen dir die einfachsten Begriffe!

Über wahrhaft abenteuerliche Wege versuche ich, mich der Nachricht zu nähern, daß Signora zwar etwas verkalkt, nicht aber schwer krank sei. Als ich ihr erkläre, sie habe im Kreuz etwas, was man bisweilen im Hirn hat, wenn man alt wird, fängt sie zu lachen an.

»Si, Signora, ho capito. Calce!«

Na also, il calce ist der Kalk. So einfach kann es sein!

Das Ehepaar hat noch einige Fragen. Wie steht es um die Leber, wie sind die Blutwerte? Ich übersetze ohne Not, gebe gute Ergebnisse weiter, verabschiede schließlich zwei glückstrahlende Italiener.

Das Haus ist mittlerweile leer geworden. Viele bekommen Besuch und schauen sich die Gegend an. Die Patienten nehmen die Gelegenheit, dem Krankenhaus und damit auch vorübergehend dem Krankenstand entwischen zu können, dankbar wahr.

Für mich stülpt sich das Wochenende mit seinen behandlungsfreien Tagen wie eine zähe Masse über das Haus. Mein Fieber läßt keine Aktivitäten zu. Vor einer Woche noch war ich nach Hause gefahren, hatte von Freitag bis Sonntag die Freiheit genossen. Doch diesmal bin ich viel zu schwach, um die Klinik zu verlassen, zumal wir damit rechnen müssen, daß der Abseß aufbricht. Eines ist inzwischen auch klar: Öffnet er sich nicht von allein, muß ich am Dienstag noch einmal in den OP.

Erschöpft und sorgenvoll krieche ich in mein Bett zurück. Es dauert eine Weile, bis ich registriere, daß das Telefon klingelt.

Ungeschickt nehme ich den Hörer ab. Er fällt mir aus der Hand.

Endlich höre ich den Teilnehmer.

Es ist Manuel.

Seit zwei Jahren haben wir nichts mehr voneinander gehört.

Ihm verdanke ich das verrückteste Jahr meines Lebens …

Wir sind von einem Kurzurlaub in der Toskana bestens gelaunt und voller Frühlingsahnen nach München zurückgekommen: meine Kinder, Schiereck, Raini, ein Schulfreund von ihm, Florian und ich. Einer der Feiertage, die den Mai bei uns in Bayern zu einem äußerst angenehmen Arbeitsmonat machen, hatte sich noch einmal zwischen uns und die Alltagspflichten geschoben.

Zunächst ziellos, starteten wir dann doch in Richtung Schwabing. Alex hatte dort vor kurzem mit einer Freundin eine Altbauwohnung bezogen. Die wollten wir uns jetzt anschauen und notfalls eine House-warming-Party vom Zaun brechen.

Alex, der ruhende, stets lächelnde Pol in einem unbeschreiblichen Chaos, empfing uns begeistert. Eigentlich hatte sie uns auf unserer Italienreise begleiten wollen, doch dann rief sie der Dienstplan des »Alten Ofen«, einer stark frequentierten Studentenkneipe, gnadenlos an die Theke zurück. Sie war schrecklich enttäuscht gewesen und deshalb um so glücklicher, als wir gleich bei ihr auftauchten und ihr unsere Erlebnisse berichteten:

Wir logierten inmitten von Weinbergen, in einem umgebauten Heustadel in der Nähe von Vinci. Die Bewohner der kleinen Stadt behaupten heute noch, daß der berühmte Leonardo in Vinci zwar geboren, in diesem romantischen Stadel aber gemacht worden sei. »Leonardo – nato da Vinci, fatto qui!« Mag sein.

Freunde haben das Haupthaus zusammen mit dem Stadel vor Jahren gekauft und es für ihre Bedürfnisse umgebaut. Alles ist jetzt perfekt gestylt, nur ist leider beim Umbau die Atmosphäre etwas verloren gegangen. Das junge Ehepaar samt kleiner Tochter Julia genießt seinen Besitz nicht; es ist sein Sklave. Alles muß ordentlich sein. Der große Swimmingpool darf eigentlich nur mit Notwendigkeitsbescheinigung und nach vorheriger Absprache mit den Hausherrn benutzt werden, und das auch nur schweigsam zum Zweck der sportlichen Ertüchtigung. Keineswegs geschieht das aus Spaß an der Freud!

Doch da haben sie die Rechnung ohne uns gemacht. Wir toben stundenlang im Wasser herum, lachen und freuen uns unseres Lebens. Gegen Abend koche ich Berge von Spaghetti mit unterschiedlichen Soßen. Wir sitzen auf der Terrasse, die von den Herrschaften auch nur selten genutzt wird, trinken Rotwein und genießen die herrliche Aussicht.

Vormittags brechen wir meist auf, um uns die Umgebung anzusehen. In Florenz stolpern wir versehentlich in eines der teuersten Lokale am Platze. Wir speisen wie die Fürsten und zahlen auch die Rechnung mit aristokratischer Gelassenheit. Nach diesem Ausrutscher mäßigen wir uns allerdings, stellen unser Menue aus dem Supermarkt in Vinci zusammen und sind genauso vergnügt.

Als ich Enrico den Namen der Räuberhöhle nenne, in die wir per Zufall geraten waren, lacht er mich aus.

»Diesen Schuppen meiden die Florentiner wie die Pest«, erzählt er mir.

Woher soll ich das wissen, wenn sich mein Florentiner in Arbeit vergräbt und mich in dieser Woche kein einziges Mal treffen kann?

Zwei Abende vor unserer Abreise sind wir bei den jungen Leuten zum Grillen eingeladen. Wir haben Glück, der Hausherr mußte aus geschäftlichen Gründen nach München zurück. Der Abend verspricht also, nicht ganz so steif zu werden. Zunächst geht auch alles ganz gut. Wir präparieren das Fleisch, legen es in eine Öl-Knoblauch-Marinade, machen verschiedene Salate, backen das fade italienische Weißbrot auf, werfen schließlich den Grill an.

Doch dann passiert's. Einer von uns, es läßt sich auch später nicht feststellen, wer es war, stößt versehentlich gegen die Schüssel mit dem öltriefenden Fleisch. Sie fällt um, der sorgfältig vorbereitete Inhalt ergießt sich auf die weißen Steinplatten. Paprikarote Öllachen breiten sich dort in Windeseile aus. Irene, die junge Frau, rast nach einem Eimer mit heißem Wasser. Ich hole aus unserem Stadel Putzlappen. Linda bringt das Scheuermittel. Die Knaben trauern der entgangenen Grillerei nach. Julia, das artige Kind, vertreibt die Katzen vom Nachbarhaus, die den Braten längst gerochen haben.

Was für ein hübscher Abend! Trotz heftigen Schrubbens werden die Steine nicht mehr ganz sauber, die Grillkohlen verglühen, und wir sitzen Stunden später vor den Salatschüsseln und tunken das Brot in die Soße.

Das alles erzählen wir Alex, die sich köstlich amüsiert. Sie sitzt auf ihrem Messingbett, einer Neuerwerbung. Wir haben uns um sie herumgruppiert.

Linda sticht das Bett in die Augen. So eines wünscht sie sich schon seit langem. Woher hat Alex dieses seltene Stück?

»Das habe ich vor einer Stunde von Manuel gekauft. War nicht sonderlich teuer, einen Hunderter habe ich bezahlt.«

»War das das einzige Exemplar?« will Linda wissen.

»Nein, soviel ich gesehen habe, steht noch eins im Laden.«

Meine Tochter verwandelt sich in Minutenschnelle in eine schnurrende Schmeichelkatze.

»Mami, wenn Manuel noch ein Bett hat und das nicht zu teuer ist, kann ich es mir kaufen?«

Nachdem ich ihre Vorliebe für Antiquarisches kenne und sie sich einiges Geld gespart hat, stimme ich zu.

Doch wo ist Manuel?

Wer er ist, das weiß ich bereits aus Erzählungen. Er gehört zu der Spezies von Schwabingern beziehungsweise Maxvorstädtern, für die das Leben ein einziger Spaß ist. Nur bittere Not, das heißt, wenn kein Wirtshaus mehr anschreiben will, zwingt sie dazu, vorübergehend harte Arbeit zu leisten. Dann machen sie alles – malern, maurern, bieten Transporte an, legen Parkettböden, renovieren oder handeln mit Möbeln. Spätestens bis zum nächsten Vollmond muß Geld in der Hosentasche sein. Dann wandert man wieder beschwingt und mondsüchtig von Theke zu Theke, läßt den einen Zapfhahn los, um sich am nächsten um so fester anzuklammern.

Wo also ist Manuel, der Antiquitätenhändler?

Wir machen uns auf die Suche nach ihm. Dort, wo ihn Alex zuletzt gesehen hat, ist er nicht mehr. In seiner Stammkneipe war er noch nicht. Während wir unseren weiteren Kurs besprechen, schaukelt er auf uns zu.

Die Kinder verhandeln mit ihm. Ich halte mich abseits und beobachte dieses Schwabinger Unikum von weitem.

Er sieht genauso aus, wie ich mir einen Mann immer gewünscht habe. Er hat lange, zerzauste Haare, einen dichten Vollbart und einen kugelrunden Bauch, kurzum, er strahlt eine Art von Männlichkeit aus, die mich schon immer faszinierte. Der fleckige Overall, der darauf schließen läßt, daß Manuel gerade wieder eine seiner hektischen Arbeitsphasen hat, spannt über seinem Leib.

Linda will das Bett sehen. Wir müssen also in seinen Laden fahren, den er gemeinsam mit Büdi, seinem restaurierenden Freund, betreibt. Ich brauche mir gar keine Gedanken zu machen, wer in wessen Auto mitfährt, denn Manuel ist plötzlich an meiner Seite und hat meine Hand genommen.

»Du fährst mit mir«, bestimmt er, und ich werfe den anderen einen Blick zu, über den sie heute noch lachen.

»Ihr könnt mich doch mit diesem wild aussehenden Fremdling nicht allein lassen«, sagen meine Augen. Doch sie müssen auch eine Empfindung signalisieren, die nichts mit Panik und schon gleich gar nichts mit Hilferufen zu tun hat.

Wenigstens bleiben sie ungerührt und lassen mich mit Manuel allein.

Sein alter Lieferwagen ist brechend voll mit einer Unmenge an verstaubtem Krempel. Damit ich überhaupt einsteigen kann, räumt er Berge von Decken auf die Seite, dann quetscht er sich hinter das Steuer. Sein Sitz ist so weit nach vorn gestellt, daß er fast mit der Nase an die Windschutzscheibe stößt.

Wir fahren durch die Straßen und plaudern Belangloses. Ich meine zum Beispiel, daß Schwabing auch nicht mehr das sei, was es schon mal war.

»Kennst du es von früher?« will er wissen.

»Ich bin hier geboren.«

»Eine echte Münchnerin also«, stellt er zufrieden fest. »Das paßt.«

Manuel spricht bayrischen Dialekt. Seine Familie stammt aus München. Sein Vater hat sich als Glossist und bayrischer Dichter einen Namen gemacht. Doch Manuel hat mit dieser Popularität nichts am Hut.

Bis wir bei der Antiquitäten-Werkstatt in der Theresienstraße ankommen, wissen wir schon einiges voneinander. Er hat es plötzlich sehr eilig, springt aus dem Auto und sperrt hastig die Türe auf.

»Jetzt muß ich erst einmal pieseln«, teilt er mir mit. »Ich hoffe, du hast nichts dagegen.«

Wie sollte ich auch! Ich bin schließlich daran gewöhnt, daß wildfremde Männer neben mir in ein Waschbecken pinkeln!

Inzwischen ist die restliche Crew eingetroffen. Linda begutachtet das Bett und ist begeistert. Manuel und die anderen bauen es auseinander und verstauen die Teile in unserem Auto.

Der glückliche Deal – schließlich hat Manuel heute schon sein zweites Möbelstück verkauft – wird im »Alten Ofen« begossen.

Er sitzt neben mir an der Bar und hält mich mit seinen bebrillten Augen fest.

Er habe schon eine Menge über mich gehört, meint er. Ich sei eine richtige Stimmungskanone, sehr beliebt bei der Jugend, so eine Art Übermama. Ich lache und lehne die ›Übermama‹ ab.

»Das brauchst du nicht«, meint Manuel. »Ich mag Frauen, die älter sind als ich. Mit jungen kann ich nichts anfangen.«

»Siehst du, so geht es mir auch. Ich bevorzuge auch Männer, die älter sind als ich. Mit jüngeren langweile ich mich meistens«, versuche ich ihn mit seinen eigenen Worten zu schlagen. »Uns trennen zehn Jahre und noch so einiges.«

Er hat verstanden, steht auf und verabschiedet sich von uns. Linda wünscht er viel Freude in ihrem neuen Bett, Alex desgleichen, und meinem Sohn haut er auf die Schulter.

»Irgendwann darfst du Papa zu mir sagen, das schwör ich dir.«

Florian versteht nicht und wendet sich ab. Auch der Abschied von mir ist bühnenreif.

»Du gehörst mir, das wirst schon noch merken. Eines schönen Tages!«

Manuel ist weg, und ich bleibe sehr nachdenklich zurück.

In den nächsten Wochen werde ich immer wieder gegrüßt von ihm – zu sehen bekomme ich ihn nicht. Da lese ich in der Zeitung, daß Manuels Vater gestorben ist. Ich erinnere mich an unsere erste Unterhaltung im Auto. Als das Gespräch auf seinen Vater kam, hatte ich den Eindruck, daß er mit ihm ebensolche Schwierigkeiten hatte, wie ich mit dem meinen.

Ich beschließe, ihm einen kurzen Brief zu schreiben. Wochen später ruft er mich an und bedankt sich dafür. Er habe mein Verständnis für seinen Kummer sehr deutlich spüren können. Nach der Beerdigung sei er einige Zeit nach Umbrien geflohen. Dort lebe seine geschiedene Schwägerin Susanne mit Klaus, ihrem Mann, und den beiden Kindern Nena und Hannes.

Plötzlich gerät er ins Schwärmen.

»Ein Freund von mir will sein Haus in Arezzo verkaufen. Leider hab ich kein Geld. Kennst du vielleicht jemanden, der ein Haus in Italien kaufen will? Aber er muß viel Gespür für die Schönheit der Gegend haben. Sonst bekommt er es nicht.«

Der Zufall will es, daß ich Tage später eine Bekannte treffe. Sie hat ein Taschengeschäft in der Innenstadt, in dem sie ausschließlich italienische Modelle verkauft. Vor Jahren knüpfte sie enge Bindungen mit Herstellern in der Nähe von Rom, die inzwischen ihre Freunde geworden sind.

»Wir würden da unten gern etwas kaufen«, erzählt sie mir bei einem Weißbier im ›Franziskaner‹, einer Traditionswirtschaft gegenüber der Residenz.

»Monica, vielleicht kann ich euch helfen«, sage ich und berichte ihr von dem Haus in der Toscana.

Sie ist interessiert, will mit Rudi, ihrem Mann, reden und natürlich Details wissen.

Ich rufe Manuel im Laden an, erreiche ihn sogar auf Anhieb und das zu einer Zeit, zu der sich noch kein Mitglied seines Freundeskreises unter die arbeitende Bevölkerung gemischt hat. Wir verabreden uns mit ihm und den anderen in einem Harlachinger Biergarten. Er ist begeistert und will Fotos von dem Haus mitbringen.

Und vor allem ist er pünktlich, wie sich am Abend herausstellt. Er wird dementsprechend gelobt, von denen, die ihn schon länger kennen. Ich kann daran nichts Ungewöhnliches finden. Schließlich bin ich selber pünktlich und erwarte auch von Leuten, mit denen ich verabredet bin, daß sie mich nicht stundenlang warten lassen.

Während alles zur Schänke strömt, um sich ein frisches Bier zu holen, ändert Manuel die Tischordnung. Monica, die mir gegenüber gesessen hat, wird umgesetzt. Er nimmt ihren Platz ein.

»Ich will mich mit dir unterhalten. Da kann ich nicht neben dir sitzen«, sagt er.

Zunächst schreibt er Monica und Rudi einige Daten des Hauses auf. Die Bilder, die er mitgebracht hat, gefallen uns allen sehr. Das einstöckige Haus liegt auf einem Hügel, ist umgeben von einem wilden Garten und hat eine große Dachterrasse.

Er erzählt, daß er bei der Renovierung dabei war, berichtet von seinem Freund, einem erfolgreichen italienischen Architekten, der sich jetzt aus der total überlaufenen Toscana zurückziehen und woanders niederlassen will. Wir alle hören ihm gerne zu. Seine Geschichten sind – wenn auch nicht immer ganz wahr – doch sehr amüsant. Monica und Rudi wollen Bedenkzeit.

Nach und nach leert sich unser Tisch. Nur Schiereck, Manuel und ich sind übriggeblieben. Als man uns ein letztes Bier verweigert und mit Rücksicht auf die anwohnende Bevölkerung auch noch das Licht abdreht, beschließen wir, bei mir noch ein Glas zu trinken.

»Schön hast du es hier«, lobt Manuel mein zusammengeschustertes, gemütliches Zuhause. Peter, mein Mann, hatte mir bei der Scheidung vor über zehn Jahren nicht sehr viele von unseren besseren Möbeln zurückgelassen.

»Die Kinder machen doch alles kaputt«, meinte er, »und den Rest ruinieren deine Katzen.«

Ich hatte nicht weiter gekämpft und ihm alles, von dem er annahm, es sei schonungsbedürftig und daher bei ihm besser aufgehoben, mitgegeben.

Während wir jetzt einen fruchtigen Rotwein trinken, weil wir das kalte Bier nicht mehr mögen, schleicht sich plötzlich Befangenheit ein.

Schiereck spürt wohl die Funken, die Manuel und ich mit einem Mal versprühen. Da wittert die erfahrene Frau den balzenden Mann.

»Ich fahr jetzt heim«, leitet Schiereck seinen Rückzug ein, und ich protestiere umgehend.

»Bleib halt noch ein bißl«, bitte ich ihn.

Doch der junge Mann bleibt stur.

»Ich muß morgen früh um sieben wieder auf der Matte stehen.«

»Dann nimm den Manuel mit«, fordere ich.

»Wieso denn, ich hab doch mein eigenes Auto dabei«, protestiert dieser mit einem unverschämten Grinsen.

Na gut, soll der Schiereck fahren. Mit dem Manuel werde ich schon fertig!

Und ich schaffe es tatsächlich, ihn eine halbe Stunde später ans Auto zu bringen, ohne daß er den Versuch einer Annäherung unternommen hätte. Zum Abschied kratzt er mir einen sanften Kuß auf die Backe.

»Ich kann warten.« Er lächelt mich an. »Dich krieg ich schon noch.«

Ein nächstes Rendezvous bahnt sich an, schon zwei Tage später. Ich sitze im Pfarramtsbüro und mache Urlaubsvertretung für die Sekretärin. Zwei Stunden verbringe ich jeden Vormittag bei strahlendem Sonnenschein vor dem Telefon, nehme Nachrichten für die Pfarrer entgegen, notiere Sterbefälle und demonstriere Präsenz für all diejenigen, die nicht in die Ferien gefahren sind.

Das Telefon läutet.

»Pfarramt, grüß Gott«, melde ich mich wie gewohnt.

Am anderen Ende der Leitung lacht Enrico.

»Ciao, Sante' Ingrid«, begrüßt er mich gut gelaunt. »Ich habe eine Überraschung: Am Wochenende kommen Laura und ich nach München. Wir feiern 30. Hochzeitstag, und da hat sie sich gewünscht, München und Umgebung näher kennenzulernen. Natürlich werden wir dich besuchen. Ich rechne damit, daß du immer um mich sein wirst. Toll was?«

Ich bin gespannt, wann er merkt, daß ich bis jetzt noch keinen Laut von mir gegeben habe. Dieser italienische Macho bildet sich tatsächlich ein, daß ich dabei sein will, wenn er mit Laura, seiner Frau, die ich nur flüchtig kenne und auf die ich seit Jahren Rücksicht nehme, den 30. Hochzeitstag feiert.

»Enrico, du mußt übergeschnappt sein«, schreie ich in den Hörer. »Das kannst du mir nicht zumuten.«

»Reg dich nicht auf, ich habe mir das so schön vorgestellt, mit dir wieder mal durch München zu ziehen. Wir könnten auf die Fraueninsel fahren. Laura wäre natürlich dabei. Aber im Grunde bliebe das unsere Zeit.«

»Enrico, tut mir leid. Da hört der Spaß nun wirklich auf. Kommt ihr ruhig nach München. Ich werde wegfahren. Und wenn du mal viel, viel Zeit hast, dann denkst du darüber nach, was man einer Frau zumuten darf, auch wenn sie nur die Geliebte ist.«

Seine Antwort habe ich gar nicht erst abgewartet. Der Hörer knallt auf die Gabel. Er ruft auch nicht zurück. Also hat er begriffen.

Zu Hause angekommen, wandere ich mit nahezu traumwandlerischer Sicherheit zu meinem Telefonbuch, suche Manuels Nummer und rufe ihn an. Wieder will es der Zufall, daß er sofort am Apparat ist.

»Manuel, hast du Lust auf ein Bier an der Isar?« locke ich.

Ich möchte jetzt sein Gesicht nicht sehen. Er grinst sicher wie ein Faun!

»Gut, wir treffen uns gegen sieben.«

Im Laufe des Nachmittags bereue ich dieses Telefonat. In meiner Verfassung trinke ich mit Sicherheit zuviel, und dann endet der Abend doch noch in meinem Bett. Diese Vermutung macht mich nervös. Ich rufe einige meiner ständigen Biergarten-Begleiter an und bestelle sie ab sieben in die Menterschwaige.

Fast alle kommen, nur Manuel nicht.

»Die Ohrfeige hast du verdient«, denke ich im stillen und bin zufrieden.

Aber dann steht er plötzlich doch an meinem Tisch.

»Aha, Madame hat gleich eine Party aus dem Abend gemacht«, bemerkt er süffisant. »Ich sitze schon eine ganze Weile zwei Tische weiter. Eigentlich wollte ich jetzt verschwinden. Aber eine Maß geht immer noch rein.«

Er plaziert sich weit weg von mir und führt ein Gespräch über Antiquitäten mit einem meiner Freunde.

Notgedrungen muß er mir näherrücken, weil die aufsteigende Kälte einen nach dem anderen vertreibt.

Und dann sitzen wir ganz allein am Tisch. Mir ist kalt. Meine Füße sind Eiszapfen. Er nimmt sie zwischen seine Hände und versucht sie warmzureiben. Doch das klappt nicht so recht. Andere Stellen in unseren Körpern reagieren da schon heftiger auf die Berührung.

Auf dem Weg zu seinem zitronengelben Kleinbus, den er vor einiger Zeit gegen den Kombi eingetauscht hat, kommen wir an einem hell erleuchteten Haus vorbei. Vierhändiges Klavierspiel dringt nach draußen. Wir bleiben stehen und hören zu. Manuel hat seinen Arm um mich gelegt. Im Auto schlägt er mir vor, daß ich ihn am kommenden Sonntag auf dem Keferloher Antiquitätenmarkt besuche.

»Das ist ein wunderschöner Platz«, erzählt er mir. »Außerdem schmeckt das Bier dort besonders gut.«

Ich schwanke noch, mache keine Zusage. Langsam wird mir klar, daß dieser liebenswürdige Schlawiner mit seiner Prophezeiung »Du gehörst zu mir, das wirst du schon merken, eines Tages«, gar nicht so daneben lag.

Ich fühle mich sehr wohl bei ihm. Er hat Charme und Phantasie und vor allem: Er hat halt einen Bart, und er ist ungebunden. Als wir vor meinem Haus angekommen sind, unternimmt er keinen Versuch, mich von der Notwendigkeit eines Aufwärmschnapses in meinem Wohnzimmer zu überzeugen.

Ich will schon aussteigen, da holt er mich zurück und küßt mich, ganz zart, ohne Forderung, sehr zärtlich und sehr sehnsüchtig.

Leicht benommen klettere ich aus dem Auto, und irgendwie gelingt es mir auch, die Haustüre aufzusperren.

Der Sonntag ist glühend heiß. Ich sitze in der abgedunkelten Wohnung und kämpfe mit mir.

Soll ich wirklich nach Keferloh fahren und riskieren, daß ich in ein Verhältnis hineinstolpere? Bleibe ich nicht besser zu Hause und bemühe mich, die Berge, die sich zwischen Enrico und mir aufgetürmt haben, wenigstens in Gedanken wieder beiseite zu räumen?

Ich weiß es nicht, bin ziemlich unschlüssig. Florian ist in der Redaktion, Linda verbringt einige Ferientage mit ihrem Vater in dessen Kitzbüheler Ferienwohnung.

Das Telefon klingelt. Schiereck meldet sich am Apparat. Er will zum Baden kommen und anschließend mit mir in den Biergarten gehen. Und damit ist der Weg bereits vorgezeichnet. Wir werden erst in meinem kleinen Pool herumplantschen und dann irgendwo ein kühles Bier trinken.

Doch was heißt hier irgendwo? Wir werden nach Keferloh fahren! Das steht ziemlich fest. Mal sehen, was dabei herauskommt. Ich kann es nicht ändern.

Wir müssen lange suchen, bis wir Manuel und Büdi aufstöbern. Sie haben ihre Möbel am äußersten Rand des Geländes aufgestellt und sind bis zur Unkenntlichkeit verkatert.

Am Abend vorher waren sie auf dem Sommerfest eines Freundes am Ammersee. Sie haben gebechert wie die Weltmeister. Jetzt sind sie nur noch fertig. Die stechend heiße Sonne gibt ihnen den Rest. Büdi hat sich einen riesigen Strohut von einem Kleidertandler ausgeliehen, Manuel liegt in einer alten Truhe und schnarcht.

Wir wecken ihn auf. Obwohl seine Augen nur kleine

wulstige Schlitze sind, entgeht mir sein triumphierender Blick nicht.

»Also doch«, besagt dieser, »Madame streckt die Waffen.«

Ich flüchte vor diesem Blick und wandere an den Verkaufstischen entlang. Es gibt hier viel Ramsch, aber auch wunderschöne alte Stücke. Ein buntes Schaukelpferd, nach dem ich seit geraumer Zeit suche, finde ich nicht.

Zurück bei Manuel und Büdi führe ich ein Verkaufsgespräch. Ein älteres Ehepaar mit hochdeutschem Akzent hat Gefallen an der Truhe gefunden, in der Manuel seinen Rausch ausschläft.

»Die ist absolut unverkäuflich«, grunzt er aus der Tiefe.

»Hören Sie nicht auf meinen Kollegen«, sage ich beschwichtigend, »er ist heute nicht besonders gut drauf.«

»Was soll das Stück denn kosten?« will die Frau wissen.

»Einen Tausender«, verkündet der Wahnsinnige.

»Das wollen wir nicht anlegen.« Die beiden erschrekken und suchen das Weite.

Manuel und Büdi lachen, bis ihnen die Tränen über die Backen laufen.

»Ingrid, hol uns ein Bier«, bitten sie mich.

»O nein«, lehne ich dieses Ansinnen ab. »Was glaubt ihr, passiert euch, wenn ihr bei dieser Hitze ein Bier auf euren Kater setzt?«

Schließlich erbarmt sich Schiereck. Mit einem gut eingeschenkten Maßkrug kommt er zurück. In Blitzeseile ist er geleert.

Um Zugabe wird gebeten. Diesmal gehe ich. Es macht mir nichts mehr aus. Ich habe an diesen beiden Saufbrüdern das Interesse verloren. Sollen sie machen, was sie wollen. Ich fahre mit Schiereck jetzt heim, lade mir ein paar Freunde ein und setze mich mit ihnen auf den Balkon. Obwohl die beiden laut hinter uns hermaulen, verschwinden wir.

Inzwischen ist es Abend geworden. Vom Garten steigt angenehme Kühle auf.

Wir lachen viel, trinken kühlen Weißwein und sind einfach blendend aufgelegt. Sommer ist es in München, heiß tagsüber, mild in den Nächten. So kann man es hier aushalten. Ich mache belegte Brote, durchforsche meinen Kühlschrank nach Schmankerl.

Da läutet es. Ich laufe die Treppe hinunter, öffne die Haustür. Niemand ist da. Schon will ich sie wieder schließen, halte das ganze für einen Scherz. Da schiebt Manuel seinen Fuß in die Tür. Er hatte sich ganz einfach versteckt.

»Das darf doch nicht wahr sein. Sag bloß, du bist mit diesem aufgewärmten Rausch von Keferloh bis Harlaching gefahren?«

Ich gebe zu, daß dieser Empfang nicht besonders herzlich war, aber ich konnte in diesem Moment einfach nicht anders.

»Nein, Mama«, lautet dann auch seine ironische Antwort. »Ich bin mit dem Taxi gekommen.«

Sagt's und schreitet hocherhobenen Hauptes und ganz offensichtlich leicht verärgert an mir vorbei.

Auf dem Balkon wird er mit großem Hallo empfangen. Manuel wird immer mit großem Hallo empfangen. Diese Erfahrung soll ich in den nächsten Monaten häufig machen. Er ist sehr beliebt, garantiert mit seinen Geschichten gute Laune und Amusement.

Nach seinem großen Auftritt, wo er sich ob des Verzichts auf das eigene Fahrzeug gebührend feiern läßt, setzt er sich neben mich. Und da bleibt er für den Rest des Abends auch sitzen. Er läßt niemand anderen neben mich. Manuel hat beschlossen, daß das heute sein Abend wird. Daß es auch seine Nacht werden soll, das merke ich zunächst noch nicht.

Freundlich, ganz Hausherr, verabschiedet er schließlich nach und nach meine Freunde. Auch mein Sohn Florian wird mit besten Wünschen auf den Weg geschickt.

Und dann sind wir plötzlich allein auf dem Balkon. Ein leichter Wind ist aufgekommen. Die Kerzen flakkern etwas und beleuchten hin und wieder sein Gesicht. Wieder erinnert er mich an einen Faun. Seine dicken, langen Locken, der dichte Bart, die kreisrunde Brille verbergen den Menschen.

Ich sage gar nichts, warte auf seine Reaktion.

»Heute möchte ich bei dir bleiben«, sagt er schlicht.

Ich gebe keine Antwort. Mit einem Mal habe ich große Angst vor ihm. Schließlich rede ich doch.

»Gut, Manuel, du kannst hier übernachten. Das Geld für ein Taxi zurück in die Stadt brauchst du nicht auszugeben. Aber damit das ganz klar ist: Ich habe im ersten Stock ein Gästezimmer mit einer Couch, die richte ich dir her. Dort oben wirst du schlafen.«

»Selbstverständlich«, gibt er zurück, und ich bin etwas verblüfft über diese Fügsamkeit.

Während er unter die Dusche geht, mache ich ihm ein Bett zurecht. Er nimmt eine Flasche Sprudel mit nach oben. Durch die Luft wirft er mir einen Gute-Nacht-Kuß zu. Ende!

Ich muß zugeben, daß ich doch recht irritiert ins Bad gehe. So komplikationslos hätte ich es mir nicht vorgestellt. Lange Zeit stehe ich unter der Dusche, frottiere mich ausgiebig trocken und creme dann meinen Körper mit einer um diese Zeit ungewohnten Hingabe.

»Gibst dir wohl deine Streicheleinheiten selbst«, verspotte ich mein Spiegelbild.

Ohne das Licht anzumachen, schlüpfe ich in mein Bett.

Und dort wartet Manuel auf mich, mit offenen Armen, heißen Lippen und einer Leidenschaft, die ich in meinem doch recht abwechlungsreichen Liebesleben selten zu spüren bekommen habe. Es ist ein einziger Taumel von Küssen, Umarmungen, Zärtlichkeiten. Zwischendurch schlafen wir wieder ein, aber sobald sich der eine nur regt, ist auch der andere wieder wach.

Irgendwie gelingt es mir, mich am Morgen aus seinen Armen zu stehlen. Florian kommt um neun Uhr zum Frühstück, und ich muß um zehn Uhr pünktlich auf meinem Aushilfssekretärinnen-Stuhl sitzen.

Ich bin noch dabei, den Tisch auf dem Balkon zu dekken, als Florian die Treppe hochkommt. Fast gleichzeitig öffnet Manuel die Schlafzimmertür und streckt den Kopf raus.

»Ist hier irgendwo ein minderjähriges Kind?« blödelt er. »Dann müßte ich mir nämlich ein Handtuch um die Lenden wickeln.«

Ich antworte nicht, sondern beobachte meinen Sohn. Der bleibt zunächst etwas verdutzt im Gang stehen, dann fängt er zu lachen an.

»Sauber, sauber«, meinte er, »da hab ich doch glatt zwei Semmeln zu wenig mitgebracht.«

Manuel ist völlig unbefangen.

»Ich hab dir doch gesagt, daß du irgendwann einmal Papa zu mir sagen mußt«, sagt er und verschwindet unter die Dusche.

Beim gemeinsamen Frühstück albern wir drei um die Wette. Natürlich werde ich von Manuel und meinem Sohn als ›unheilige Pfarramtssekretärinnen-Vertreterin‹

verspottet. Ich nehm's mit Fassung. Weniger gelassen reagiere ich, als mich Manuel wenig später fragt, wann wir denn jetzt die ›Ringlein‹ kaufen gehen.

»Spinnst du?« röchle ich und ersticke fast an meinei Käsesemmel. »Was heißt hier Ringlein kaufen? Ich werde in meinem ganzen Leben nie mehr mit einem Mann Ringlein kaufen gehen. Eine Ehe reicht.«

Manuel und Florian kippen vor Lachen fast von ihren Stühlen. Was mich so erschreckt hat, war natürlich nur ein Scherz meines jugendlichen Liebhabers. Er ist genausowenig daran interessiert, eine Ehe einzugehen, wie ich es bin.

Es wird Zeit für mich aufzubrechen. Ich werfe den beiden eine Kußhand zu und verlasse das Haus. Manuel ruft mir noch irgend etwas nach, aber ich kann ihn nicht verstehen.

Verwirrt und reichlich ratlos sitze ich wenig später in meinem Büro. Sehr viel hat sich ereignet, seit ich es am Freitag im Zorn verlassen hatte. Ich habe mich nun also doch auf eine Affäre mit Manuel eingelassen, obwohl ich das eigentlich nicht wollte.

Wie werde ich mich verhalten, wenn Enrico wieder bei mir anruft? Werde ich ihm von Manuel erzählen? Wie wird er reagieren? Zieht er sich zurück? Ist das also das Ende unserer so sorgfältig gehegten Beziehung? Alles Fragen, auf die ich keine Antwort weiß.

Pfarrer Söllner, der durch das Büro gehen muß, um in sein Amtszimmer zu gelangen, ist erstaunt, als er mich so nachdenklich vorfindet. Für gewöhnlich begrüße ich ihn immer im gespielt devoten Sekretärinnenton und berichte ihm, was sich während seiner Abwesenheit alles ereignet hat, gleichgültig, ob wirklich etwas los war oder nicht. Das ist unser Spiel.

Heute lächle ich ihn nur an und will mich gerade wieder in meine Arbeit versenken, als das Telefon läutet. Er bleibt ihm Türrahmen stehen, in der Annahme, daß er doch gleich an den Apparat gerufen wird.

Doch dieser Anrufer will nicht ihn sprechen, sondern möchte wissen, wie es ›seinem Schatzi‹ geht, und damit bin eindeutig ich gemeint.

Es ist Manuel.

Ich stottere vor mich in. Pfarrer Söllner hat verstanden und geht in sein Zimmer.

»Manuel, lieb von dir, daß du dich meldest«, flüstere ich, »aber eigentlich ist es besser, wenn du bei mir daheim anrufst. Hier ist das nicht so gut.«

Manuel lacht.

»Hast du Angst, daß dein Heiligenschein verblaßt?« spottet er. Er will wissen, ob wir uns am Abend sehen, ob ich nach Schwabing komme oder er zu mir fahren soll.

Ich bleibe zunächst stumm. So aufregend die vergangene Nacht war, so sehr ich sie genossen habe – ich habe bis jetzt noch keinen einzigen Gedanken daran verschwendet zu entscheiden, ob ich Manuel wiedersehen möchte, ob sich diese Raserei wiederholen soll.

Um Abstand und Zeit zu gewinnen, schlage ich ihm vor, später noch einmal anzurufen.

»Die Linda kommt heute aus Kitzbühel zurück«, berichtete ich wahrheitsgemäß. »Ich muß erst abwarten, ob sie mit mir etwas unternehmen will.«

»Ciao«, lautet sein kurzer Abschiedsgruß. Sonst sagt er nichts.

Wir sehen uns an diesem Tag nicht mehr. Linda wird am späten Nachmittag von ihrem Vater bei mir vorbeigebracht. Wir verratschen uns. Sie erzählt von ihren Kurzferien, ich berichte von meinen Erlebnissen.

»Den Manuel habe ich übrigens gestern getroffen.

Wir waren im Biergarten. Er wartet auf einen Anruf von uns«, erzähle ich meiner Tochter.

»Wenn du willst, geh ruhig. Ich bin todmüde. Der Papi hat heute Nacht so laut geschnarcht, daß ich kein Auge geschlossen habe.«

Das ist es! Auch ich habe in der vergangenen Nacht wenig geschlafen. Auch ich bin todmüde.

Gegen zehn Uhr kriechen wir beide in unsere Betten und fallen noch in derselben Minute in Tiefschlaf.

Aus weiter Ferne höre ich irgendwann in der Nacht das Telefon klingeln. Ich bleibe liegen und schlafe weiter.

Dann ist erst einmal Sendepause. Manuel ist zur Zeit auf Sauftour, erfahre ich von Schiereck. Er sei schrecklich grantig und erzähle überall, daß ich ihn versetzt hätte.

Mein seit langem geplanter Urlaub mit Christa, einer Freundin aus Jugendtagen, und Linda steht unmittelbar bevor. Wir wollen nach Cattolica fahren. Christa war noch nie dort. Sie ist dringend erholungsbedürftig. In München haben wir uns bereits ein Fitnessprogramm zusammengestellt. Vor dem Frühstück wollen wir mindestens eine Stunde schwimmen, Gymnastik machen und sonst nur faulenzen.

Drei Tage, bevor wir abfahren, taucht plötzlich Manuel wieder auf. Ich will gerade aus dem Haus gehen, um Freunde zu treffen, da schießt der quietschgelbe Lieferwagen um die Ecke. Am Steuer sitzt ein finster blickender Mann, der wenig Ähnlichkeit mit dem Manuel hat, an den ich mich erinnere. Die Haare sind frisch geschnitten, und vor allem der Bart ist gestutzt. Außerdem hat er eine neue Brille auf der Nase. Wenigstens ist der Bauch noch derselbe, beruhige ich mich, als er auf mich zukommt.

Daß er keine Privataudienz zu erwarten hat, mache ich ihm im Handumdrehen klar.

»Ich bin verabredet, würde mich aber sehr freuen, wenn du mitkämst.«

»Manuel ist sofort dabei, und als ich mit ihm im Biergarten ankomme, ist auch der Grauschleier aus seinen Augen verschwunden.

Natürlich ist er sauer gewesen, als ich ihn nicht – wie versprochen – anrief, grantelte er noch auf dem Weg dorthin. Schließlich sei er das nicht gewöhnt. Wenn einer jemanden versetzt, sei er das und kein anderer.

Wie recht er damit hat, soll ich in den nächsten Wochen und Monaten noch häufig zu spüren bekommen.

Noch etwas habe in ihm gebohrt:

»Schließlich ist das doch eine tolle Nacht gewesen. Da meldet man sich doch«, brummelt er.

Ich lache ihn aus:

»Manuel, sag im Ernst, hätte ich dir vielleicht Blumen schicken sollen, so als Anerkennung für besondere Leistungen?«

Aus Zorn über mein Stillschweigen sei er erst einmal ein paar Tage um die Häuser gezogen, erzählt er, ohne im Mindesten auf meine Ironie einzugehen, und habe sich vollaufen lassen. Als dann wirklich nichts mehr in ihn hineinging, habe er seinen Rausch ausgeschlafen und sei für eine Woche ins Zillertal gefahren. Dort habe er gemeinsam mit einem Freund eine Hütte ausgebaut.

»Wenn ich da oben bin, werde ich sofort wieder gesund«, erzählt er mir. »Da schmeckt mir der Alkohol auch nicht besonders. Ich lese viel oder sitze ganz einfach auf dem Balkon, schaue durch mein Fernrohr und beobachte die Umgebung.«

Wichtig seien Ratschabende mit Berta und Alisi, dem Bauernehepaar, von dem er die Hütte gemietet habe.

Während wir im Biergarten sitzen und er mir die Zillertal-Idylle in glühenden Farben schildert, beginne ich, mich ganz langsam in ihn zu verlieben. Von meinen Freunden war er herzlich aufgenommen worden. Er versteht es wirklich prächtig, sich einer Gesellschaft anzupassen und sie zu Spezln zu machen. Es ist ein schönes Gefühl, neben ihm zu sitzen und ihm zuzuhören.

Unterstützt wird diese gute Stimmung zwischen uns beiden durch Christoph, dem siebenjährigen Sohn meiner Freundin Brigitte. Dem Biergarten ist ein Abenteuerspielplatz angegliedert, mit Klettergeräten und einer langen Wippe. Christoph hat eine Mannschaft zusammengestellt. Gemeinsam versuchen sie nun, die Gegner auf der Wippe nach oben zu befördern. Doch das gelingt einfach nicht. Die anderen sind zu schwer. Sie bleiben unten, lachen sich kaputt über die kleinen Wichte, die sich vergeblich bemühen.

»Du mußt uns helfen, Ingrid«, wendet sich der verzweifelte Christoph schließlich an mich.

Das tun er und seine drei Schwestern im übrigen immer, wenn sie mit irgend etwas nicht zurechtkommen. Die Ingrid muß helfen, wenn ein Diktat geschrieben wird, wenn ein Aufsatz einfach nicht gelingt, wenn Zwietracht unter den Geschwistern herrscht und die Mama gerade nicht greifbar ist.

Diesmal sehe ich schwarz.

»Christoph, da mußt du dir jemanden suchen, der mehr wiegt als ich«, rate ich ihm.

Doch während ich das sage, treffen sich unsere Augen und wenden sich fast gleichzeitig meinem gewichtigen Tischherrn zu. Der hat begriffen, bevor wir ein Wort sagen müssen. Gemeinsam mit dem glücklich hüpfenden Christoph, der schon von weitem seiner Crew mitteilt, daß jetzt die Rettung naht, gehen wir in Richtung

Wippe. Manuel setzt sich noch Susanne, die kleine Schwester von Christoph, auf die Schultern, zieht das in die Luft ragende Wippenende zu sich herab und läßt sich gemächlich darauf nieder. In Sekundenschnelle zappeln Christophs Gegner in der Luft. Und dort bleiben die auch eine Weile.

Mittlerweile ist Manuels Seite von tausend quietschenden und kreischenden Kindern belegt. Sie klettern über ihn, ab und zu tauchen sein verschwitztes Gesicht und seine verstrubbelten Haare auf. Die Brille hat er längst mir gegeben.

Ich beobachte das Treiben von weitem. Manuel, das Kind unter Kindern! Sein Zorn auf mich scheint endgültig verraucht. Schließlich löst er sich aus der Meute, übergibt Christoph seine kleine Schwester und kehrt mit mir an unseren Tisch zurück.

Als wir schließlich allesamt aufbrechen, stellt sich die Frage, ob er mit mir nach Hause kommt, erst gar nicht. Er wird bei mir bleiben, in dieser Nacht und in den beiden nächsten Nächten. Dann fahre ich nach Italien, und was danach sein wird, ist mir momentan ziemlich gleichgültig.

Linda ist schon daheim. Sie begrüßt Manuel stürmisch. Irgendwann erzählt sie ihm von unserem Urlaub, den wir in drei Tagen antreten werden.

Manuel stutzt. Davon habe ich ihm tatsächlich nichts gesagt.

»Eigentlich hatte ich gehofft, daß wir am Wochenende allesamt auf mein Hütterl fahren«, meint er enttäuscht.

»Da ist nichts zu machen. Wir haben gebucht. Wenn du mich nach unserer Rückkehr in zwei Wochen noch magst, können wir ja im September hinfahren.«

Er gibt sich zufrieden. Inzwischen kennt er mich gut

genug, um zu wissen, daß ich Dinge, die ich mir vorgenommen habe, auch durchführe. Außerdem ist er friedlich gestimmt.

Die nächsten Tage bis zu unserer Abreise bleibt er das auch. Linda hat auf Manuels nächtliche Anwesenheit ähnlich gelassen reagiert wie Florian. Schnell gehört er zur Familie.

Unseren Abschied feiern wir gemeinsam mit Freunden in einem griechischen Lokal mit Live-Musik. Wir trinken sehr viel Retsina. Ich bin in ausgezeichneter Urlaubsstimmung. Manuel ist weniger heiter.

»Meinst du, daß du mich in Italien vergißt?« flüstert er mir ins Ohr.

»Mit Sicherheit«, gebe ich zurück und glaube selbst nicht so recht daran.

Um fünf Uhr früh läutet mein Wecker. Ich muß packen. Gestern abend, als wir nach Hause kamen, hatte mir Manuel keine Zeit dazu gelassen.

Leise husche ich hin und her und fülle meine Reisetaschen. Manuel bekommt von meiner Betriebsamkeit nichts mit. Er liegt regungslos im Bett und schläft. Ich wecke Linda, die ihr Gepäck bereits zusammengestellt hat. Wir frühstücken und warten dann auf Christa, die uns gegen sieben Uhr abholen will. Bei flotter Fahrt hoffen wir, am frühen Nachmittag in unserem Hotel zu sein. Die Chancen dafür sind gut. Es ist Ende August, die Hauptreisewelle bereits abgeebbt.

Als Christa läutet und wir Koffer und Taschen in ihrem Auto verstaut haben, schleiche ich mich noch schnell ins Schlafzimmer zurück, um Manuel einen Abschiedskuß aufs zerzauste Haar zu drücken.

Das hätte ich lieber bleiben lassen sollen. Er ist sofort hellwach und versucht, mich ins Bett zu holen. Es dauert etwas, bis ich ihn davon überzeugen kann, daß in einer Minute Linda und Christa im Schlafzimmer auftauchen und mich aus seinen Armen reißen werden.

»Ciao«, verabschiedet er mich schließlich unwirsch. »Und betrüg mich nicht mit jedem Italiener, der dir über den Weg läuft.«

O nein, Manuel, kannst ganz beruhigt sein, nicht mit jedem, höchstens mit dem einen. Aber das ist wieder eine andere Geschichte, und die geht dich eigentlich nichts an!

Wir drei fahren durch einen regnerischen eiskalten Morgen in Richtung Süden, freuen uns auf Sonne, Meer und Erholung. Ich erzähle Christa die Geschichte mit Manuel. Im Gegensatz zu ein, zwei Damen aus meinem Bekanntenkreis, die mich absolut nicht verstehen wollen, findet sie sie in Ordnung.

»Genieße diese Beziehung. Sie wird nicht ewig dauern, aber dafür ist sie sicher auch nicht angelegt.«

Ich bin froh, daß sie so reagiert.

Gegen zwei Uhr sind wir endlich am Ziel. Gleich nach dem Brenner war es wärmer geworden. Bei Bologna brannte die Sonne auf unser Auto, in Cattolica ist es glühend heiß.

Wir essen Melonen mit Schinken und einen großen Salat, bevor wir unsere Koffer auspacken.

Linda und ich haben ein Zimmer mit Blick aufs Meer, Christa wurde von dem in Urlauberhotels üblichen Single-Schicksal ereilt: Ihr Einzelzimmer mit Aussicht auf den Hotel-Swimmingpool und auf die Viale Carducci ist unfreundlich. Wenigstens liegt es hoch genug, so daß sie von dem Straßenlärm nicht sonderlich gestört wird. In einer Stunde befindet sich alles an seinem Platz. Zu dritt gehen wir an den Strand.

Dort bleiben wir allerdings wie angewurzelt stehen. Das aufgewühlte Wasser ist so schmutzig, daß es uns davor graust, auch nur einen Fuß in diese Brühe zu setzen.

Linda und ich schauen uns verdutzt an. So unappetitlich haben wir das Meer hier nicht in Erinnerung.

Christa und ich überwinden uns schließlich doch und schwimmen eine Runde. Wir halten unsere Hälse steif nach oben gereckt, damit uns nur ja kein Tropfen Meerwasser in den Mund oder in die Augen läuft. Linda hat sich gleich für den Swimmingpool entschieden. Sie geht in den zwei Wochen kein einziges Mal ins Meer. Wir sonnen uns am Strand, geschwommen wird im gepflegten Becken. Ein Glück, daß es so groß ist.

Die Enttäuschung über das schmutzige Meerwasser kann unsere gute Laune jedoch nicht beeinträchtigen. Christa und ich halten unser Fitnessprogramm ein. Um acht Uhr treffen wir uns täglich am Pool und schwimmen eine Stunde lang. Wir treten Wasser, machen gymnastische Übungen und klettern am Ende ziemlich erledigt aus dem Wasser. Linda bekommt von unserer sportlichen Ertüchtigung wenig mit. Sie will ausschlafen und wird von uns auch sonst in Ruhe gelassen. Am 29. August feiert sie Geburtstag. Noch in München hat sie darauf bestanden, daß ich sämtliche Geschenke einpacke. Sie stellt sich eine große Bescherung mit Meeresblick vor. Während Christa und ich uns den Kopf darüber zerbrechen, wie wir das Fest gebührend inszenieren können, bahnt sich die große Überraschung bereits, ganz ohne unser Zutun, an.

Wir wollen gerade unser Zimmer verlassen, um uns mit Christa zum Abendessen zu treffen, als das Telefon läutet. Manuel ist am anderen Ende der Leitung.

»Hallo, Baby«, begrüßt er mich, »schau bitte, daß du ein Einzel- und ein Doppelzimmer in deinem Hotel bekommst. Ich bin mit zwei Freunden unterwegs zu dir. In zwei Stunden sind wir da.« Ende der Durchsage.

Ziemlich perplex lege ich den Hörer auf die Gabel. Manuel kommt mit zwei Freunden! Aus ist es mit der Erholung! Wirbel ist angesagt! Arme Christa!

Linda hat mich beobachtet, und als ich ihr erzähle, was da in zwei Stunden auf uns zukommt, fängt sie an zu lachen.

»Du glaubst doch nicht im Ernst, daß der Manuel im Einzelzimmer schläft«, sagt sie. »Da werde ich wohl landen.« Wird sie.

In Windeseile beschaffe ich die Zimmer. Gottlob ist das Hotel um diese Zeit nicht mehr voll belegt. Hier wohnen meistens Stammgäste. Für die üblichen Cattolica-Touristen mit Pauschalangeboten ist es zu teuer.

Das Einzelzimmer befindet sich auf unserem Stockwerk, so daß Linda in wenigen Minuten umgezogen ist. Ich bin noch dabei, Christa von Manuels Überfall zu erzählen, als sie sich wieder zu uns gesellt.

Nach dem Essen will sie auf der Terrasse auf die drei warten, während ich mit Christa noch einen kleinen Bummel unternehme. Irgendwie tut sie mir ein bißchen leid. Sie hat sich sehr auf unseren Urlaub gefreut, die Ruhe tat ihr gut. Und mit der wird es bis auf weiteres zu Ende sein. Dafür garantiert Manuels Temperament.

Wir nähern uns dem Hotel, hören lautes Kreischen, das Menschen von sich geben, wenn sie im Wasser plantschen. Wer aber geht in unserem vornehmen Hotel um diese Zeit noch in den Pool?

Ich wage es nicht, mir die Antwort selbst zu geben.

Auf der Terrasse herrscht Anarchie. Inge und Dieter, Manuels Freunde, sind splitternackt in den beleuchteten Pool gesprungen. Mario, der Getränkekellner, verhandelt mit Manuel, der behauptet, er würde ab jetzt in diesem Hotel wohnen und sei außerdem der Freund von Signora Benedict. Mario will das nicht glauben. Ich kann ihn verstehen. Linda biegt sich vor Lachen, und Signore Paolo, der Inhaber des Hotels, berät sich mit Frau und Tochter. Einige Hotelgäste haben das um diese Zeit stark frequentierte Fernsehzimmer verlassen, um diese Ungeheuerlichkeit hautnah mitzuerleben.

Obwohl ich eigentlich Fluchtgedanken im Herzen hege, betrete ich mit Christa die Terrasse. Manuel sieht mich zuerst und kommt auf mich zu mit der Grazie eines Tanzbären im Outfit eines Zillertaler Bergbauern. Seine kurze Lederhose paßt hervorragend zu dem zerknitterten Hemd, das – da ohne einen einzigen Knopf – einen aufschlußreichen Blick auf seine behaarte Männerbrust freigibt. Seine strumpflosen Füße stecken in erdverkrusteten Halbschuhen.

Doch Manuel, mein Liebhaber aus dem fernen München, strahlt mir völlig unbefangen und leicht angetrunken entgegen. Und ich falle ihm ganz einfach um den Hals. Damit sind für das geschockte Hotelpersonal und die sensationslüsternen Gäste die Fronten zunächst einmal geklärt. Manuel und seine beiden nackten Freunde gehören zu mir. Basta.

Während sich Inge und Dieter anziehen, bestelle ich einen Liter Rotwein, den Mario nunmehr ohne nennenswerte Gegenwehr bringt. An diesem Abend hat er noch viel Arbeit, denn wir bechern bis tief in die Nacht. Christa unterhält sich blendend, und darüber bin ich froh. Linda verabschiedet sich schließlich.

»Bis morgen früh! Ich geh jetzt in mein Zimmer.«

Ich blicke in die Runde und erlebe eine Überraschung. Um diese Zeit ist die Terrasse unseres Hotels normalerweise längst menschenleer. Die jüngeren Gäste entfliehen der Langeweile des vornehmen Hauses und setzen sich in Straßencafés oder Bars ab, die älteren schauen fern oder gehen ins Bett. Nicht so an diesem Abend. Unsere weinselige Gesellschaft scheint anstekkend zu wirken. Es sind noch alle Tische besetzt. In der Hollywood-Schaukel lachen drei junge Mädchen, die Paolos haben den Fernsehapparat ausgeschaltet und sitzen ebenfalls im Freien, Mario bittet um Verstärkung. Er kommt mit den Bestellungen nicht mehr nach.

Irre ich mich, oder blicken die Augen von Signore und Signora Paolo recht freundlich in unsere Richtung? Preisen sie uns insgeheim als Animateure? Unsere Heiterkeit, unser Lachen und unsere Freude an den Dingen, die das Leben genießenswert machen, wirkt sich auch in den nächsten Tagen stimulierend auf die Gäste aus. Die Mahlzeiten dauern jetzt allgemein etwas länger, Marios Bar ist stets umlagert, die Mannschaft des »Caravelle« hebt drei Tage lang ab.

Unserer ersten Nacht im Hotel folgt für Manuel am nächsten Morgen ein böses Erwachen. Irgendwann steht er auf, zieht den Rolladen hoch und tritt auf den Balkon. Entsetzt prallt er zurück.

»So was Fürchterliches hab ich ja überhaupt noch nicht gesehen«, stöhnt er und läßt sich aufs Bett fallen.

Mir ist sofort klar, was er meint.

»Ich hänge in der schlimmsten Touristenburg Italiens fest! Wie lange fährst du da schon her? Du mußt wirklich verrückt sein!«

Er ist so wütend über die fein säuberlich in Reih und Glied aufgestellten Liegestühle und Sonnenschirme, daß er beschließt, den Strand nicht zu betreten.

»Wegen mir kannst du dich da runterlegen zu diesen Menschen. Ich bleibe im Zimmer, verdunkle es und schlafe den ganzen Tag.«

Und dabei bleibt er! Dieter und Inge lagern die meiste Zeit am Pool, Christa und ich nehmen unsere Leibesertüchtigungen wieder auf, und Manuel liegt im Bett und schmollt. Er kommt wirklich nur zu den Mahlzeiten zum Vorschein!

Als Italienkenner und Hobbykoch kennt er die köstlichsten Zubereitungsarten, und der Hotelkoch zieht begeistert mit. Wir essen kein einziges Menue, wenden uns lieber gebratenen Nierchen, raffinierten Fischgerichten und Kutteln auf italienische Art zu.

Die Bar an der Ecke wird schnell unsere Stammkneipe, und obwohl Manuel der Ansicht ist, das Publikum sei auch hier hart an der Schmerzgrenze, hält er es dann doch dort aus.

Nach einigen Grappas gefällt ihm sogar diese Art von italienischem Leben.

Und vor allem gefällt ihm die sonnengebräunte Frau neben ihm, die er immer wieder zu einer langen Siesta in das verdunkelte Hotelzimmer lockt. Wir erweisen uns bei Tag und Nacht als Naturgewalten. Ich begebe mich begeistert in seine stets weitgeöffneten Arme.

Er erzählt mir, daß er es in München nicht ausgehalten habe ohne mich, daß er mit seinem klapprigen Bus die weite Fahrt nach Cattolica nicht gewagt und deshalb Inge und Dieter erst ins Zillertal eingeladen und dann solange bearbeitet habe, bis die mit ihm zu mir gefahren seien. Dieter hat einen schnellen Sportwagen. Knappe vier Stunden dauerte die Fahrt.

Lindas Geburtstag beginnt mit einem Champagner-Frühstück auf unserem Balkon. Manuel hat sich so plaziert, daß er die Stuhlreihen nicht sieht. Ich sitze auf seinem Schoß, Christa hat sich einen Hocker geholt, und Dieter und Inge halten sich aneinander fest. Sie beginnen den Tag immer mit einigen kühlen Hellen. Da kommt der Gleichgewichtssinn schon mal durcheinander im heißen Italien.

Linda packt ihre Geburtstagsgeschenke aus und genießt unsere gute Laune. Ihre Befürchtung, sie würde sich mit Mutter und ›Tante‹ langweilen, war unbegründet.

Mit meinem Vorschlag, zur Feier des Tages das Mittagessen im Hotel ausfallen zu lassen und zu einem Fischlokal im Hafen zu gehen, beiße ich bei Manuel auf Granit.

»Ich habe dir gesagt, daß ich diesen Strand nicht betrete.« Er bleibt standhaft. »Ihr könnt dort essen. Ich nicht.«

Linda hält zu Manuel. Sie will nicht, daß sich die Gesellschaft trennt. Außerdem hat sie mitbekommen, daß Manuel und seine Freunde demnächst abreisen wollen.

Ihn treibt es von dem lauten und von Fremden überschwemmten Cattolica weg nach Umbrien.

»Ich halt den Betrieb hier nicht mehr länger aus«, hat er schon am Abend vorher so nebenbei bemerkt. »Ich muß fort hier, und zwar schleunigst.«

Dieter und Inge stimmen zu. Ich habe auch nichts gegen ihre Abreise. Wenn da nicht Manuels Vorsatz wäre, auch uns mitzunehmen.

»Susanne und Klaus haben ein wunderschönes Haus in Umbrien, mit einem riesigen Grundstück«, erzählt er uns. »Auf dem Gelände gibt es einen kleinen See, in dem nur wir baden. Das Essen ist herrlich dort. Der Wein schmeckt so gut wie nirgends auf der Welt. Ihr müßt einfach mit uns fahren.«

»Wir müssen nicht«, entscheide ich. »Ich habe das Hotelzimmer für zwei Wochen gemietet. Da kann man nicht so einfach abhauen.«

Außerdem melde ich Bedenken an, ob sich seine Ex-Schwägerin wirklich so freut, wenn sie urplötzlich von sechs Menschen überfallen wird. Schließlich hat auch sie Hochsaison. Während sich Klaus um Tiere und Landwirtschaft kümmert, vermietet sie zwei Apartments an Urlauber. Vermutlich hat sie gar keinen Platz für uns alle.

»Im Garten stehen ein Wohnwagen und ein Zelt«, versucht Manuel meine Bedenken vom Tisch zu fegen, »da kommen wir prima unter.«

Jetzt reicht es mir endgültig. Schon als junges Mädchen war ich kein Pfadfindertyp, der sein Glück in der freien Natur oder gar in einem Zelt suchte.

»Manuel, wir bleiben hier, und ihr fahrt nach Umbrien«, beende ich die Diskussion. Und schließlich ist ihm die Lösung auch recht.

Lindas Geburtstag ist also unser letzter gemeinsamer Tag in Cattolica. Mario bringt so nach und nach vier Flaschen Champagner auf unseren Balkon. Manuel riskiert sogar einen schrägen Blick auf den überfüllten Strand. Sofort verfinstert sich seine Miene wieder.

Nach einem stundenlangen Mittagessen und anschließender Siesta gehe ich zu meiner Tochter ins Zimmer. Sie liegt auf dem Bett, hat den Bären im Arm, den sie sich so gewünscht hat. Sie lächelt mir entgegen.

Diese kleine Scheußlichkeit hat eine eigene Geschichte. Wir sahen ihn so nebenher in einem Geschäft, als wir in München Geburtstagsgeschenke für sie einkauften. Er stach ihr sofort ins Auge.

»Mami, den wünsch ich mir«, sagte sie strahlend. Ich wehrte damals entrüstet ab.

»Hör mal, du dumme Nuß, du wirst siebzehn Jahre alt! Aus der Kuscheltierzeit sind wir doch wohl jetzt raus.«

Linda hörte gar nicht hin. Sie hielt dieses in Hellblau gewandete Ungetüm im Arm und wiegte es hin und her.

Schließlich einigten wir uns darauf, daß wir es der kleinen Susanne schenken werden. Die feiert im August ihren vierten Geburtstag. Es bleibt dann wenigstens in der Nähe.

Selbstverständlich packte ich dieses Tier zu Lindas Geburtstagsgeschenken. Jetzt hält sie die Beute im Arm und scheint glücklich zu sein.

»Mama, wenn man nicht mehr direkt ein Kind ist, heißt das noch lange nicht, daß man nicht ab und zu so etwas braucht«, belehrt mich meine Siebzehnjährige. Sie hat ja recht.

»Komm, zieh dich an«, sage ich, »die anderen schlafen alle noch. Wir bummeln ein wenig. Ich möchte gern mit meiner Tochter ein wenig allein sein, bevor sich der Geburtstagssturm wieder hebt.«

Blitzschnell ist Linda fertig. Wir bummeln die Viale Carducci entlang und landen wie zufällig in der Pizzeria, in der Enrico und ich uns nähergekommen waren.

»Erinnerst du dich an die Italiener, die vor Jahren bei uns im Hotel wohnten und die wir hier getroffen haben?« frage ich sie.

Sie nickt. Mit einem Mal ist sie schweigsam geworden. Könnte es sein, daß sie sich in den letzten Tagen etwas vernachlässigt gefühlt hat? Gehen ihr die Orgien mit Manuel und seinen Freunden auf die Nerven, ohne daß sie sich das selbst einzugestehen wagt?

Ich frage sie danach, doch sie zerstreut meine Bedenken sofort.

»Mami, ich finde es toll, daß du den Manuel getroffen hast«, sagt sie. »Wir sind alle der Meinung, daß er dir guttut.«

Ich bleibe still. Was soll ich auch dazu sagen?

Zurück im Hotel, kommt Signore Paolo auf mich zu.

»Für Sie ist ein Brief am Empfang«, informiert er

mich. »Ich habe ihn an mich genommen, damit ihn kein anderer in die Hände bekommt.«

Warum sagt er das? Doch die Antwort darauf kann ich mir selber geben. Ihm gefällt die laute Gesellschaft um mich herum wohl doch nicht so recht. Er kennt mich anders. In den Jahren vorher war ich ihm vertrauter. Eine freundliche Signora, die mit ihrer kleinen Tochter Urlaub macht. Zurückhaltend, stets freundlich – und vor allem keusch!

Er drückt mir den Brief in die Hand und lädt mich zu einem Campari an die Bar ein.

»Meine Freunde fahren morgen vormittag ab«, teile ich ihm mit und ich habe den Eindruck, daß ihn diese Mitteilung erleichtert. Obwohl der Alkoholumsatz um ein Vielfaches gestiegen sein muß, seitdem Manuel und seine Freunde hier sind, hält Signore Paolo offenbar auf die Dauer nichts von feucht-fröhlichen Gesellschaften in seinem ehrenwerten Hotel.

Der Brief ist von Enrico. Ich habe mich am Strand auf einen Liegestuhl gesetzt, um allein zu sein. Zumindest vor Manuel bin ich hier sicher. Seit Enricos Ankündigung, er komme mit Laura nach München, haben wir nichts mehr voneinander gehört.

Er wußte wohl, was er angerichtet hatte, und als typischer Mann ging er der zu erwartenden Auseinandersetzung aus dem Weg, indem er sich zunächst einmal in Schweigen hüllte.

Nachdem er mich in München nicht erreicht habe, sei er zu dem Schluß gekommen, daß ich wohl wieder Urlaub in Italien mache, schreibt er.

»Signore Paolo hat mir gesagt, daß Du und Linda gemeinsam mit einer Freundin für zwei Wochen angemeldet seid.

Ingrid, cara, ich werde kommen. Ganz allein. Die Familie ist in der Nähe von Cortina d'Ampezzo. In Florenz war es zu heiß für sie. Laura leidet mit den Jahren immer mehr unter unserem Klima. Liebling, ich weiß, daß meine Idee, Dich in mein Familienleben einzuflechten, besonders dumm war. Verzeih mir!

Ich werde alles wieder gutmachen. Wir schaffen das schon! Am Wochenende bin ich bei Dir. Ti amo!«

Enrico darf nicht kommen! Auf gar keinen Fall! Auch wenn Manuel bis dahin schon längst in Umbrien ist. Mich schaudert plötzlich. In welches Fahrwasser bin ich da hineingeraten?

Es dauert etwas, bis ich am Abend wieder mitfeiern kann. Ich bleibe nervös. Manuel bemerkt nichts. Er hat die Tage mit mir genossen. Jetzt freut er sich auf Umbrien, auf Klaus und Susanne. Das Leben ist für ihn wieder mal wunderschön, und der Monatserste hat hier in Italien seinen Schrecken verloren. Sollen die Herren und Damen Gläubiger warten, bis er wieder in München ist.

Der Abschied am nächsten Morgen ist hektisch. Dieter und Inge erscheinen zum Frühstück und sind nach etlichen Bieren ziemlich angesäuselt. Manuel will weg. Lange Abschiede haßt er. Auf einer Landkarte zeichnet er mit dem Zeigefinger den Weg nach, der über die Berge auf die andere Seite der Halbinsel führt.

Endlich ist auch die letzte Rechnung bezahlt. Der Abreise steht nichts mehr im Weg.

Manuel nimmt mich in den Arm. »Wir sehen uns in München wieder. Und dann geht's gleich rauf aufs Zillertaler Hütterl.«

»Machen wir, Manuel«, verspreche ich.

Inge und Dieter werden eingesammelt, Mario, der Getränkekellner, steht auf der Terrasse und winkt. Manuel startet. Nach einer Minute ist er aus meinem Blickfeld verschwunden.

Das Damenkränzchen Christa, Linda und Ingrid strebt dem Haus zu. Ich schaue in die Runde. Keiner von uns sieht sehr traurig aus. Jetzt, nach dem Stress der vergangenen drei Tage und Nächte, ist wieder Urlaub angesagt, und zwar Urlaub total. In sechs Tagen müssen wir wieder in München sein. Noch bevor ich Linda beim Rückzug in unser Zimmer helfe, gehe ich in die Telefonzelle des Hotels. Ich muß Enrico erreichen und absagen. Ich will nicht, daß der Eindruck entsteht, der eine geht, der andere kommt. Das kann ich ihm und mir nicht antun. Zumal diese Version auch absolut nicht stimmt.

Mein Italienisch muß klingen wie eine Botschaft aus dem fernen China. Zumindest versteht Enricos Sekretärin kein Wort, als mich die Zentrale seines Hotels mit dem Vorzimmer verbindet.

»Non ho capito niente, Signora«, bekomme ich immer wieder zu hören.

Schließlich scheint sie mein Gestammel aber doch kapiert zu haben, denn sie verbindet mich mit Enrico.

Ich bedanke mich für seinen Brief.

»Es ist schön, daß du begriffen hast, warum ich damals so entsetzt war über deinen Vorschlag, euren Hochzeitstag mit mir zu verbringen. So was kannst du nun wirklich nicht mit mir machen.«

»Laß es uns beide vergessen«, höre ich am anderen Ende der Leitung, »ich hätte mich selbst ohrfeigen können für diese Dummheit.«

»Enrico, bitte, komm möglichst nicht nach Cattolica!« Ich versuche dem Gespräch eine andere Richtung zu geben.

»Ich weiß schon«, werde ich sehr schnell unterbrochen. »Du hattest Besuch von deinem Liebhaber aus

München. Signor Paolo hat es mir gesagt, als ich gestern ein Zimmer bestellen wollte.«

So, das war's dann. Über die Paolos mußte er von Manuels Existenz erfahren!

»Ich habe daraufhin natürlich nicht gebucht«, höre ich ihn sagen. »Ich komme aber trotzdem für einen Tag, weil ich in Bologna zu tun habe. Von dort sind es nur zwei Stunden bis Cattolica. Ich möchte dich sprechen. Es ist zu viel passiert in der letzten Zeit. Wenn wir jetzt nicht miteinander reden, wird das immer schwieriger.«

»Va bene, Enrico«, höre ich mich sagen. »Wann kommst du?«

»Am Mittwoch. So gegen 18 Uhr warte ich in unserer Pizzeria auf dich. Im Hotel will ich gar nicht auftauchen.«

Christa und Linda sage ich zunächst nichts von dieser Verabredung. Mit der Zeit werde ich auch wieder fröhlicher. Wir haben uns zwei Schläger und einen Softball gekauft und spielen am Strand. Immer, wenn der Ball in das schmutzige Meerwasser fällt, und das tut er leider sehr oft, schreitet eine von uns mit hochgezogenen Beinen, einem Storch nicht unähnlich, in die Brühe, um ihn wieder an Land zu holen.

Nach dem Mittagessen, das jetzt wieder im Rahmen ist, mit viel Aqua minerale und wenig Wein, wickeln wir uns in unsere Badetücher und schlafen auf unseren Liegestühlen am Strand. Ein kalter Wind ist aufgekommen. Linda liest in einem der Bücher, die sie zum Geburtstag bekommen hat.

Am Abend verwandeln wir drei uns in typische Italientouristen. Wir mieten uns eine Fahrradrikscha und radeln durch die engen Gassen, erschrecken mit lautem Geschrei und heftigem Geklingel die Passanten. Wie aufgeschreckte Hühner springen sie auf die Seite.

»Wenn uns der Manuel jetzt sehen würde, gäbe er sich vermutlich die Kugel«, sage ich.

»Oder uns«, bemerkt meine Tochter ungerührt.

Am Mittwoch nachmittag teile ich den beiden mit, daß sie mich für einige Stunden entschuldigen müßten. Ich sei mit einem Freund verabredet. Er sei auf der Durchreise und wolle mich treffen.

Christa und Linda stellen keine Fragen. Wozu auch?

Als ich zu der Pizzeria komme, sehe ich ihn schon von weitem. Er streichelt gerade einen Hund, der so ziemlich alle Rassen, die man sich vorstellen kann, in sich vereinigt. Selbst seine Augen sind mehrfarbig.

Enrico steht auf, kommt mir entgegen und gibt mir die Hand.

»Ciao, Ingrid«, sagt er, sonst nichts.

Irritiert setze ich mich ihm gegenüber. Gut, ich habe keine stürmische Begrüssung erwartet. Dafür ist er in der Öffentlichkeit zu zurückhaltend, aber etwas liebevoller hätte ich mir unser Wiedersehen schon vorgestellt. Doch ich bin entschlossen, nichts Falsches zu sagen.

Er soll nicht merken, wie sehr mich seine Kühle kränkt. Ich komme mir vor wie ein kleines Mädchen, das etwas angestellt hat und darauf wartet, vom Vater getadelt zu werden.

Ich habe ein schlechtes Gewissen. Das ist absurd! Schließlich bin ich frei! Er ist verheiratet! Nicht mit mir! Mit Laura! Ich kann machen, was ich will! Er muß machen, was sie will! Und das tut er auch! Auf meine Kosten! Auf Kosten unserer Beziehung!

Eine unglaubliche Wut steigt in mir hoch. Und gleichzeitig eine wilde Sehnsucht danach, mich in seine Arme zu werfen und ihn zu bitten zu vergessen, daß es einen Manuel gibt, zu vergessen, daß ich unseren gemeinsamen Weg scheinbar verlassen habe.

Manuel hat nichts mit uns zu tun, nichts mit meiner Liebe zu dir!

Enrico bestellt inzwischen einen halben Liter Weißwein für mich, Brot, Salami und Käse. Wer soll das essen? Ich nicht!

Wir haben noch kein Wort miteinander gesprochen. Er sitzt nur da und beobachtet mich, während ich den Hund liebkose. Warum wollte er mich unbedingt sehen? Warum sagte er am Telefon, daß wir miteinander reden müssen, wenn er jetzt stumm bleibt und mich anlächelt mit einem Lächeln, das mich endgültig vernichtet?

Genauso hat mein Vater mich immer angelächelt, wenn ich mal wieder seinen Ansprüchen nicht genügte. Genau wie damals bei ihm, schrumpfe ich auch jetzt zusammen zu einem kleinen Wicht, der Böses getan hat und eigentlich um Verzeihung bitten sollte.

Diese Vision und die Erkenntnis, daß in Enrico für mich ein wesentliches Stück meines Vaters lebt, nimmt mich derart mit, daß mir die Tränen in die Augen steigen.

Das ist es, was mich unter anderem so eng an diesen Mann bindet: Er erinnert mich an meinen Vater! Er löst in mir ähnliche Emotionen aus, wie das mein Vater tat und immer noch tut. Und ich werde diesen Mann ebenso verzweifelt und lebenslang lieben, wie ich meinen Vater liebe. Auf andere Weise selbstverständlich, aber mit der gleichen Intensität, derselben Hingabe. Kein Manuel dieser Welt wird mich jemals von Enrico trennen!

Ich werde vermutlich auch alles ertragen, was Enrico mir antut, genauso wie ich alles hinnehme, was mein Vater mir zufügt. Sie sind beides Männer, für die man stets Verständnis aufbringen muß.

Das hat mein Vater von meiner Mutter verlangt, von

Irmgard, der Frau, die vier Jahrzehnte zu ihm gehörte, von allen Frauen, die seinen Weg kreuzten. Auch von mir. Und alle haben wir uns mehr oder weniger seinen Forderungen unterworfen, weil wir in Frieden mit ihm leben wollten.

Während ich diesen trüben Gedanken nachhänge, bricht Enrico endlich unser Schweigen.

»Du mußt keine Erklärung abgeben. Ich habe kein Recht dazu, von dir zu verlangen, daß du an einer Beziehung festhältst, zu der ich mich vermutlich nie offiziell bekennen werde.«

»Natürlich hast du kein Recht dazu. Das weiß ich selbst. Alles ist mein Problem.«

Mittlerweile schluchze ich jämmerlich, und es ist mir auch ziemlich egal, daß man am Nebentisch auf mich aufmerksam geworden ist.

Ich selbst bin das Problem! Vom Verstand her ist mir klar, daß er mich genauso strapaziert, wie das mein Vater mit uns allen tut. Aber ich liebe ihn. Ich kann mich dagegen nicht wehren. Ich kann mich auch gegen meinen Vater nicht wehren.

Ich will ihm sagen, daß er es war, der mich mit seiner Gedankenlosigkeit diesem anderen Mann entgegengetrieben hat, daß ich die langen Pausen, in denen ich gar nichts von ihm höre, immer schlechter aushalte. Doch es hat keinen Sinn. Bei seinem feinen, distanzierten Lächeln bleibe ich stumm.

Zwei lange Jahre wird er hinter dieser gläsernen Wand für mich unerreichbar bleiben, wird er sich hinter diesem Lächeln verschanzen, bis er mir endlich wieder erliegt.

Wir harren noch einige Zeit in unserer Pizzeria aus, reden über Vielerlei, und irgendwann gelingt es uns auch, wieder miteinander zu lachen.

Ich schildere ihm das Chaos, das Manuel und seine Freunde in dem vornehmen Hotel angerichtet haben.

Die Gesichter der anderen Gäste kann er sich lebhaft vorstellen. Er kennt einige von ihnen aus den vergangenen Jahren.

Ich erzähle ihm von der verrückten Lebensweise dieser Schwabinger. Er hört mir aufmerksam zur. Manchmal berührt seine Hand wie zufällig meinen Arm, seine Füße suchen unter dem Tisch nach meinen. Doch seine Augen bleiben kühl und unbeteiligt.

»Ich kann mir gut vorstellen, daß du in diesen Haufen prima reinpaßt«, bemerkt er. »Du bist selbst ein verrücktes Huhn.«

Mein Gott, Enrico, wie einfältig du bist! Merkst du wirklich nicht, daß Manuel und seine Freunde mich nur ablenken, daß ich mich an deren Dauerrausch nur deshalb beteilige, weil ich die Realität immer weniger ertrage? Ich hatte mal Krebs! Vielleicht kommt er zurück. Was ist dann? Soll ich einfach so auf meinen Tod warten, ebenso geduldig, wie ich immer auf dich warte?

Schließlich muß er aufbrechen. Er will heute noch nach Florenz zurück.

»Was wirst du machen, wenn du wieder in München bist?«

»Mit Manuel ins Zillertal fahren«, sage ich kurz angebunden.

»Dann viel Spaß. Du wirst ihn sicherlich haben!«

Er küßt mich flüchtig aufs Haar. Dann ist er fort!

Innerhalb von wenigen Tagen habe ich zwei Männer verabschiedet. Doch während mich Manuels Abreise eher erleichtert, bricht mir die Trennung von Enrico beinahe das Herz. Meine Hilflosigkeit macht mich verrückt. Warum kann ich ihn nicht zurückholen? Warum können wir nicht einfach auf und davon gehen?

Daß ich für den Rest des Abends wortkarg bin, nehmen Christa und Linda kommentarlos zur Kenntnis.

Fünf Tage später sind wir wieder in München. Ich habe mich noch gar nicht so richtig eingewöhnt, da steht eines Abends Manuel vor der Türe.

Er ist braungebrannt und bestens aufgelegt. Dreimal hätten sie schon bei laufendem Motor im Auto gesessen, um nach München zu fahren, aber jedesmal habe sie entweder der gute Wein von Klaus oder der einladende See auf dem Grundstück oder Umberto, der gastfreundlichste Bauer aller Zeiten, zurückgehalten.

Doch jetzt sei er wieder da und zu allen Schandtaten bereit.

»Selbstverständlich fahren wir am Wochendende ins Zillertal«, verkündet er beim Frühstück. Florian bedauert. Er hat Sonntagsdienst. Linda hingegen will mitkommen. Schließlich hat Manuel schon soviel von seiner Hütte erzählt, daß ihre Neugierde geweckt ist.

Eigentlich wollen wir schon am Freitagabend starten, aber Manuel bleibt leider schon am frühen Nachmittag in einem Wirtshaus hängen und bewegt vorsichtshalber kein Auto mehr. Also wird die Abreise auf Samstag früh verschoben.

»Aber wirklich früh«, schallt es durchs Telefon. »Ich bin um acht Uhr bei euch. Dann muß ich noch einkaufen.«

›Wirklich früh‹ sind schließlich nur Linda und ich reisefertig. Der verkaterte Hüttenwirt taucht gegen zwölf Uhr bei uns auf. Hektik ist angesagt. Um ein Uhr machen die Geschäfte zu. Wir stürmen los, ergattern nur noch verpacktes Brot, zwei Hühner, etwas Käse und zwei Zehen Knoblauch.

Da die Sonne vom Himmel brennt, ist die Autobahn

in Richtung Salzburg überfüllt. Manuel wird grantig. Selbst auf Schleichwegen über den Achensee brauchen wir fast drei Stunden.

Doch plötzlich hellt sich seine Miene auf.

»Schaut mal, da oben kann man das Hütterl schon sehen!«

Wir strengen uns an, seinem Blick zu folgen. Wir sehen auch viele Hütterl, nur seines kennen wir halt nicht. Noch nicht!

Schließlich biegen wir von der Hauptstraße ab und nähern uns auf einer schmalen, kurvenreichen Straße dem Bergerhof.

Dort ist zunächst einmal Endstation. Der Rest des Weges muß zu Fuß bewältig werden. Manuel verteilt die Taschen und Tüten an uns. Er selbst wuchtet sich einen schweren Seesack auf die Schultern. Zwei kleine Katzen streichen um unsere Beine und begleiten uns ein Stück des Weges.

Und dieser ist ungewöhnlich steil. Linda und ich kommen ganz schön ins Schwitzen. Verstohlen halte ich Ausschau nach Manuel. Der stapft hinter uns her und schnauft auch wie ein Walroß.

Auf halber Höhe stoßen wir auf Berta und Alisi Berger. Sie mähen gerade. Bevor die Herbststürme kommen, sollen die Heustadel gefüllt sein.

»Das ist Ingrid mit ihrer Tochter«, stellt er uns vor.

»Grüß euch Gott«, schallt's im Duett. Zwei prüfende Augenpaare sind auf uns gerichtet. ›Wen hat der Manuel denn da mitgebracht?‹ scheinen sie zu fragen.

Wir geben den Gruß zurück. Zu mehr reicht die Luft nicht. Vor allem das letzte Stück zieht sich. Kaum zu fassen! Von unten sah die Hütte zum Greifen nah aus.

Doch dann haben wir es schließlich geschafft. Das letzte Stück führt bergab.

Während Linda und ich kaltes Wasser aus einem Viehtrog schöpfen und es auf Arme und Gesicht verteilen, sperrt Manuel die Hütte auf. Er bittet uns, noch einen Augenblick zu warten. Dann ruft er uns. Durch einen kleinen Vorraum, in dem hauptsächlich leere Flaschen stehen, gelangen wir in die Küche. Sie wird beherrscht von einem wunderschönen alten Möbel, das als Geschirr- und Vorratsschrank dient. Rechts führt eine steile Holzstiege nach oben, links ist der Koch- und Badebereich.

Noch in München, als ich meine Eignung als Hüttenbewohnerin in Frage stellte, hatte Manuel versichert, mir im Zillertal sogar mit einer Badewanne dienen zu können.

Und siehe da! Sie ist tatsächlich vorhanden. Reichlich verschmutzt zwar, aber immerhin. Ein voluminöser Badeofen versorgt sie mit heißem Wasser. Sollte sie zumindest versorgen. Mittelpunkt der Küche ist ein alter Ofen, daneben steht ein mächtiger Tisch, um den eine schmale Bank läuft. Überall stehen und hängen wachsverklebte Kerzenständer, alte Gläser, Pfannen und Töpfe in allen Größen sowie Tee- und Kaffeekannen.

Es ist alles so gemütlich hier, daß wir uns am liebsten sofort niederlassen würden.

Doch noch haben wir die Stube nicht gesehen. Diese Bezeichnung trifft auf den hellen Raum eigentlich nicht zu. Ich sehe kein einziges Bauernmöbel. Auch er ist im Grunde dreigeteilt: Links beim Eingang steht ein großer Kachelofen, der sich einer geräumigen Sitzecke zuwendet. Verborgen bleibt zunächst ein eingebautes Bett, die ›Kiste‹, wie Manuel es zu nennen pflegt. Vor zwei kleinen Fenstern steht ein runder Tisch. Eine Türe mit blinden Scheiben führt schließlich auf den überdachten Balkon.

Linda und ich gehen hinaus und geraten über die herrliche Aussicht sofort ins Schwärmen. Direkt unter uns ist der Bergerhof. Wenn im Stall die Lichter angehen, wird es für einen von uns Zeit, noch einmal hinunterzusteigen und eine Kanne frische Milch zu holen.

Doch zunächst erwartet uns noch der Schock mit der Toilette. Am rechten Ende des Balkons ist sie installiert. Ohne Türe, ohne Vorhang.

Linda und ich schauen uns an. Das wird schwierg werden für uns. Der Balkon zumindest müßte absolut menschenleer sein, wenn wir uns überhaupt dazu entschließen sollten, dieses Plumpsklo zu benützen. Manuel beobachtet uns und feixt.

»Das hätte ich mir denken können. Die beiden g'schamigen Benedict-Damen haben wohl einige Probleme.«

Probleme, die er offenbar nicht kennt. Noch während Linda und ich unsere Taschen ausräumen, pinkelt er seelenruhig übers Balkongeländer.

»Keine Angst, wenn einer drunter sitzt, mach ich das schon nicht«, versichert er mir, als er meinen leicht irritierten Blick bemerkt.

Linda wird der Speicher zugeteilt, ein niederer Raum mit großem Matratzenlager. Ich beziehe mit Manuel die Kiste.

Während Manuel erste Vorbereitungen für unser Essen trifft, suchen Linda und ich nach Liegestühlen, um in der Sonne zu faulenzen. Unsere angebotenen Hilfsdienste hat er kategorisch abgelehnt.

»Merk dir eines Ingrid, im Zillertal koche ich«, belehrt er mich, »auch das Frühstück, einfach alles.«

Das stimmt. Wann immer wir auf der Hütte sind, nehme ich kein einziges Mal einen Kochlöffel in die

Hand. Auch das Abspülen ist zunächst seine Sache. Doch da gibt er mit der Zeit nach. Ungern zwar und mit größerem Gemecker, aber dann doch.

Das Geklapper in der Küche schläfert mich ein. Da höre ich plötzlich Gitarrentöne, die ich zunächst für Sonnenträumereien halte. Langsam öffne ich ein Auge. Manuel ist der Musikant. Er hat sich mir gegenüber im Gras plaziert und zupft die Saiten.

Ich reagiere nicht. Zu meinem eigenen Erstaunen läßt mich in diesem Moment mein sonst stets funktionierender Sinn für Romantik im Stich.

Mir ist das Gitarrespiel auf der grünen Wiese vor einer knorrigen Berghütte – dazu mit einem gurrenden Liebhaber – ganz einfach zu kitschig. Linda muß ähnlich empfinden. Grinsend erhebt sie sich von ihrer Matraze und geht um die Ecke.

Vielleicht vermutet sie aber auch, daß ihre Mutter jetzt endgültig dahinschmilzt und sich in die Arme ihres bärtigen Minnesängers begibt.

Doch nichts dergleichen geschieht. Ich stelle mich schlafend.

Manuel läßt sich nicht aus dem Takt bringen. Er klimpert weiter. Dann ist erst einmal Pause. Er geht ins Haus. Ich blinzle ihm nach. Ist er beleidigt, weil wir nicht in Bewunderung ausgebrochen sind?

Keineswegs! Wenig später kommt er mit einer Geige zurück. Ein neues Spiel beginnt. The fiddler on the montain!

Die Heimatfilm-Stimmung bleibt also noch eine Weile erhalten. Daß ich Manuel völlig falsch eingeschätzt habe, merke ich erst später, als ich mit ihm öfter ins Zillertal fahre.

Seine Freude am Musizieren ist nicht von seiner jeweiligen weiblichen Begleitung abhängig. Er spielt für sich. Leidenschaftlich gern wäre er Musiker geworden, doch die Eltern von vier Kindern hatten kein Geld, um dem jüngsten Sohn ein Studium zu finanzieren. So mußte er sich diese Fertigkeit selbst beibringen.

Im Zillertal hat er Ruhe dazu. In dem Jahr unserer Partnerschaft erlebe ich es einige Male, daß er sich aus dem Münchener Leben davonschleicht und hoch oben in den Zillertaler Bergen seine musikalischen Fertigkeiten trainiert.

Diesem Intermezzo, das ich also gründlich mißverstehe, folgt am späten Nachmittag ein hervorragendes Essen. Manuel hat die Hühner im eigenen Saft geschmort. Sie schmecken ebenso köstlich wie seine Knoblauchmajonäse. Dazu trinken wir Rotwein, Linda hält sich an das kühle Quellwasser.

Manuel und seine Freunde hatten, als sie die Hütte mieteten, ein raffiniertes Leitungssystem erfunden. Es funktioniert zuverlässig. Frisches, sprudelndes Quellwasser ist in der Hütte immer zu haben. Auch der Trog, den ich zu meiner Badewanne umfunktioniere, weil mir das Geplantsche in der Küche weniger zusagt, ist stets mit sauberem Wasser gefüllt.

Am Abend wollen wir Spiele machen. Vorher trifft Linda das bittere Los, noch einmal absteigen und Milch holen zu müssen. Manuel schüttet sie literweise in sich hinein. Mir wird schon beim Anblick der Fettaugen schlecht.

Langsam ist mir klar, warum er so vehement auf seinen Zillertal-Ausflügen besteht. Dort lebt er wirklich gesund. Meistens wenigstens. Nur ins Tal darf er nicht hinunter, sonst sind auch dort die gewohnten Abstürze vorprogrammiert.

Unser gemeinsamer Spielabend erweist sich – wie später viele andere auch – als mittlere Katastrophe. Manuel liebt Scrabble. Ich liebte dieses Spiel mit Wörtern bisher auch. Jetzt nicht mehr.

Die ›Quallenknödel‹ oder der ›Schwanzhund‹ aus Loriots »Ödipussi« sind vergleichsweise Umgangsdeutsch gegen die Wortkombinationen, mit denen uns Manuel traktiert, um die Siegerpunkte zu erlangen. Er muß immer gewinnen!

Linda gibt sich anfangs noch Mühe, mit seinen phantasievollen Wortschöpfungen Schritt zu halten, ich passe sehr schnell. Mein Beruf verbietet mir ganz einfach den achtlosen Umgang mit der deutschen Sprache. Der Erfolg davon ist, daß ich immer weit abgeschlagen auf dem letzten Platz lande.

Sehr zum Gaudium von Manuel.

»Schau sie nur an, die Journalistin«, spöttelt er, »von bayrischen Antiquitätenhändlern und Schülerinnen der Mittelstufe muß sie sich die Vielfalt der deutschen Sprache vorführen lassen.«

Ich schweige.

Bevor wir ins Bett gehen, sitzen wir drei noch eine ganze Weile auf dem Balkon. Die Luft ist mild. Wir hören Katzen schreien, Hunde bellen, ab und zu tönt eine Autohupe zu uns herauf. Sonst herrscht absolute Stille.

Das Problem mit dem offenen Plumpsklo haben Linda und ich inzwischen auch gelöst. Wir warten mit dem Gang auf die Toilette solange, bis ein Unheil droht. Dann erst, vor die Wahl gestellt, in die Hose zu machen oder halt doch in der Öffentlichkeit unsere Geschäfte zu erledigen, eilen wir auf die Brille. Manuel zeigt keine Spur von Schamgefühl. Er bleibt auf dem Balkon. Für ihn ist dieses Häusl die normalste Sache auf der Welt.

Die erste gemeinsame Nacht in der Kiste ist wunderschön und hat wenig mit dem Wahnsinn zu tun, der uns in München bisweilen packt.

Durch die weit offene Balkontür steigt der Geruch von frisch gemähtem Gras in unsere Nasen, wir halten uns glücklich und zufrieden in den Armen. Der Erbhofbauer und seine Bäuerin!

Keine Sauftour droht.

Am Morgen werden wir von Linda geweckt. Es ist mal wieder soweit. Sie muß aufs Klo! Wir verhalten uns ganz still, damit sie sich wenigstens nicht beobachtet fühlt. Sie wiederum schaut diskret zur Seite, um uns nicht zu stören. Schließlich ist die Kiste durch keinen Vorhang vor neugierigen Blicken geschützt.

»Wollen wir mal das Kind durch sexuelle Aktivitäten nicht erschrecken.« Manuel lacht und springt aus der Kiste.

Als Linda zurückkommt, schallen ihr Vivaldis »Vier Jahreszeiten« entgenen. Manuel sitzt im Trog und wäscht sich, und ich kämpfe mit mir, ob ich das Bett überhaupt verlassen soll.

Manuel hat den Ofen angeheizt und bereitet das Frühstück zu.

Wieder sind wir vom Herd verbannt. Lediglich zu niederen Diensten werden wir zugelassen. Gefrühstückt wird auf einem windgeschützten Erker unter der Kiste. Wir decken den Tisch, beobachten die Kühe, die sich um den Trog scharen, in dem ich eben noch gesessen habe. Unwillig gehen sie ein Stück zur Seite, als Manuel mit einer riesigen Pfanne anrückt, in der Spiegeleier auf Speck schwimmen. Gekrönt werden sie mit kleingeschnittenem Knoblauch. Meine Befürchtung, daß mir nach diesem kompakten Frühstück für den restlichen Tag übel sein wird, erweist sich als unbegründet. Es geht mir danach sogar ausgezeichnet. Das ausgeglichene Leben hier oben beruhigt eben auch aufgebrachte Magennerven.

Nach dem Frühstück, das lange dauert, ist wieder Faulenzen angesagt. Manuel streift um das Haus, richtet niedergetrampelte Pflanzen auf, schneidet seine Rosen, repariert eine Sitzbank, an der sich die Kühe solange die Köpfe gerieben haben, bis sie zusammenbrach, beobachtet durch das Fernglas die Berge gegenüber und räumt die leeren Flaschen aus der Hütte in den ehemaligen Kuhstall, dessen vorderer Teil jetzt als Abstellraum dient. Linda spielt mit einer kleinen Katze, die uns besucht hat und nach Mäusen Ausschau hält.

Ich liege in der Sonne und genieße mein Leben. Mit einem Mal scheint es ohne alle Probleme. Der Kummer um Enrico ist dem Wohlbehagen mit Manuel gewichen. Wenigstens vorübergehend.

Ich muß eingeschlafen sein und werde von einer warmen, feuchten Zunge geweckt.

»Aha, Manuel will wissen, ob ich noch lebendig bin«, denke ich bei mir und stecke meine Hand nach ihm aus. Doch die Haare, die ich zu fassen bekomme, können nicht zu ihm gehören. Ich riskiere einen Blick und schaue in mindestens ein Dutzend treudummer Kuhaugen. Ich bin praktisch umzingelt von der ganzen Herde.

Tiere können mich nicht so schnell erschrecken, aber das geht zu weit! Was ist, wenn sie aus irgendeinem Grund in Panik geraten und die Flucht nach vorne antreten? Sie würden mich glatt zu Tode trampeln!

Wo bleibt mein jugendlicher Liebhaber, um mich vor tollwütigen Zillertaler Kühen zu retten? Wo ist meine Tochter, die Stütze meines Alters?

Sie stehen beide etwas abseits und lachen sich krumm über meine unübersehbare Panik.

Schließlich erbarmt sich Manuel. Mit einem Klaps auf ihren breiten Hintern setzt er die Bewacherinnen auf den Weg in Richtung Tal. Die anderen trotten ihr nach.

Linda und Manuel stecken die Köpfe zusammen und flüstern miteinander. Zunächst schenke ich dem keine Beachtung. Doch das ändert sich schnell.

Wie zwei unzertrennliche Komplizen kommen sie auf mich zu.

»Mami, wie wär's, wenn wir heute und morgen noch hier blieben? Es ist so schön. Vielleicht das letzte sonnige Wochenende in diesem Jahr.«

Das Kind will also die Schule schwänzen, Manuel hat ihr Unterstützung zugesagt.

Mitte September vom vermutlich letzten sonnigen Wochenende in diesem Jahr zu reden, ist verwegen! Ich denke gar nicht daran, nachzugeben. Linda steht am Anfang eines neuen Schuljahres. Das vergangene war nicht sonderlich erfolgreich.

Ich lehne das Ansinnen also ab und ernte dafür uneingeschränktes Mißfallen. Doch dagegen bin ich gewappnet. Es macht mir nichts aus, für eine Spielverderberin gehalten zu werden. Manuel klappert mißmutig mit dem Geschirr, das noch gespült werden muß, Linda und ich packen unsere Taschen ein. Die Abfälle werden in einer Mülltüte mitgenommen, damit die Mäuse keinen Grund haben, die Hütte zu stürmen. Manuel sperrt ab und ist schweigsam. Mit finsterer Miene betrachtet er erst mich und dann seinen Seesack.

Dieser Blick soll mich noch häufig treffen, wenn wir vom Zillertal nach München zurückfahren müssen. Mit der Zeit bekomme ich ihn so über, daß ich immer öfter nachgebe, wenn er um Verlängerung feilscht. Ich muß mich eben damit abfinden, daß ich Termine verschlampe und Zusagen, die ich mache, nicht einhalten kann, weil ich auf dem Berg bin.

Anfangs stört mich meine zunehmende Unzuverlässigkeit nur ein bißchen, später wird sie der wahre Grund sein, warum ich mich von Manuel zunächst innerlich löse und schließlich auch äußerlich trenne.

Oktoberfest in München. Die Umbriaken haben ihren Besuch angekündigt. Manuel rotiert. Wir brauchen Platz für mindestens zwanzig Leute. Auch die Schwabinger wollen kommen.

Wir wandern von Festzelt zu Festzelt. Kein Mensch ist an einer Reservierung interessiert, bei der weder die Anzahl der Personen noch deren Ankunftszeit bekannt ist. Viele kommen irgendwann! Wir ernten lediglich Kopfschütteln.

Also bleibt uns gar nichts anderes übrig, als die Tische selbst zu besetzen. Das heißt im Klartext, daß wir spätestens ab elf Uhr auf der Wies'n sein und uns an zwei Tischen breitmachen müssen. Mich schaudert bei dem Gedanken. Denn eines ist klar: Wenn Manuel und seine Freunde um diese Zeit schon mit Bier anfangen, werden sie die Umbriaken am Nachmittag gar nicht mehr kennen.

Die erste Schicht sind Dieter und ich. Wir legen uns fast auf die Bänke, damit sich nur ja kein Fremder zu uns gesellt. Als nächstes tauchen Manuel und Büdi auf. Während bei letzterem vor allem die feschen zweifarbigen Schuhe zur sonst recht unauffälligen Garderobe ins Auge stechen, hat sich Manuel als Original-Bayer verkleidet. Der lederbehoste, leinenbehemdete, bärtige Almöhi gefällt mir indes nicht schlecht. Ein Glück, daß auch ich zu meiner einzigen Trachtenbluse gegriffen habe.

So nach und nach treffen wenigstens die Schwabinger ein: Carla, Büdis geschiedene Frau, die mit ihren tiefblauen Augen und den schwarzen Wimpern ein wenig an Elizabeth Taylor erinnert, Gottlieb und Vera, ein Ehepaar auf das der Film-Titel ›Sie küßten und sie schlugen sich‹ ganz prächtig paßt, und einige mehr, die ich zum ersten Mal sehe. Ihnen allen stellt mich Manuel als ›Ingrid, meine Geliebte‹ vor und verwirrt mich damit etwas.

Mit diesen Worten hat man mich noch nie präsentiert, obwohl sie natürlich den Nagel auf den Kopf treffen. Für gewöhnlich ist man die ›Freundin‹.

Wir besetzen indes in recht lockerer Formation zwei Tische und ernten dafür böse Blicke von der Kellnerin, die um ihren Umsatz bangt. Schließlich werden wir von ihr angewiesen, zusammenzurücken und wenigstens einen Tisch freizugeben. Wir fügen uns.

Genau zehn Minuten zu früh. Denn dann treffen Susanne und Klaus zusammen mit den Italienern ein. Große Begrüßung, ich bin wieder Manuels Geliebte, beziehungsweise ›amante‹ und dann tönt ein vielstimmiger, auf der langen Fahrt von Umbrien nach München perfekt einstudierter Notruf: »Durst!«

Innerhalb ganz kurzer Zeit entwickeln sich unsere Tische zum Bier-Zentrum. Die Kellnerin ist bester Laune, der Umsatz stimmt endlich. Mir gegenüber sitzt Umberto, der ein wenig aussieht wie die italienische Ausgabe von Willy Millowitsch. Das ›Oans, zwoa g'suffa‹ beherrscht er bereits. Ab und zu zwinkert er mir zu, hebt mir seinen Maßkrug entgegen.

»Kümmer dich ein bißl um ihn«, flüstert mir Manuel zu. »Der wollte nämlich gar nicht mitkommen.« Umberto sei ein erklärter Gegner von Reisen aller Art. Selbst Rom, zwei Stunden von Montegiove, wo sie alle wohnen, entfernt, sei ihm bereits zu weit weg.

Man habe ihn lange zu dieser Fahrt nach München überreden müssen. Seine Leidenschaft für bayrisches Bier, das er durch Susanne und Klaus kennengelernt hat, und das Versprechen, in München würden ihm, dem feschen Italiener, die Damen reihenweise zu Füßen liegen, hätten ihn dann schließlich doch zu dieser ›Weltreise‹ veranlaßt.

Um sich einen Überblick auf die mittlerweile hellerleuchtete Festwiese verschaffen zu können, schlage ich Umberto vor, mit mir Riesenrad zu fahren.

Er strahlte noch ein bißchen mehr und zwinkerte noch ein wenig heftiger. Wir verabschieden uns von den anderen und verschwinden.

Aus der Ferne höre ich noch Manuels anerkennendes »Da schau her«, dann verlassen wir unsere Tischreihe.

Vor dem Zelt startet Umberto seinen Überfall. Er reißt mich in seine Arme und versucht, mich zu küssen. Ich wehre mich gegen diese unerwartete Umarmung.

»Basta, Umberto, mi lasci in pace«, gurgle ich. »Sono la fidanzata di Manuel.«

Umberto läßt mich sofort los. Zunächst murmelt er für mich Unverständliches. Doch dann verstehe ich plötzlich: Er hatte mich für die von seinen Freunden versprochene weibliche Wies'ngarnierung gehalten.

Die Fahrt mit dem Riesenrad begeisterte ihn. Dreimal zahle ich nach. Dann ist ihm schlecht.

Zurück an unserem Tisch, schaue ich in die bierseligen Augen meines mittlerweise ziemlich betrunkenen ›Verlobten‹. Bei genauerem Hinsehen stelle ich fest, daß eigentlich niemand mehr einen sonderlich nüchternen Eindruck macht. Clara hat sich auf Klaus' Schoß gesetzt und erklärt ihm, daß er ein ganz toller Mann sei. Klaus findet das auch und bedenkt versehentlich seine Mutter, die mittlerweile auch zu uns gestoßen ist, mit einem feurigen Kuß. Susanne diskutiert mit Manuel, ob sie Ringo, ihren geschiedenen Mann und Manuels Bruder, besuchen sollen. Er ist im »Schichtl«, einem der ältesten Wies'ngeschäfte, als ›Henkersknecht‹ beschäftigt. Manuel will schon, aber er kann leider nicht mehr gehen. Eine Stehprobe hat das ergeben.

Ich bereite unseren Rückzug vor. Florian und Schiereck helfen mir dabei. Auch sie sind der Meinung, es sei besser, ihn zum Aufbruch zu bewegen, bevor er gemeinsam mit Gottlieb, der ähnlich angeschlagen wirkt, unter dem Tisch landet.

Ich verabrede mit Susanne für den nächsten Morgen ein Leberkäsfrühstück bei mir zu Hause. Manuel beruhigt die Aussicht, den ganzen Haufen noch einmal zu sehen.

Leicht schwankend bewegt er sich in Richtung Taxi. Einen Arm hat er um mich gelegt, mit dem Erfolg, daß auch mein Gang außerordentlich zu wünschen übrig läßt.

Der nächste Morgen beginnt wohl für alle Beteiligten mit Kopfschmerzen. Vor allem Susanne ist so ziemlich am Ende, als sie gegen Mittag bei mir eintrifft. Alle anderen sitzen schon um den Tisch und probieren das erste Weißbier.

Klaus hat Hannes und Nena, seine beiden Kinder, auf dem Schoß, damit die Mutter noch etwas Ruhe hat. Diese war nämlich am Vorabend gemeinsam mit dem Rest der Wies'ngesellschaft in einer bei Insidern gefürchteten Schwabinger Absturzkneipe hängengeblieben. Jetzt sitzt sie leichenblaß vor ihrem Leberkäs und schwört, nie mehr im Leben auf die Wies'n zu gehen, geschweige denn noch einmal einen Bierkrug in die Hand zu nehmen.

Zum Glück habe ich keine Krüge, sondern Gläser. So wird sie auch nicht wortbrüchig, als sie wenig später ihr erstes Weißbier hebt. »Zur Bekämpfung des Katers«, verkündet sie der lachenden Runde.

Als wir beschließen, in den nahegelegenen Tierpark

zu gehen, damit auch die Kinder noch etwas von ihrem München-Aufenthalt haben, protestiert sie heftig.

»Ihr könnt hingehen, wohin ihr wollt, ich lege mich in Ingrids Bett und schlaf mich aus.«

Wir entlassen sie aus den Mutterpflichten, leihen uns von Brigitte einen Buggy aus und marschieren in Richtung Tierpark.

Die Italiener zeigen sich beeindruckt. Da sie wirklich ziemlich unbeweglich und wenig unternehmungslustig sind, kennen sie eigentlich nur Schafe und Kühe, Pferde und Schweine, Ziegen und Federvieh – eben die Tiere, mit denen sie als Bauern in ihrem Alltag zu tun haben.

Tiger und Löwen haben sie bisher nur im Fernsehen beobachten können.

Nach Hause zurückgekehrt, treffen wir auf eine ausgeschlafene Susanne. Nach und nach findet sich bei mir alles ein, was am Vorabend mit auf der Wies'n war.

Jeder hat irgend etwas mitgebracht. Auch diese Nacht wird lang und feucht-fröhlich. Die Kinder schlafen in meinem Bett. Linda zieht sich ebenfalls zurück. Sie muß am nächsten Morgen früh aufstehen und braucht dringend Schlaf.

Lange nach Mitternacht gehen die letzten. Ich muß allen Umbriaken versprechen, daß ich Manuel das nächste Mal nicht allein nach Italien fahren lasse, sondern ihn begleite. Ich sage alles zu, verteile nach allen Seiten Abschiedsküsse und falle, als das Haus endgültig leer ist, neben meinem bereits laut schnarchenden ›Verlobten‹ in einen todesähnlichen Schlaf.

Mein 50. Geburtstag steht ins Haus.

Soll ich ein Fest machen? Soll ich mit meinen Kindern abtauchen?

Ich weiß es selbst nicht. Meine Eltern, obwohl im

gleichen Haus wohnend, werden sich auf jeden Fall von der jubilierenden Tochter fernhalten. Sie haben kein Verständnis für Feierlichkeiten aller Art. Außerdem paßt ihnen mein Lebensstil nicht. Egal, was ich anstelle, sie sind auf jeden Fall dagegen.

Manuel und mein Vater sind sich eines Abends vor der Gartentür begegnet. Um zu verhindern, daß er Manuel mit einer ironischem Bemerkung verletzt, war ich ihnen noch rechtzeitig entgegengeeilt, als ich das Auto meines Vaters kommen sah. Ich machte die beiden miteinander bekannt. Es hörte sich nach »Freut mich« an, was da mein Vater vor sich hinmurmelte, bevor er in seine Wohnung verschwand. Auch Manuels Gruß blieb weitgehend unverständlich.

Am nächsten Tag wurde ich von meinem Vater interviewt.

»Sag mal, droht da ein neuer Schwiegersohn?« wollte er von mir wissen.

Ich lachte ihm ganz einfach ins Gesicht.

»Was macht er denn beruflich«, bohrte er nach.

In diesem Moment entdeckte ich meine bisher unterdrückte Begabung zur Hochstaplerin.

»Ach, weißt du, Vati, er ist Antiquitätenhändler«, gab ich zur Antwort.

»Mit diesem Auto?« kam es umgehend zurück. Er meinte wohl den rostigen gelben Kleinbus, der nun schon seit geraumer Zeit auch nachts vor unserem Haus geparkt war.

»Das ist sein Zweitauto. In das packt er die besten Stücke. Kein Dieb kommt auf die Idee, daß er damit wertvolle alte Sachen transportiert«, belehrte ich meinen Vater und vermied es, ihm in die Augen zu schauen. »Der vornehme Lieferwagen steht in der Garage«, schob ich nach.

Mein Vater schwieg und erkundigte sich nie mehr wieder nach Manuel.

Wir werden den Geburtstag im Zillertal feiern. Das steht jetzt fest. Manuel hat sich hinter Florian gesteckt. Er will dem drohenden Rummel in München entgehen. Außerdem befürchtet er, daß alle meine Freunde zu mir kommen und ihn in den Hintergrund drängen werden. Und ein Schattendasein liegt ihm nun mal nicht.

Ich bin einverstanden. Vorher liefere ich noch meine Manuskripte für den Gemeindebrief ab und sage Pfarrer Söllner zu, pünktlich wieder dazusein, wenn das Layout erstellt wird.

Florian, Linda und Schiereck fahren im eigenen Auto. Sie wollen mit uns in der Nacht vom Samstag auf Sonntag in meinen Geburtstag hineinfeiern und schließlich nach München zurückkehren. Beide Herren müssen am Montag wieder arbeiten, auf Linda wartet eine Schulaufgabe.

Der Samstag präsentiert sich als strahlender, eiskalter Wintertag. Manuel und Schiereck haben alle Hände voll zu tun, um genügend Kleinholz zu schlagen. Florian hat sich zwar kurze Zeit als Holzhacker versucht, dann aber aufgegeben.

Wir bekommen den Auftrag, die Feuerstellen in der Küche und in der Wohnstube zu bewachen. Schiereck und Manuel fahren ins Tal, um einzukaufen. Sie wollen bald wieder zurück sein.

Sie kommen nach fünf Stunden. Die Geschäfte waren längst zu. Die Wirtshäuser sind es nicht.

Man merkt es, als die beiden den Weg heraufschnaufen. Sie schleifen vollgepackte Plastiktüten mit sich und haben eine unglaubliche Alkoholfahne. Schiereck kichert ununterbrochen vor sich hin.

»Ein Verrückter, ein komplett Verrückter«, murmelt er stereotyp vor sich hin.

Ich nehme an, er meint Manuel. Der benimmt sich nämlich genauso.

Es dauert lange, bis sie die Vorräte ausgepackt haben.

Und dann kommt's. »Wir haben die beiden Mädels für heut Abend eingeladen. Und den Alisi und die Berta auch«, werde ich von Manuel informiert. »Zum Essen, und vor allem zum Feiern, Schatzi.«

So ist's recht! Er hat mich aus München abgezogen, damit er meinen Freunden entgeht, und jetzt habe ich die Ehre und das Vergnügen, mit ein paar Zillertalern feiern zu dürfen.

Mein umgehender Protest hat keinen Sinn. Er versteht ihn nicht. Außerdem will ich eigentlich keine Mißstimmung.

Manuel bereitet einen riesigen Schweinsbraten vor. Ich spiele mit den anderen Karten. Zwischendurch pirscht er sich an und streichelt mich. Er hat ganz offensichtlich ein schlechtes Gewissen, will das aber auf gar keinen Fall zugeben.

Gegen acht Uhr schnaufen die Gäste an. Berta und Alisi sind in Begleitung ihrer hübschen Tochter Barbara und deren Freund.

Zunächst ist die Stimmung etwas verkrampft. Außerhalb ihres ansehnlichen Bauernhofes fühlen sich die Bergers verunsichert. Außerdem ist die neue Freundin von Manuel die Tochter eines prominenten Vaters. Könnte ja sein, daß sie etwas überspannt ist. Das ist man doch in solchen Kreisen.

Für schnelle Entspannung sorgt Manuel. Er schenkt in kürzester Zeit Unmengen von Alkohol aus. Alisi und Berta protestieren, die Tochter samt Freund macht tapfer mit, Florian hingegen hält sich zurück. Warum, soll ich wenig später erfahren. Nach dem orgiastischen Schweinsbraten-Essen nimmt er mich auf die Seite.

»Mami, was hältst du davon, wenn wir dich allein weiter feiern lassen und nach München zurückfahren?« erkundigt er sich vorsichtig bei mir. Ich habe verstanden. Er und Schiereck befürchten, daß sie, wenn sie in dem Tempo, das Manuel vorgelegt hat, mitbechern würden, nicht mehr in der Lage sind, mit dem Auto nach Hause zu fahren.

Ich bin plötzlich unendlich traurig bei der Vorstellung, daß ich zurückbleiben soll, doch das lasse ich mir wohlweislich nicht anmerken.

»Fahrt nur«, ermuntere ich sie. »Ihr versäumt hier bestimmt nichts mehr. Der Manuel wird irgendwann zusammenbrechen, und die Bergers meinten sowieso, sie könnten unmöglich bis Mitternacht bleiben, um mit mir anzustoßen. Sie müssen morgen früh um fünf wieder in den Stall. Da sind solche Saufereien nicht drin.«

Auch Linda ist erleichtert, als sie von dem vorverlegten Aufbruch erfährt. Schnell packen die drei ihre Sachen zusammen. Der Abschied von Manuel ist überfallartig. Bis er begriffen hat, daß uns die drei verlassen, stehen sie schon vor der Hütte.

Ich begleite sie noch ein Stück des Weges. Dann kehre ich um.

Sie haben mich alle drei noch einmal in die Arme genommen.

»Wenn du morgen Abend heimkommst, holen wir alles nach«, verspricht mir mein Sohn und verpaßt mir ein Bussi auf die Nasenspitze. »Du kannst natürlich auch mit uns fahren.« Ich schüttle schweigend den Kopf.

Als ich mich der Hütte wieder nähere, kommen mir unsere Zillertaler Gäste entgegen.

»Feiert schön rein in deinen 50. Geburtstag«, meint

Berta und lacht. »Vielleicht wird der Manuel bis dahin auch noch mal wach.«

Ich verstehe. Tatsächlich, Manuel liegt auf der Bank und schläft fest.

Leise räume ich Teller, Gläser und Reste vom Tisch in die Küche und spüle ab. Ich weiß, daß ich damit in Manuels Augen eine Todsünde begehe, doch ich nehme einen Rüffel in Kauf. Von diesem bewegungsunfähigen Koch ist zunächst sowieso nichts zu befürchten.

Als ich alles verstaut habe, packt mich eine unendliche Traurigkeit. Ich schlüpfe in Manuels dicke Felljacke und gehe auf den Balkon. Unten im Tal blinken die Lichter zu mir herauf. Der klare Himmel über mir ist in dieser eiskalten Novembernacht übersät mit blitzenden Sternen. In der Mitte stehe ich und weiß nicht, wo ich im Moment lieber wäre.

In zwei Stunden habe ich Geburtstag. Statt ihn mit meinen Freunden in München zu feiern, habe ich mich einem Mann angeschlossen, der zehn Jahre jünger ist als ich, der mich mit seiner unorthodoxen Lebensweise auf der einen Seite fasziniert und gleichzeitig in Panik versetzt. Wir beide mögen uns. Das ist klar. Wir lachen über dieselben Sachen. Wo immer wir auch hinkommen, nimmt man uns mit offen Armen auf. Wir sind ungemein gesellig. Seine Freunde haben uns als Paar mittlerweile akzeptiert. Nur – wir lieben uns nicht. Der Spieltrieb, der uns beide zusammengebracht hat, wird uns irgendwann einmal wieder verlassen. Und bis dahin wird der Wahnsinn weitergehen. Das weiß ich jetzt.

Ganz leise, um Manuel nicht zu wecken und lästige Diskussionen heraufzubeschwören, ziehe ich mich aus und lege mich in unsere Kiste. Warum ist Enrico so weit weg von mir? Es müssen Lichtjahre sein, die sich mittlerweile zwischen uns geschoben haben. Ich will es nicht, aber plötzlich weine ich hemmungslos in das dicke Kopfkissen. Ich will weg von hier, ich will weg aus diesem Leben! Ich will, daß die Krebsdiagnose vor vier Jahren ein Irrtum war! Ich will zu meinem Vater. Doch der ist in München und nicht interessiert an einem Gespräch mit seiner Tochter. Er hat keine Zeit für mich.

Ich weiß nicht, wie er es geschafft hat, pünktlich aufzuwachen, aber kurz vor Mitternacht sitzt Manuel auf der Bettkante. Er hat zwei Gläser Sekt in der Hand und will auf meinen Geburtstag anstoßen.

Jetzt erst sieht er meine verweinten Augen.

»Was ist denn los?« fragt er erstaunt.

»Nichts, Manuel, absolut nichts, was du begreifen würdest.«

»Na, ja, wenn ich es sowieso nicht verstehe, brauchst du es mir auch gar nicht zu erklären«, sagt er erleichtert und legt sich neben mich. Irgendwann einmal in dieser Nacht macht er mir ein ungemein liebenswürdiges Kompliment.

»Eine Fünfzigjährige mit soviel Temperament ist schon etwas sehr Seltenes.« Ich lächle in die Dunkelheit.

Es ist eiskalt in der Hütte, als wir gegen Mittag aufwachen. Seit Mitternacht hat niemand mehr Holz nachgelegt, die Glut in den Öfen ist erloschen.

Es wird drei Uhr, bis wir endlich die Kiste, den einzig warmen Platz, verlassen. Ich bleibe noch etwas liegen, während Manuel kleine Späne schneidet und das Feuer neu entfacht.

Er bereitet uns ein prächtiges Frühstück. Wir sind beide ausgeglichen und fröhlich. Plötzlich beginnt er eine verzweifelte Suche nach dem Geburtstagsgeschenk für mich. Er kann es absolut nicht finden. Schließlich hegt er schwere Befürchtungen, daß er es am Vortag, als er mit Schiereck zur Hütte schwankte, auf dem Weg nach oben im Schnee verloren hat.

»Weißt du was, Manuel, jetzt packen wir zusammen und fahren zurück nach München«, schlage ich ihm vor.

Der Protest erfolgt umgehend.

»Das kommt gar nicht in Frage. Ich mache jetzt Badewasser heiß, und dann kaufen wir uns im Tal eine Halbe. Heute bleiben wir noch im Zillertal. Morgen geht's zurück.«

»Manuel, die Kinder warten auf mich. Sicher wollen mir auch Freunde gratulieren. Ich habe versprochen, daß ich am Abend daheim bin.«

»Schatzi, die wissen doch alle, daß du mit mir unterwegs bist.« Er lächelt. »Wer mit mir unterwegs ist, hat meistens Verspätung.«

Von dieser Philosophie gebe ich mich geschlagen.

»Bravo«, denke ich insgeheim, »wenn wir morgen erst fahren, komme ich zu spät zum Layout für den Gemeindebrief.« Ein Glück, daß Pfarrer Söllner sowieso nicht an meine pünktliche Rückkehr geglaubt hat.

Im einzigen Fügener Wirtshaus treffen wir auf eine illustre Runde. Manuel und ich werden mit großem Hallo begrüßt. Inzwischen kennen mich die Herrschaften auch sehr gut. Besonders Anderl, der Postbote, interessiert sich für mich. Und zum Zeichen seiner Zuneigung spendiert er einen Schnaps nach dem anderen.

»Prost, daß'd g'sund bleibst«, höre ich ihn immer wieder. Wenn ich so weitermache, werde ich vermutlich den heutigen Tag gar nicht überleben!

Manuel strahlt über das ganze Gesicht. So hat er's gern. Umgeben vom Menschen, die er mag, ein Bier nach dem anderen trinken. Das gefällt ihm.

Aus der ›Halben‹ die wir uns im Tal kaufen wollten, werden mehrere Liter.

Die Rückfahrt zur Hütte auf eisglatter Serpentinenstraße können wir vergessen.

Auch Manuel sieht das ein. »In Fügen gibt es ein Taxi. Das lassen wir uns rufen, wenn wir genug haben.«

Aber wann haben wir genug? Mir reicht es bereits, doch Manuels Durst scheint heute unstillbar.

Da kommt mir unvermittelt die Tiroler Lebensart zu Hilfe. Ein Zillertaler Bauernsohn säuft am Wochenende, nicht aber am Montagabend. Da trinkt er ein, zwei Maß, und dann fährt er heim. Um neun Uhr leert sich unser Tisch schlagartig.

Der Wirt ruft das Taxi. Plötzlich hat Manuel eine kurze Erleuchtung.

»Dein Geburtstagsgeschenk liegt im Kofferraum von meinem Auto«, erinnert er sich mit einem Mal.

Dann verläßt er die Gaststube und kehrt tatsächlich mit einer Tragtüte zurück. Er hat sich an meine Vorliebe für klassische Musik erinnert und die neueste Platte von Maurice André, einem gefeierten Trompeter, gekauft.

Ich bin froh, daß der Tag langsam zu Ende geht. Als wir das Taxi verlassen, werden wir von Berta abgefangen. Sie hat offenbar auf uns gewartet, um nun doch noch auf meinen Geburtstag anzustoßen. Sie serviert uns einen ausgezeichneten selbstgebrannten Schnaps.

»Leben sollst, Ingrid. Das wünsch ich dir.« Ich mir auch!

Als Manuel und ich endlich zu der Hütte aufsteigen, lacht ein kreisrunder Vollmond vom sternenklaren Himmel. Ein bißchen habe ich das Gefühl, als lachte er mich aus. Denn eines ist ziemlich sicher: Wenn wir wieder in München sind, wird er erst einmal den mondsüchtigen Manuel von mir abziehen.

In meiner Wohnung riecht es wie in einem Blumenladen, als wir endlich zu Hause ankommen. Linda beklagt sich bitter.

»Mami, du kannst dir nicht vorstellen, wie es gestern den ganzen Tag über zugegangen ist«, jammert sie. »Wenn das Telefon mal nicht läutete, klingelte es an der Haustür. Ich mußte mir aus der ganzen Nachbarschaft Vasen ausleihen, soviel Blumen sind gekommen.«

Sie hat recht. Wo ich hinschaue, stehen große Sträuße. Es sieht aus wie in einem Krematorium! Es riecht auch so! Auf dem Tisch liegen Briefe und Telegramme.

Ich vertiefe mich sofort in die Post. Manuel nimmt sich inzwischen eine Zeitung vor.

Martin, der Sohn von Pfarrer Söllner, und seine Frau Eva schauen auf einen Sprung vorbei. Sie haben ein recht ansehnliches Paket für mich dabei.

Die Überraschung ist perfekt. Auf einem Stadtbummel mit Eva hatte ich einst einen rosa Angorapullover mit Perlenstickerei bewundert. Den haben mir die beiden nun zum Geburtstag geschenkt. Er paßt wie angegossen. Spontan lade ich die beiden ein, gemeinsam mit uns zum Essen zu gehen.

Wir sind eine recht fidele Runde. Das Lokal wird immer voller. Auch am Nebentisch hat eine größere Gesellschaft Platz genommen. Da löst sich einer aus der Gruppe und steuert unseren Tisch an. Peter, mein geschiedener Mann, nimmt Kurs auf mich.

Er habe wiederholt versucht, mich zu erreichen, um mir zu gratulieren, aber ich sei ja nie da, meint er vorwurfsvoll.

Peter kann es nicht lassen. Es muß für ihn immer einen Grund geben, sich über irgend etwas zu beklagen.

»Schimpf nicht«, falle ich ihm ins Wort, »es war mein

Geburtstag, und den habe ich eben im Zillertal verbracht. Übrigens, darf ich dir Manuel vorstellen? Der war dabei.«

Die beiden Herren geben sich die Hand. Sie unterscheiden sich derart voneinander, daß man eigentlich nicht fassen kann, daß ich mit dem einen fünfzehn Jahre verheiratet war und mit dem anderen nun schon seit einem Vierteljahr liiert bin.

Peter ist immer noch peinlich genau darauf bedacht, seine Vorliebe für englische Lebensart zu demonstrieren. Dezent karierte Sakkos aller Schattierungen füllen seinen Kleiderschrank. Manuel kommt gerade aus dem Zillertal und dort ist Freizeit-Look angesagt. Auch sonst hält er absolut nichts von Krawatten und geschlossenen Hemden. Zwei, drei Knöpfe müssen mindestens offen bleiben, um seine breite Männerbrust zur Schau zu stellen. Der eine hat mit dem anderen wirklich nichts gemeinsam. Ich löse meine Augen von den beiden und suche den Blick meines Sohnes. Er muß ähnlich empfunden haben wie ich, denn er zwinkert mir zu.

Nachdem Peter mit mir angestoßen hat, kehrt er an seinen Tisch zurück.

»Bleib gesund und laß dich nicht unterkriegen«, meint er zum Abschied.

Ich antworte ihm nicht. Als ich an Krebs erkrankte und ihn spontan um Hilfe bat, war er weniger teilnahmsvoll gewesen. Er hatte keine Zeit, sich um Linda und Florian zu kümmern. Ich mußte eine Freundin, die selbst fünf Kinder zu versorgen hatte, bitten wenigstens Linda bei sich aufzunehmen. Florian blieb allein zu Haus.

»Hast du gehört«, spöttelte Manuel, »du sollst dich nicht unterkriegen lassen. Da hat er dich bestimmt vor mir warnen wollen.«

»Da bin ich mir nicht so sicher«, gebe ich zurück.

»Vielleicht wollte er mich auch dazu ermuntern, den Kampf gegen den Krebs nicht aufzugeben.« Diese Bemerkung reichte ihm.

Manuel haßt Gespräche über Krankheit. Meine Diagnose haben wir lediglich einmal, zu Beginn unserer Beziehung, gestreift. Er hatte gehört, daß es von mir ein Buch gibt, in dem ich mein Leben nach einer Brustkrebserkrankung schildere.

»Geht es da wirklich um dein Leben oder hast du einfach eine Geschichte erfunden und beim Hackethal dafür recherchiert?« fragte er mich damals.

»Nein, Manuel, da ist nichts erfunden. Ich habe tatsächlich Krebs.«

»Jetzt nicht mehr«, brach er unsere Unterhaltung sofort ab, »jetzt hast du mich.«

Dabei blieb es dann auch. Er hat mich nie gefragt, wie es mir geht. Mein Wohlbefinden in seiner Gegenwart setzte er ganz einfach voraus. Manuels Abneigung, an Krankheiten zu denken, liegt sicher auch darin begründet, daß er als ›freischwebender Lebenskünstler‹ ohne festen Arbeitsplatz nicht versichert ist. Krankheiten kann er sich also ganz einfach nicht leisten.

Weihnachten naht. Der alljährliche Alptraum beginnt. Zu meinem Erstaunen stelle ich fest, daß Manuels Abneigung gegen dieses Fest meiner sehr ähnlich ist. Auch er findet das ganze Drumherum fürchterlich. Ich freue mich schon auf ein ganz und gar unheiliges Weihnachtsfest mit ihm und den Kindern, da teilt er mir seine Pläne für die Festtage mit: Er wird den Heiligen Abend allein verbringen, verschanzt in seinem Zimmer. Alle anderen Mitglieder der Wohngemeinschaft, der er nun schon seit fast einem Jahr angehört, sind bei ihren Angehörigen. Er hat also seine Ruhe.

Ich melde Protest an, schlage vor, daß er zu uns kommt. Doch in diesem Punkt ist er unnachgiebig. Nach den Feiertagen wird er mit Achim und dessen Familie ins Zillertal fahren. Achim ist der Vater von zwei kleinen Buben. Gemeinsam mit ihm hat er die Hütte gemietet. Auch über Silvester will er in den Bergen bleiben. Angang Januar ist wieder mit ihm zu rechnen.

»Ich verkrieche mich immer um diese Zeit«, sagt er zu mir. »Daran mußt du dich gewöhnen.«

Für mich ist diese Einsamkeit besonders schmerzhaft. Meine Mutter liegt im Krankenhaus. Sie hat Darmkrebs und muß operiert werden. Warum sie sich ausgerechnet die Weihnachtswoche für diesen Eingriff ausgesucht hat, liegt auf der Hand. Auch sie will den Feierlichkeiten entgehen. Mein Vater macht schon seit vielen Jahren um diese Zeit Urlaub am Tegernsee bei seiner langjährigen Gefährtin Irmgard.

Auch auf ihn warten schwarze Tage. Er muß am 1. Januar in das Münchner Herzzentrum. Eine Bypass-Operation ist unumgänglich.

So werde ich also mit Florian und Linda erst meine Mutter besuchen und dann allein mit ihnen unter unserem Tannenbaum sitzen.

Erst am 4. Januar erhalte ich Nachricht von Manuel. Die schlechteste!

Er hat sich beim Holzhacken eine Schleimbeutelentzündung im rechten Ellenbogengelenk zugezogen. Nachdem die Schmerzen unerträglich geworden waren, fuhr ihn Sabine, Achims Frau, in ein Krankenhaus. Dort legte man den Arm in Gips. Jetzt wird er nach München zurückkommen, weil er sich im Zillertal auch nicht mehr wohlfühlt.

Als wir uns in seinem verdunkelten Zimmer wiedersehen, ist seine Stimmung auf dem Tiefpunkt. Den Gips hat er sich inzwischen selbst abmontiert, nachdem er ihn dauernd behinderte. Die Beschwerden sind dadurch selbstverständlich schlimmer geworden. Er liegt wie ein beleidigter Teddybär im Bett, brummelt vor sich hin und läßt es schließlich sogar zu, daß ich ihm Tabletten gegen die starken Schmerzen besorge. Ob er sie auch wirklich nimmt, weiß ich nicht.

Ich muß zu meinem Vater. Es geht ihm sehr schlecht. Er ist seit der Operation nicht mehr zu Bewußtsein gekommen.

Zunächst ließ ich mich am Tag zweimal von den Ärzten informieren, doch jetzt will ich ihn selbst sehen. Als ich mein Kommen in der Intensivstation ankündige, stoße ich zunächst auf verhaltene Ablehnung. Doch ich bestehe auf meinem Besuchsrecht als nächste Verwandte und werde zugelassen.

Ich nehme Irmgard mit. Sie will meinem Vater nahe sein. Es ist mir klar, daß es meine Aufgabe als Tochter ist, sie dem Ärzteteam vorzustellen, damit sie jederzeit Zugang hat. Vor vielen Jahren habe ich ihm zugesagt, mich dieser Frau anzunehmen, wenn ihm etwas zustößt. Dieses Versprechen löse ich jetzt ein.

Eine Woche nach unserem ersten Besuch ist mein Vater tot. Ich bringe es nicht fertig, meine Mutter zu verständigen. Sie war so sehr mit ihrer Diagnose befaßt, daß sie mich nie nach dem Gesundheitszustand meines Vaters fragte. Also schwieg auch ich. An dem Tag, als er starb, hatte sie erstmals Ausgang. Sie ließ sich von ihrer Zugehfrau zum Friseur und dann wieder zurück in ihre Klinik fahren. Meinen Vater hat sie nicht besucht. Das hätte sie in ihrem Zustand zu sehr belastet, meinte sie später.

Um nicht über sie herzufallen, bitte ich ihren Arzt, die Todesnachricht zu überbringen.

Einen Tag nach seinem Tod fällt ein in Deutschland vielgelesenes Boulevardblatt über meinen Vater her.

Jahrelang hatte man sein Privatleben respektiert. Jetzt, nachdem er sich nicht mehr wehren kann, teilt man seinem Publikum all das mit, was es eigentlich gar nicht unbedingt über den Rateonkel wissen wollte. Doch Papier ist geduldig, und die Geschmacklosigkeit dieser Reporter grenzenlos.

Florian riskiert Kopf und Kragen, wenn er mit Linda und mir zu meiner Mutter ins Krankenhaus rast. Die Schmierfinken sind überall postiert. Sie lassen sich nur sehr schwer abschütteln.

Während wir verzweifelt versuchen, meine Mutter wenigstens von den indiskreten Klatschgeschichten fernzuhalten, grasen sie sämtliche Münchner Krankenhäuser ab, um ein Interview mit der krebskranken Witwe zu bekommen.

Sie verfolgen uns auf Schritt und Tritt. Ärzte und Schwestern des Krankenhauses, in dem meine Mutter liegt, sind angewiesen, ihr keine einzige Zeitung zu bringen. Als sie zu schimpfen beginnt, macht man ihr weis, daß sämtliche Verlage streiken. Damit gibt sie sich zunächst zufrieden.

Die Trauerfeier in der Emmauskirche wird für mich und meine Kinder zur Qual. Fotografen belagern uns, trampeln auf unseren Kränzen herum, die vor dem Altar liegen. Pfarrer Söllner, der uns in diesen fürchterlichen Tagen immer mehr zum Freund geworden ist, übt in seiner Ansprache deutliche Kritik an der Art, »wie Medien versuchen, auf Kosten des toten Robert Lembke aus dessen Leben Kapital zu schlagen«.

Am Ende der Trauerfeier muß er uns gemeinsam mit seiner Frau Hanne vor der fotografierenden Meute schützen.

Tags darauf setzen wir meinen Vater neben seiner Mutter bei. Zu dritt gehen wir hinter seinem Sarg her. Da springt uns ein Fotograf in den Weg. Ein Friedhofswärter vertreibt ihn schließlich.

»Das ist ja wie im Dritten Reich«, hören wir ihn brüllen.

Auch das noch! Noch Tage vorher hatte uns eine Zeitung unsere jüdische Vergangenheit um die Ohren geschlagen. Ich schüttle nur den Kopf.

Linda weint.

Bevor wir endgültig Ruhe haben, muß ich noch ein Gerücht ausräumen. Irgendein ganz schlauer Kopf ist auf die schlechte Idee gekommen zu behaupten, mein Vater sei an einem ärztlichen Kunstfehler gestorben.

Also bedanke ich mich in einer Zeitungsanzeige ausdrücklich bei den Ärzten des Herzzentrums für ihren Einsatz. Sie sind froh darüber, denn die Gerüchteküche brodelt gewaltig.

Zwei Tage nachdem mein Vater unter der Erde liegt, erreicht mich ein Anruf von der Verwaltung des Hauses, in dem er ein Büro gemietet hatte.

»Es wäre gut, wenn sie die Räume bald freimachen könnten«, teilt man mir wenig teilnahmsvoll mit. »Wir haben bereits einen Nachmieter. Der möchte sobald wie möglich einziehen.«

Manuel muß her! Und zwar sofort!

In den letzten Tagen hatte ich wenig von ihm gehört. Das offizielle Sterben meines Vaters und die sich anschließenden Indiskretionen waren ihm zuviel gewesen. Außerdem stand zu befürchten, daß Reporter und Fotografen auch ihm nachstellen würden, hätten sie ihn erst einmal als meinen Freund ausgemacht.

So beschränkte sich unsere Kommunikation auf einige Telefonate, die für mich nicht sonderlich trostreich waren. Auch dann nicht, als er mir mitteilte, er habe in irgendeiner Zeitung ein sehr hübsches Bild von mir entdeckt.

»Und wie war die Geschichte dazu?« frage ich ihn gereizt.

»Der übliche Schmarrn.«

Jetzt, wo alles vorüber ist, muß er wieder auftauchen und mir gemeinsam mit Büdi beim Auszug aus der Augustenstraße helfen.

Als ich ihn endlich erreiche, sagt er sofort zu. Körperliche Aktivitäten schätzt er halt. Seelischer Beistand liegt ihm weniger, den benötigt er meist selbst. Sein Arm ist mittlerweile wieder zu gebrauchen.

Bei der Besichtigung des Büros, das wir ausräumen sollen, packt uns die Verzweiflung. Die Schränke quellen über. Überall sind alte Manuskripte verstaut. Es gibt Unmengen von Büchern, Archivmaterial, Erinnerungsstücken. Wir wissen nicht, wo wir anfangen sollen. Von meiner Mutter, die von dem Umzug nichts wissen will, hole ich mir die Genehmigung, die Entrümpelung in eigener Verantwortung vornehmen zu können.

Drei Tage brauchen wir. Dann ist das Büro hoch über den Dächern von München leer. Ich habe einen Bauernschrank, einige Bücher und zwei Teppiche zu mir nach Hause gebracht. Büdi und Manuel, die Antiquitätenhändler, nehmen einige wenige Bücher in ihr Sortiment auf und der Nachmieter bekommt die installierten Schränke und Regale.

Als endlich alles überstanden ist und auch der letzte Klatschreporter sein Interesse an uns verloren hat, breche ich zusammen.

Irgendwie habe ich meine Mitte verloren. Nach meiner Krebsdiagnose wollte ich so vieles ändern in meinem Leben. Ich wollte verreisen, mich von Zwängen frei machen, wollte mehr für mich da sein und weniger für die anderen. Was ist aus diesem Vorsatz geworden?

Das Leben mit Manuel ist unstet und strapaziös. In dem Moment, in dem ich mich entschließe, seine Streifzüge durch die Lokale mitzumachen, sind wir die besten Kumpel. Wenn wir ein Wirtshaus betreten, dauert es keine zehn Minuten, und wir bekommen Gesellschaft. Manuel erzählt seine Geschichten, die anderen hören ihm zu, und ich genieße den amüsanten Partner.

Doch mein Leben nur auf diese Art von Geselligkeit aufzubauen, ist mir auf die Dauer zu wenig. Dazu bin ich zu alt, dafür habe ich zu viele andere Interessen, die immer mehr in den Hintergrund treten müssen, wenn ich in Frieden mit Manuel leben will.

Als ich drei Wochen nach dem Tod meines Vaters immer noch Probleme habe mit dem Leben, das ich momentan führe, schlägt mir Manuel ein verlängertes Wochenende in Umbrien vor.

Das könnte ein Ausweg sein aus der Misere. Begeistert stimme ich zu. Florian und Linda sind froh, daß ich wieder Auftrieb habe. Ihnen machte die stille und nervöse Mutter auch zu schaffen.

Manuel wird die Tage nützen, um in Arezzo auf dem Antiquitätenmarkt einzukaufen.

Als wir abfahren, habe ich für einen kurzen Moment die Vision, wir führen der Sonne entgegen. Alle Wolken sind verschwunden.

Unsere gute Laune wird auch nicht durch eine Autopanne kurz vor der österreichischen Grenze getrübt. Manuel fährt inzwischen einen respektablen Transporter. Der zitronengelbe Kleinbus, an den ich immer noch sehr liebevoll denke, hat den strengen Augen der TÜV-Prüfer nicht standgehalten.

Kurz vor Niederndorf rattert und knattert es ohrenbetäubend.

»Der Auspuff«, teilt mir Manuel mit und fährt auf den Seitenstreifen. Ob wir jetzt noch eine Reparaturwerkstatt finden, die uns helfen kann, ist fraglich. Es ist schließlich Freitag, Spätnachmittag. Da befindet sich der brave bayrische Automechaniker längst im Kreis seiner Familie oder wo auch immer.

Doch wir haben Glück. Ein Meister, der eigentlich auch gerade Feierabend machen möchte, erbarmt sich unser. Während er den Auspuff schweißt, besprechen Manuel und ich die Reiseroute. In Florenz wollen wir eine Pause machen. Es liegt etwa auf der Hälfte des Wegs nach Umbrien. Sollten wir zu müde für die Weiterfahrt sein, wollen wir dort übernachten.

»Du kennst doch da so einen Typen mit einem Hotel«, sagt er plötzlich. »Bei dem könnten wir ein Zimmer mieten.«

Ich muß aufpassen, daß ich keinen Hustenanfall bekomme, so erschrecke ich bei der Idee, mit Manuel in Enricos Hotel einzuziehen.

»Manuel, schlag dir die Idee aus dem Kopf«, lehne ich ab. »Enricos Hotel ist sündteuer. Meinst du, ich habe Lust, Tausende von Lire auszugeben, für eine Nacht in einem Florentiner Nobelhotel.«

Manuel versteht mich nicht. »Wenn dieser Enrico ein guter Freund von dir ist, wird er dich doch einladen«, meint er und hat damit im Prinzip nicht unrecht.

Doch Manuel kennt unsere Beziehung nicht. Er weiß nicht, daß Enrico verheiratet ist, daß ich ihn liebe. Er hält ihn eben nur für einen Freund unter vielen. Er weiß nichts von den Komplikationen, würde sie im übrigen auch nicht akzeptieren. Er ist zwar ein Familienmensch, hängt sehr an seiner Halbschwester und deren Kinder, würde sich aber niemals von familiären Banden einengen lassen.

Die Diskussion, ob wir in Florenz einen Zwischenstop einlegen oder nicht, erweist sich im übrigen sowieso als unnötig. Unser Auto ist schneller repariert als erwartet, die Straßen vor und hinter dem Brenner sind nahezu unbefahren. Wir kommen zügig voran und sind mit jedem Kilometer, der uns von München und dem Alltag entfernt, besser aufgelegt.

Diese Reise haben wir dringend gebraucht, um uns nicht aus den Augen zu verlieren. Das merken wir plötzlich.

Diesmal ist eine leichte Korrektur unserer Beziehung noch möglich. Doch später merke ich, daß wir eigentlich nur noch unterwegs sein müßten, um nicht immer härter aufeinanderzuprallen.

Als wir in der Höhe von Florenz doch anhalten und tanken müssen, fasziniert uns ein weithin sichtbarer Waldbrand auf einem der Hügel, die diese Stadt umgeben. Die grellen Flammen verbeißen sich in die ausgedörrten Bäume, züngeln an ihnen entlang, springen von einem zum anderen. Es dauert eine Weile, bis wir uns von diesem Spektakel lösen können.

»Wir benehmen uns wie die schlimmsten Pyromanen«, meint Manuel lachend und legt den ersten Gang ein.

Es ist weit nach Mitternacht, als wir in Greppocanello eintreffen. Auf einer schmalen kurvenreichen Straße nähern wir uns dem Anwesen von Klaus und Susanne. Am Ende eines steinigen Weges lächelt uns ihr hellerleuchtetes Haus entgegen. Es strahlt Behaglichkeit aus. Wir hatten befürchtet, daß die beiden uns schon aufgegeben haben und längst im Bett liegen. Wir irren uns. Sowohl Susanne als auch Klaus kennen Manuels Unpünktlichkeit. Sie kalkulieren sogar Verspätungen bis zu drei Wochen ein.

Doch heute waren sie zuversichtlich. Manuel hatte ihnen unseren gemeinsamen Besuch angekündigt, und da ich in seinem Bekanntenkreis als absolut zuverlässig eingeschätzt werde, hatten sie beschlossen, auf uns zu warten, bis ihnen die Augen von selbst zufallen würden. Außerdem ist Nena, ihre kleine, damals nahezu unerziehbare Tochter krank und läßt sie sowieso nicht zur Ruhe kommen. Mit blühenden Windpocken liegt sie im Wohnzimmer und quengelt vor sich hin.

Als wir das Auto verlassen, werden wir zuallererst von Soraya und Erika, den beiden vielrassigen Hunden, begrüßt. Auch sämtliches andere Getier, das den Hof mitbewohnt, scheint durch unser spätes Eintreffen um den Schlaf gebracht worden zu sein. Im Hintergrund blöken Schafe, die dicke Muttersau Raschide grunzt uns entgegen, das Pfauenehepaar verläßt das Stalldach und schreit laut, und über all dem Lärm schwebt monoton das Konzert der Frösche, die in und um den kleinen hauseigenen See wohnen.

Ich bin zunächst sprachlos, so sehr genieße ich diese unerwartete Idylle. Klaus und Susanne kommen uns entgegen.

Während wir ein kleines Apartment beziehen, das glücklicherweise zur Zeit leersteht, wirft Susanne Spaghetti ins kochende Wasser. Klaus sorgt für Wein, und Manuel eilt zu Nena, die nach ihm schreit.

Es wird eine lange, feuchtfröhliche Nacht. Manuel muß die neuesten Münchner Nachrichten erzählen. Die beiden Neu-Umbriaken hängen an seinen Lippen. Es ist noch gar nicht so lange her, da gehörten auch sie zu dem verrückten Schwabinger Haufen. Sie kennen alle Kneipen, die Manuel erwähnt, sie erinnern sich an die Figuren, denen man dort auf Schritt und Tritt begegnet. Und Manuel hat eine seiner erzählerischen Sternstunden. Er phantasiert, fabuliert und amüsiert bis in den frühen Morgen. Es ist schon hell draußen, als wir endlich ins Bett gehen. Klaus' Schafe werden noch eine Weile warten müssen, bis sie auf die Weide dürfen. Jetzt ist erst einmal Schlaf angesagt.

Manuel und ich werden von der Tiermenagerie unsanft geweckt. Und das nur wenige Stunden, nachdem wir eingeschlafen waren! Vor unserem Bett stehen Soraya und Erika. Zwei Katzen schleichen am Kopfende entlang. Herr und Frau Strauß stehen an der offenen Terrassentür und recken ihre gekrönten Häupter neugierig in unsere Richtung, und inmitten dieser Störenfriede strahlt uns eine glückselige Nena an. Ihr Gesicht ist mit roten Punkten übersät, doch die blauen Augen glänzen schon wieder recht unternehmungslustig.

Mit einem Satz ist sie in Manuels Bett gesprungen. Mich würdigt sie keines Blickes. Susanne erzählt mir später, daß Nena jedesmal beleidigt ist, wenn Manuel in neuer weiblicher Begleitung nach Umbrien kommt. Er gehört ihr und sonst niemandem. Vor allem in seinem Bett hat nur sie etwas zu suchen.

Anfangs finde ich diese Vorstellung noch ganz witzig, doch mit der Zeit wird sie problematisch. Da wir die Zimmertür nicht absperren und nachts auch nicht bei geschlossener Terrassentür schlafen können, platzt Nena in unser Zimmer, wann immer es ihr paßt.

Schließlich reicht es mir.

»Hör mal zu, Nena«, beginne ich erste Friedensverhandlungen mit meiner Rivalin. »Wir machen hier ein paar Tage Urlaub und möchten nicht, daß du uns weckst, bloß weil dir langweilig ist. Wir rufen dich, wenn wir ausgeschlafen haben. Ist das okay für dich?«

Nena hat mir zugehört. Verstanden hat die mich nicht. Wann immer wir in unserem Zimmer sind und uns etwas hinlegen, steht sie Minuten später in der Tür. Erst taucht ihr Schatten auf. Sie ist zunächst noch mäuschenstill. Doch dann kommt's: »Seid ihr schon wach oder schläft ihr noch?« Wir geben keine Antwort und halten dies für eine gute Idee. Doch wir irren uns. Nena hakt nach.

»Schlaft ihr noch?« kräht sie etwas lauter. Wir schweigen. Nena schleicht auf Zehenspitzen an unser Bett. Sie darf uns nicht wecken. Das hat sie begriffen. Also setzt sie sich uns gegenüber auf einen Stuhl und läßt uns nicht aus den Augen. Da an Weiterschlafen unter diesen Umständen nicht zu denken ist, gebe ich mich geschlagen. Seufzend öffne ich wenigstens ein Auge. Das reicht. Mit einem Juchzer stürzt sie sich in Manuels Bett. Ich bekomme einen Fußtritt. »Aus Versehen«, wie sie mir versichert. Manuel zwinkert mir zu.

»Schatzi, so keusch haben wir schon lang nicht mehr gelebt«, meint er lachend.

»Irgendwann muß auch dieses Kind einmal schlafen«, gebe ich zurück. »Und das ist unsere Chance!«

Und tatsächlich, eines Nachmittags ist es soweit. Nena ist beim Essen eingeschlafen. Einer heißen Siesta steht nichts im Weg. Wenn da nicht Hannes, Nenas Bruder, wäre. Susanne ist auf den Markt gefahren, Klaus muß einige Löcher im Zaun reparieren, und Hannes kommt partout mit seinen Hausaufgaben nicht zurecht. Die Trennung nach Silben macht ihm arg zu schaffen. Er sitzt im Wohnzimmer und klatscht rhythmisch in die Hände: »pad-re, mad-re, so-rel-la, fra-tel-lo, ca-sa.«

Plötzlich verliert er die Lust. Kein Wunder, im Fernseher, den er zur Unterhaltung Tag und Nacht laufen läßt, wird nach Herzenslust geschossen.

»Ingrid, übst du mit mir?« höre ich ihn nach mir rufen. Er hat mich auf dem Weg in unser Zimmer entdeckt.

»Hannes, das halte ich für ausgeschlossen. Schließlich kannst du besser italienisch als ich«, gebe ich zu bedenken. Doch er läßt nicht locker.

»Da muß man nicht viel können. Außerdem sprichst du doch dauernd italienisch.«

Ich gebe mich geschlagen. Gemeinsam mit Hannes sitze ich an diesem heißen Sonnentag im verdunkelten Wohnzimmer und trenne jedes Wort, das mir in die Quere kommt. Uns hat der Ehrgeiz gepackt. Obwohl nur zwanzig Wörter verlangt waren, trennen wir beide, als gäbe es Rekorde zu brechen. Nachdem er drei Seiten geschrieben hat, bekomme ich ein Bussi von ihm und werde entlassen.

Auf Zehenspitzen, um Nena nicht zu wecken, schleiche ich in unser Apartment. Leise setze ich mich aufs Bett. Da umfangen mich zwei Arme, und ein glühend heißer Manuel zieht mich zu sich unter die Decke.

»Wenigstens haben wir nichts verlernt«, sagt er und lacht, als ich später in seinen Armen liege und vor Wohlbehagen schnurre.

Morgen früh wird er auf den Markt nach Arezzo fahren und für den Münchner Laden einkaufen. Ich darf ihn nicht begleiten.

»Das ist reine Männersache«, weist er mich ab. »Ich nehme Klaus mit. Du würdest mich nur behindern.«

Sie wollen um fünf in der Früh starten, um schon an Ort und Stelle zu sein, wenn die Händler ihre Verkaufsstände aufbauen.

Am Vorabend haben Manuel und ich den ersten schweren Krach.

»Könntest du uns morgen früh um halb fünf Uhr wekken?« bitte ich Klaus beim Abendessen. »Wir haben keine Uhr dabei.«

»Was heißt hier uns!« fährt Manuel unvermittelt hoch.

Ich verstehe nicht so recht, warum er plötzlich so wütend ist. Niemand am Tisch versteht das.

»Ich mag dieses ›wir‹ und ›uns‹ nicht. ICH stehe auf. ICH fahre nach Arezzo. DU kannst im Bett bleiben. Mit UNS hat meine Arbeit nichts zu tun.«

Ich bin zunächst sprachlos. Sein Ausbruch ist unbegreiflich und bleibt es auch für mich.

»Du benimmst dich wie ein kleiner, dummer Bub«, fahre ich ihn schließlich an. »Im übrigen gibt es wirklich keine Gemeinsamkeit zwischen dir und mir. Wenn du hinter jedem WIR und UNS einen Versuch von mir witterst, dich an die Kette zu legen, dann leidest du ganz einfach unter einem krankhaften Verfolgungswahn«.

Manuel ist schon längst wieder bereit, mir zuzuprosten. Er hat seinen Ausbruch vergessen. Doch ich bin verletzt, und ich will ihn auch kränken.

»Mein lieber Freund«, sage ich und bemühe mich so kalt wie nur möglich zu klingen, »du solltest aufpassen, daß du nicht dein bißchen Verstand versäufst.«

Das ist jetzt genug. Ich verabschiede mich von Klaus und Susanne und gehe in mein Zimmer, das ich mit Manuel teile. Nicht in unser Zimmer. Diese Formulierung wird er so schnell nicht mehr von mir hören.

Als er schließlich kommt, stelle ich mich tot.

»Bist du noch sauer, Baby?« flüstert er in der Dunkelheit in meine Richtung. »Wir hätten gute Chancen. Die Nena schläft schon.«

›O nein, Manuel‹, denke ich, ›ich bin nicht sauer. Ich bin gewarnt. Es wird nicht mehr lange dauern, dann werden wir uns wieder ankeifen. Und dann werden wir uns trennen müssen, bevor unsere Geschichte sich zum Alptraum ausweitet.‹

Auch als Klaus am Morgen an die Terrassentür klopft, gebe ich kein Lebenszeichen von mir.

Beim Frühstück, das in Umbrien immer nur aus einem heißen Espresso und einer Scheibe Brot besteht und mich nicht sonderlich begeistert, frage ich Susanne, was sie von Manuels Ausrutscher hält.

Sie kann ihn eigentlich auch nicht verstehen, aber sie kennt die beiden Brüder Manuel und Ringo schon lange. Mit Ringo war sie einige Jahre verheiratet.

»Manuel hat tausend Probleme. Auf der einen Seite sucht er die Nähe von Menschen, auf der anderen Seite hat er enorme Angst vor Bindungen. Er ist eigentlich immer auf der Flucht. Vor allem vor sich selbst. Ich würde mich an deiner Stelle nicht aufregen. Ich weiß zum Beispiel, daß er dich unheimlich gern mag. Das hat er gestern, als du schon im Bett warst, ein paarmal betont.«

»Eigentlich habe ich keine Lust mehr, mich mit einem spätpubertierenden Enddreißiger herumzuärgern.«

Susanne lachte schallend über diese Bemerkung.

»Nimm's mit Humor«, rät sie mir. »Wenn man mal von seinen paar Marotten absieht, ist der Manuel schon ein sehr netter Kerl.«

Der ›nette Kerl‹ kommt am späten Nachmittag todmüde, aber glücklich zurück, das Auto randvoll mit Antiquitäten. Klaus hat gerade noch die Kraft, sich bei mir zu bedanken, daß ich seine Schafe versorgt habe, dann sinkt er in einen Tiefschlaf, aus dem er erst gegen Mitternacht wieder erwacht. Das Kreuz tut ihm weh, die Füße schmerzen.

»Das wär kein Job für mich«, jammert er.

Mein ›netter Kerl‹ umgarnt mich, aber diesmal bleibe

ich stur. Ich will nicht wissen, was er ergattert hat, mich interessieren die Gelegenheitskäufe – und um solche handelt es sich zweifelsohne – nicht besonders. Um meine Aufmerksamkeit doch noch zu erringen, hat Manuel schließlich die rettende Idee! Er räumt das Auto aus und stellt den gesamten Inhalt auf die Terrasse vor unserem Zimmer.

Zunächst bemerke ich das Möbellager gar nicht. Ich liege an einer anderen Ecke des Gartens und sonne mich.

Manuel sitzt auf einer Bank in der Nähe von Raschide, der Muttersau, und unterhält sich mit ihr. Genauer gesagt, Raschide grunzt und Manuel versucht zurückzugrunzen. Ich muß mich sehr zusammennehmen, um nicht laut zu lachen. Ich bin kein Mensch, der lange im Streit leben kann. Bei Funkstille leide ich entsetzlich.

Schließlich stehe ich auf und will in das Apartment. Da stoße ich auf Manuels Raritäten. Sie sind tatsächlich so plaziert, daß sich die Türe nicht öffnen läßt.

Ich gehe zu ihm.

»Manuel, ich will in mein Zimmer und du blockierst mit deinen Möbeln den Eingang.«

»Was heißt, du willst in DEIN Zimmer. Das ist unser Zimmer, Schatzi, hast du das vergessen?«

Manuel, der Charmeur, hat wieder mal zugeschlagen. Ich lächle ihn an. Er verläßt die Bank und tänzelt auf mich zu. Gemeinsam gehen wir zum Zimmer. Und jetzt endlich ist seine Stunde gekommen. Ein Stück nach dem anderen muß ich begutachten. In meinen Augen sind ungeheure Scheußlichkeiten darunter. Aber ich halte mich zurück mit meinem Urteil. Die Stimmung wäre hinüber.

Daß ich mit meiner Einschätzung gar nicht so sehr daneben lag, zeigt sich dann in München. Als Büdi Manuels Schätze in Augenschein nimmt, meint er trocken: »Bub, da hast aber ganz schön daneben g'langt.«

Sei's drum. Manuel ist gut drauf, feiert mit viel Wein seinen Beutezug. Ich lache mit ihm. Er kann wirklich hinreißend sein, wenn alles nach seinem Geschmack ist.

Den morgigen Tag hat er zum ›Ingrid-Tag‹ erklärt. Er will mir Arezzo zeigen, an dem Haus seines Freundes vorbeifahren, das immer noch zu kaufen ist, und dann ein mehrgängiges Essen zelebrieren, in einem Lokal, das nur Einheimische finden.

Mein so liebevoll geplanter Tag beginnt mit mittleren Wolkenbrüchen. Es gießt aus Kannen. Als ich zum ersten Mal wach werde und das Plätschern höre, bin ich maßlos enttäuscht.

»Jetzt schlafen wir einfach noch ein bißl«, schlägt Manuel vor, »vielleicht hört der Regen bald wieder auf. In den Tropen ist das auch so.«

In den Tropen vielleicht. In Umbrien nennt man das Landregen. Den gibt es zwar ziemlich selten, aber wenn er einmal einsetzt, hängt er sich am Himmel fest.

Obwohl das Wetter um keinen Deut besser ist, verlassen wir am späten Vormittag Greppocanello in Richtung Arezzo. Wir sind finster entschlossen, uns den Tag nicht verderben zu lassen.

Harte Zeiten warten auf uns. Doch das wissen wir noch nicht. Arezzo ist eine hügelige, wunderschöne Stadt. Auf der Hauptstraße stürzen reißende Bäche in die Tiefe. Man watet durch knöcheltiefe Pfützen.

Ausgerechnet jetzt kommt Manuel auf die Idee, daß wir uns unbedingt Schuhe kaufen müssen. Jeder weiß, daß sie in Italien besonders schick und preiswert sind. Wir wissen das auch und durchforschen die Geschäfte. Schließlich findet Manuel Gefallen an zweifarbigen

Golfschuhen für sich. Für mich hat er ein Paar dunkelblaue Collegeschuhe ausgesucht.

Die Verkäuferin will unsere neuen Schuhe in eine Tüte packen, doch Manuel möchte die seinen anbehalten. Ich auch. Die Verkäuferin hält uns mit recht für total verrückt. Sie verabschiedet uns mit einem mitleidigen Lächeln.

Während Manuel durch die Wasserlachen watet, überspringe ich sie. Von den schönen alten Häuserfassaden sehe ich wenig. Immer wenn ich den Blick hebe, platscht mir ein dicker Regentropfen auf die ohnehin leicht beschlagene Brille. Inzwischen ist es nämlich auch empfindlich kalt geworden.

Um uns aufzuwärmen, suchen wir uns schließlich ein gemütliches Ristorante. Dort bleiben wir zunächst einmal für längere Zeit. Es sind nur wenig Gäste zu bedienen. Die Kellner nehmen sich Zeit für uns. Manuels Stunde ist gekommen. Er stellt ein perfektes Menue zusammen, ordert herrlichen Wein und führt mit dem Chef, der sich an unseren Tisch stellt und uns lange nicht verläßt, Fachgespräche. Schließlich hat er selbst schon einige Wirtshäuser in München und Umgebung geführt. Es wird gefachsimpelt. Jede noch so geringfügige Gemeinsamkeit, die die beiden feststellen, wird mit einem Grappa auf das Haus gefeiert. Die Stimmung ist perfekt. Ich halte mit.

Als wir aufbrechen, sind wir mit dem gesamten Personal per du und müssen versprechen, immer wieder zurückzukehren an diesen freundlichen Herd.

Teil zwei der Schlecht-Wetter-Expedition beginnt. Manuel will zu dem Haus seines Freundes fahren. Vielleicht ist der sogar daheim. Wenn nicht, hat er mir wenigstens das zweitschönste Fleckchen Erde gezeigt, das er kennt.

Der Regen klopft weiterhin in schöner Gleichmäßigkeit gegen die Scheiben unseres Autos. Wir verlassen die geteerte Straße und biegen auf einen schmalen Waldweg ein. Er führt bergab und bergauf, wird immer enger und lehmiger. Ich melde Bedenken an.

»Manuel, ich habe Angst, daß wir hier irgendwo im Dreck steckenbleiben und uns kein Mensch findet.«

Selbstverständlich werde ich ausgelacht.

Wir halten bei einem halbzerfallenen Kloster an, streifen durch die Räume. Um uns herum raschelt es verdächtig.

»Du wirst dich doch nicht vor armen Kirchenmäusen fürchten«, witzelt Manuel.

»Was heißt fürchten. Mir graust einfach vor ihnen«, gebe ich zurück, »außerdem sind das bestimmt Ratten.«

Er erzählt mir, daß auch dieses Gebäude zu kaufen sei. Bisher habe sich aber kein Interessent gefunden. »Da muß man zuviel Geld reinstecken«, vermutet er.

Als er anfährt, haben wir ernsthafte Schwierigkeiten. Die Reifen stecken im Lehm und drehen durch. Nach einigem Vor- und Rückstoßen schafft er es dann doch, das Auto in Bewegung zu setzen.

Die Fahrt wird immer halsbrecherischer. Der Weg ist rechts und links so zugewachsen, daß die Zweige gegen die Scheiben klatschen. Wir fahren durch kleine Seen. Das aufspritzende gelbliche Wasser nimmt uns die Sicht. Der Scheibenwischer gibt vorübergehend den Geist auf. Abenteuer ist angesagt.

Endlich sind wir am Ziel. Überall stehen Olivenbäume. Der riesige Garten ist total verwildert. Die Obstbäume strecken ihre knorrigen Äste in den grauen, verhangenen Himmel. Das Haus liegt am Ende eines verschlungenen Pfades in einer kleinen Mulde.

Obwohl ihm der strömende Regen einiges von seinem Charme nimmt, ist dieses Fleckchen Erde wirklich wunderschön. Man kommt sich vor, als stünde man am Tor zur Ewigkeit. Weit und breit sieht man kein Haus, keine Straße, hört man kein Auto. Es gibt lediglich Vögel, die fröhlich vor sich hinzwitschern. Von irgendwoher dringt das Blöken eines Schafes an mein Ohr. Sonst herrscht absolute Stille.

Wir stellen das Auto an einer Stelle ab, von der aus wir noch am besten anfahren können, und nähern uns dem Haus.

Es steht leer. Manuels Freund scheint also ausgezogen zu sein. Leider ist es verschlossen. Wir können durch die stumpfen Fensterscheiben ins Innere schauen. Durch kniehohes, tropfnasses Gras waten wir zu einem Hügel, der einen herrlichen Ausblick auf das Land bietet. Vielleicht sollte ich dieses Haus kaufen. Der Gedanke schießt mir plötzlich durch den Kopf. Ich wollte schon immer einen zweiten Wohnsitz in Italien. Mein Alter im kalten Deutschland zu verbringen, konnte ich mir nie vorstellen.

Als mich dann die Krebsdiagnose überrumpelte, hatte ich eigentlich sämtliche Zukunftspläne beiseite gelegt. Auch wenn ich mich durch die Krankheit nicht übermäßig beeindrucken ließ, hatte ich es doch aufgegeben, mir den Kopf darüber zu zerbrechen, was einmal sein wird, wenn die Kinder endgültig aus dem Haus sind und ich allein sein werde.

Dieses einsam gelegene Haus in Umbrien an der Grenze zur Toscana weckt ganz unvermittelt alte, längst vergessene Sehnsüchte in mir.

Hier könnte ich mich einnisten. Hier wäre ich für Enrico schneller erreichbar. Wir könnten unser Baumhaus verlassen und uns hier eine eigene kleine Welt bauen, uneinsehbar für den Rest der Menschheit.

»Weißt du, wieviel dein Freund für das Haus verlangt?« will ich von Manuel wissen.

Er kann es nicht sagen, meint aber, daß der Erwerb weniger kostspielig sei als die Instandsetzung. »Willst du das Haus kaufen?«

»Ich weiß es nicht so genau«, gebe ich zurück. »Es war nur so eine Idee von mir.«

Nachdem wir dieses Schmuckstück noch dreimal umkreist haben, um vielleicht doch noch eine Lücke zu finden, durch die wir in das Innere gelangen könnten, beschließen wir, nach Hause zu fahren. Inzwischen sind wir reichlich naß. Unsere neuen Schuhe sehen aus, als hätte man sie uns aus der Kleidersammlung zugeteilt.

Und damit beginnt Teil drei dieses eigenartigen Tages. Das Auto rührt sich keinen Meter vom Fleck. Die Hinterräder stecken tief im Schlamm, die vorderen drehen auf dem nassen Gras durch.

Obwohl meinem Piloten tausend Sachen einfallen, wie man ›den Karren‹ wieder flott bekommen kann, zündet keine einzige Idee. Einmal sitzt er am Steuer und ich schiebe; einmal habe ich das Lenkrad in der Hand und er stemmt das Auto nach vorne. Erfolg haben diese ganzen Anstrengungen keinen.

Wir sehen inzwischen aus wie die Wildschweine. Die durchdrehenden Reifen schleudern uns die Lehmklumpen gnadenlos ins Gesicht. Immer wieder müssen wir unsere Brillen abnehmen und vom gröbsten Schmutz befreien. Bei einer seiner sinnlosen Anstrengungen, das Fahrzeug wieder flott zu kriegen, rutscht Manuel aus. Mit einem unangenehmen Laut zerreißt seine Hose in zwei Teile.

»Scheiße«, flucht er. »Das war meine Lieblingshose.«

Es hat jetzt keinen Zweck, ihn daran zu erinnern, daß ich von vornherein Bedenken gegen diese Schlammschlacht angemeldet hatte. Er würde mir vermutlich den Hals umdrehen.

»Halt, jetzt hab ich's«, schreit er plötzlich. »Wir nehmen einfach die Schneeketten. Sie liegen hinten im Auto.«

Damit sind wir gerettet. Es dauert zwar noch eine Weile, bis sie montiert sind, doch nach gut einer Stunde Kampf gegen die Naturgewalten sitzen wir wieder in einem fahrtüchtigen Auto.

Wir müssen fürchterlich ausgesehen haben. Auf der Landstraße fallen wir mit unserem verdreckten Auto und den schmutzigen Gesichtern noch nicht auf, doch als wir die Stadtgrenze von Arezzo erreichen, trifft uns so manch verwunderter Blick.

Zu Hause angekommen, wartet auf Manuel eine herbe Enttäuschung. Sein Fan Nena graust sich derart vor seinem schmutzigen Bart, daß sie ein Bussi verweigert und laut kreischend das Weite sucht. Soraya und Erika begrüßen ihn hingegen mit freudigem Schwanzwedeln. Das tröstet ihn.

Am nächsten Morgen verstaut er sein Möbellager im oberflächlich gereinigten Wagen. Wir wollen am Vormittag nach München zurückfahren.

Der Regen hat inzwischen aufgehört, doch es weht weiterhin ein kalter Wind über das Land. Unsere Kleidung und die Betten fühlen sich klamm an. Wir wollen nach Hause.

Vorher wird mit Susanne und Klaus noch ein Fest besprochen, das Manuel im Mai bei ihnen feiern will. Dann wird er vierzig Jahre alt. Gemeinsam mit einigen Münchner Freunden möchte er nach Umbrien fahren, um dem zu erwartenden Münchner Wahnsinn zu entkommen. Wir reservieren für eine Woche sämtliche Zimmer samt Wohnwagen und Zelt.

Aus München werden wir mehrere Bierfässer, Brezen, Brot und Leberkäse anliefern. Klaus will zu Manuels Ehren ein Kitz schlachten und es auf dem Holzkohlengrill, den er sich aus einer benachbarten Kneipe ausleiht, zubereiten. Selbstverständlich sind auch Umberto und sämtliche Freunde aus den umliegenden Ortschaften eingeladen.

Das hört sich alles sehr gut an, und wir freuen uns allesamt darauf. Ein letztes »Ciao a dopo«, und wir sind auf dem Weg zurück nach München.

Linda überfällt mich mit einer bösen Nachricht. Sie war beim Hals-Nasen-Ohrenspezialisten, nachdem sie eine Erkältung seit geraumer Zeit nicht losgeworden ist. Der hat ihr eröffnet, daß nur noch eine Operation helfen könnte. Die Nebenhöhlen seien hoffnungslos vereitert. Sie muß in der Karwoche in die Klinik und vermutlich über Ostern bleiben.

Ich tröste meine leidende Tochter, bin dabei aber nicht sonderlich erfolgreich. Sie ist einfach sauer, und das wird auch eine Weile so bleiben. Lediglich das Versprechen, sie auf jeden Fall zu Manuels Geburtagsfeier im Mai nach Umbrien mitzunehmen, heitert sie etwas auf.

Sie hat sich auch schon ein Geburtagsgeschenk für ihn einfallen lassen. Aus Gips will sie einen Stier, Manuels Sternbild, modellieren. Sie ist handwerklich besonders begabt. Alles Künstlerische liegt ihr. Mit der Zeit bringt sie wirklich ein kleines Meisterwerk zustande.

Sie braucht ihre Utensilien kein einziges Mal vor Manuels neugierigen Augen zu verbergen, denn dieser ist erst einmal für längere Zeit abgetaucht. Er hat zwar mehrmals sein Kommen telefonisch angekündigt, doch dabei blieb es dann auch.

Von Büdi und einigen anderen Freunden, mit denen ich spreche, erfahre ich auch einen der Gründe für sein Verschwinden. Sein Einkauf in Arezzo war wirklich nicht besonders ertragreich gewesen. Die Instandsetzung der Stücke kostet viel Zeit, und selbst renoviert lassen sie sich nur schlecht verkaufen.

Wenig ›drehte‹ sich in dieser Zeit. Grund genug für Manuel, auf und davon zu sausen. Ich bin inzwischen an diese Ausfälle gewöhnt. Es sieht so aus, als könnte ich mein normales Leben wieder aufnehmen.

Am Montag vor Ostern bringe ich Linda ins Krankenhaus. Sie bezieht ein helles Zimmer mit Blick auf den Wald. Ein Fernseher sorgt für Ablenkung, eine umfangreiche Speisekarte bietet Köstliches an. Doch meine frustrierte Tochter kann nichts von alledem reizen. Wie sich später herausstellt, wird sie in den Tagen, die sie in der Klinik verbringen muß, lediglich Suppen essen. Sonst nichts.

Am Dienstag in der Früh steht sie als erste auf dem OP-Plan. Am Nachmittag fahren Florian und ich zu ihr. Sie steht noch unter dem Einfluß der Narkose. Ihre Nase ist groß und verschwollen. Aus den Löchern hängen dünne Fäden, mit denen sich später die Tamponaden entfernen lassen. Sie klagt mit schwerer Zunge über Atemnot. Außerdem macht sie sich Sorgen über ihr Aussehen.

»Ich habe das Gefühl, meine Nase ist so dick wie ein Elefantenrüssel«, jammert sie. »Ich will keinen Besuch, mir geht es einfach nicht gut.«

Florian und mir gelingt es aber dann doch, sie wenigstens ein bißchen aufzuheitern.

Als wir sie verlassen, ist sie schon wieder ganz vergnügt.

Da klopft es. Peter betritt das Zimmer. Da wir uns

von Linda schon verabschiedet haben, winken wir ihm nur zu und wollen zur Tür hinaus.

Da werfe ich einen Blick zurück. Dicke Tränen laufen Linda über die Backen. Gewarnt gehe ich zurück.

»Warte draußen auf mich«, bitte ich Florian. Peter begrüßt seine Tochter.

Er macht das leider recht ungeschickt.

»Schaust ja toll aus«, sagt er und lacht.

Linda sagt kein einziges Wort, weint einfach nur weiter. Verwirrt wendet sich Peter an mich.

»Verstehst du das? Hat sie Schmerzen?«

»Es wird besser sein, du gehst zu Florian. Ich werde mit ihr reden.«

Eher erleichtert verläßt der Kindsvater das Krankenzimmer.

Ich setze mich auf Lindas Bett und nehme ihre Hand. Sie weint immer noch.

»Was ist denn? Hat dich der Besuch vom Papi so deprimiert?«

Linda nickt wortlos.

»Es ist doch nett, daß er gleich gekommen ist«, versuche ich um Verständnis für ihn zu werben.

»Mami, ich mag jetzt darüber nicht reden«, sagt sie schließlich. »Wenn ich wieder daheim bin, können wir uns ausführlich unterhalten.«

Ich stehe auf und drücke ihr einen Kuß auf die heiße Stirn.

»Ich rufe dich heute abend noch einmal an.« Ich verabschiede mich von ihr.

Sie hat die Augen geschlossen. Offensichtlich wirkt die Narkose noch nach.

Ich bin schon fast an der Tür, als ich sie murmeln höre: »Bitte sag dem Papi, er soll mich nicht mehr besuchen. Ich will das nicht.«

Draußen werde ich von Mann und Sohn erwartet.

»Was war denn los?« will Peter von mir wissen. Florian bleibt schweigsam.

»Peter, einigen wir uns auf die einfachste Lösung. Sie steht noch unter dem Einfluß der Narkose, und deshalb weint sie«, meine ich kurz angebunden.

»Wieso sagst du das mit der einfachsten Lösung? Was meinst du wirklich?« Peters Ton ist scharf, wie immer, wenn er sich unsicher fühlt.

»Ich will mich hier und heute nicht mit dir über deine Beziehung zu deiner Tochter unterhalten«, gebe ich gereizt zurück. »Und wie ich dich und deinen Terminkalender kenne, hast du jetzt ohnedies keine Zeit für eine ausführlichere Diskussion.«

Stimmt, das hätte er beinahe vergessen. Er hat noch Termine heute. Viele Termine. Nun ja, das war's dann. Vielleicht weint seine Tochter da drinnen eben wegen dieser vielen Termine, die ihren Vater stets von ihr fernhielten, als sie ihn noch gebraucht hätte.

Nach unserer Scheidung hatte es wenig Zeit gegeben, die sie gemeinsam verbrachten. Mit drei Jahren war sie zunächst noch zu klein, um mit ihm zu verreisen, zumal Peter nicht zu der Sorte Vater gehörte, die ihre Babys von Anfang an mitversorgten. Er kannte sich mit kleinen Kindern einfach nicht aus.

Später war Linda nur dann in den Ferien willkommen, wenn er gerade eine Freundin mit einem etwa gleichaltrigen Kind hatte. Dann wurde sie automatisch dieser Ersatzmutter zugeordnet, und er hatte wieder seine Ruhe. So konnte sich wirklich keine Vater-Tochter-Beziehung entwickeln.

Die beiden entfremdeten sich. Es gab keinen samstäglichen Stadtbummel, keine Essenseinladungen, einfach keine Gemeinsamkeiten mehr.

Florian und ich sitzen in einem gemütlichen Lokal in Grünwald und machen uns Sorgen um Linda.

»Der Papi kapiert einfach nicht, was los ist«, meint er. »Eigentlich vermißt die Linda einen Vater. Nur halt den nicht.«

Auch Florian hatte lange Jahre keinen Zugang zu Peter. Obwohl er nur ein paar Ecken von uns wohnt, besucht ihn der Sohn nie. Erst langsam erwachte sein Interesse am Vater. Heute haben sie ein herzliches, doch von seiten des Sohnes manchmal etwas distanziertes Verhältnis zueinander.

»Meinst du, es hat Sinn, wenn ich einmal mit Papi rede?« erkundige ich mich bei Florian. »Er muß sich mehr um die Linda kümmern, sonst hat er sie endgültig verloren.«

Florian rät mir zwar nicht ab, meint aber, meine Bemühungen seien ziemlich sinnlos.

»Er wird nicht begreifen, um was es wirklich geht. Das hat er im Zusammenhang mit uns noch nie.«

Linda erholt sich in den nächsten Tagen prächtig. Ihre Nase ist abgeschwollen, die Augen sind wieder klar. Ich besuche sie mehrmals am Tag und treffe immer häufiger Freundinnen bei ihr an. Das Tief ist überwunden. Am Samstag darf sie nach Hause.

Am Karfreitag will meine Mutter die Enkelin besuchen. Wir gehen erst zum Fischessen und fahren dann zu Linda. Vor der Klinik sehe ich als erstes Manuels Auto. Ich bin verblüfft. Besucht er etwa Linda? Könnte es sein, daß er seinen Frust wieder abgelegt hat und bei meiner Tochter vorsorglich nachfragt, ob ich ihn jetzt endgültig zum Teufel jagen werde?

Als wir Lindas Zimmer betreten, strahlt er mir entgegen.

»Gell, da schaust'«, meint er lachend. »Das hast du

jetzt nicht gedacht, daß ich als reuiger Osterhase am Bett deiner Tochter sitze.«

Meine Mutter läßt sich von Linda alle Einzelheiten ihrer Operation erzählen. Ich setze mich auf die Lehne von Manuels Stuhl. Während er mich umgarnt, fasse ich einen Entschluß.

Ich werde noch seinen Geburtstag mit ihm feiern. Eventuell halte ich auch noch den kommenden Sommer durch. Doch dann werde ich mich von ihm trennen.

Manuel hat keine Ahnung, welche Gedanken da durch meinen Kopf gehen. Ganz im Gegenteil, er registriert begeistert, daß ich gefügig werde unter seinen streichelnden Händen. Ich lächle ihn an. Er zwinkert mir zu.

Die Zeit, die uns noch bleibt, will ich genießen. Doch dann muß mit dieser Affäre Schluß sein, bevor sie sich bis zur Unerträglichkeit abnutzt.

Als wir uns von Linda verabschieden und auch die völlig erschöpfte Großmutter mit uns nehmen, verspricht Manuel meiner Tochter, daß er sie morgen pünktlich vom Krankenhaus abholen wird. Großmutter, Mutter und Kind brechen in ein wieherndes Gelächter aus.

»Manuel, was bitte verstehst du unter pünktlich?« japse ich und bekomme einen vernichtenden Blick zugeschleudert. »Die Klinik macht um zwölf Uhr dicht. Da müssen alle Patienten draußen sein.«

»Ich komme um zehn Uhr«, verkündet er und küßt die Linda auf die immer noch leicht lädierte Nase.

Die Wochen bis zu Manuels Geburtstag im Mai sind kurzweilig und für ihn sogar teilweise arbeitsam. Er läßt keinen Flohmarkt aus, um seine Ware loszuwerden oder um Neues einzukaufen. Ich sitze wieder an der Schreibmaschine und schreibe kleine Geschichten. Wir sind oft im Zillertal, allein oder mit Freunden.

Unsere Nächte sind nach wie vor voller Feuer und Leidenschaft. Manchmal schau ich mir meinen zärtlichen Liebhaber von der Seite an und kann es einfach nicht fassen. Während meine Zuneigung zu ihm zweifellos von Tag zu Tag mehr nachläßt, hat dieses Signal meinen Körper ganz offensichtlich noch nicht erreicht. Ich glühe, sobald er sich mir nähert, und er reagiert ähnlich heftig auf mich. Vielleicht hegt auch er geheime Trennungsabsichten. Wer weiß.

Das Geburtstagsgeschenk für ihn bereitet mir mittlerweile heftige Kopfschmerzen.

»Sag jedem, der fragt, was er mir schenken soll, daß ich mir ein Mountainbike wünsche«, beauftragt er mich eines Tages.

»Und was mach ich, wenn sich keiner an mich wendet?« entgegne ich.

»Dann mach es trotzdem bekannt.«

Die Reaktion seiner Schwabinger Clique auf diese Idee ist klassisch. Jeder findet sie phantastisch, doch keiner rückt einen Pfennig raus.

»Büdi, wie soll ich jemals das Geld für das Rad zusammenbekommen, wenn jeder nur Beifall nickt und keine müde Mark locker macht?« Ich wende mich schließlich an den Partner.

»Das hätte ich dir gleich sagen können«, meint dieser ungerührt. »Wir haben andere Sorgen. Ob Manuel jetzt ein Mountainbike kriegt oder nicht, ist unsere geringste. Glaub mir.«

Da bietet glücklicherweise meine Mutter einen gewissen Lichtblick.

»Was soll ich denn dem Manuel schenken?« will sie von mir wissen.

Ich erzähle ihr die Geschichte von dem Fahrrad, allerdings verschweige ich ihr, daß die Freunde bisher noch nichts beigesteuert haben.

»Ich könnte den Rest aufstocken«, meint die Ahnungslose.

»Wieviel Rest würdest du denn bezahlen?« erkundige ich mich vorsichtig.

»Na, ich habe so an dreihundert Mark gedacht«, meint sie und zeigt sich dabei sehr großzügig.

Wenn nicht noch ein Wunder geschieht, dann bin ich auf jeden Fall mit einem Tausender dabei. Denn eines ist klar: Manuel hat sich bereits ein Rad ausgesucht, und das wird er auch bekommen, schlimmstenfalls eben nur von meiner Mutter und mir.

Es steht in einem Schaufenster in der Nähe der Antiquitätenwerkstatt. Täglich geht er daran vorbei und kontrolliert, ob es noch da ist. Er benimmt sich wie ein kleiner Bub, der von einer Eisenbahn träumt. Drei Tage, bevor wir nach Italien fahren, drücke ich ihm also ein Couvert in die Hand.

»Da ist das Geld für dein Rad drin! Du mußt es selbst kaufen. Ich verstehe zu wenig davon.«

Manuel schaut mich lange an. Dann nimmt er mich in seine Arme und wiegt mich ganz sanft hin und her.

»Ich werde wohl nie mehr wieder einen Menschen finden, der so unheimlich lieb zu mir ist.«

Wie ich zu dem Geld gekommen bin, fragt er wohlweislich nicht. Die Antwort kennt er ohnedies. Schließlich hätte er sich umgekehrt genauso verhalten, wenn man bei ihm für einen seiner Freunde gesammelt hätte.

So sind sie halt, seine chaotischen Schwabinger!

Am Nachmittag desselben Tages liege ich auf dem Balkon, als es an der Tür Sturm läutet. Manuel und Büdi stehen vor dem Gartentor.

»Komm sofort runter!«

Beide Herren sitzen auf neuen Fahrrädern. Manuel hat sein Mountainbike und Büdi bewegt ein elegantes Rennrad.

»Du lieber Himmel, woher hast du denn das?« will ich von ihm wissen.

»Geschäfte und Gegengeschäfte.« Büdi lächelt und dreht kleine Kreise.

Die Kinder haben ihr Spielzeug!

Bis zur Abreise am Dienstag sehe und höre ich von beiden nichts mehr. Sie sind auch nicht im Laden zu erreichen, also wieder einmal verschwunden.

Später erfahre ich, daß sie auf ihren blitzenden Rädern durch ganz Oberbayern gebraust sind.

Linda und ich haben bereits aufgegeben. Aus der Geburtstagsreise nach Umbrien wird wohl nichts werden.

Doch zumindest darin sollen wir uns täuschen. Am Montagabend ruft Manuel bei mir an.

»Morgen um zwölf Uhr sind wir bei euch. Abfahrt ist eine halbe Stunde später. Heute abend klären wir noch, wer alles mitkommt.«

Zu meinem Erstaunen stehen sie am nächsten Tag tatsächlich beim Zwölfuhrläuten vor der Haustür.

Im Laderaum von Manuels Transporter sind die beiden Räder und ein bequemer Ledersessel verstaut, auf dem immer abwechselnd einer von uns Platz nehmen soll. Auf den vorderen Sitz passen nur drei Personen.

Den Ledersessel will Manuel an Susanne verkaufen. Hat sie kein Geld dafür, bekommt sie ihn geschenkt.

Nach einem letzten Bier im ›Rosengarten‹, einer Harlachinger Gartenwirtschaft, starten wir nach Italien, um Manuels 40. Geburtstag gebührend zu feiern.

Wir sind aufgekratzt und fröhlich. Die Sonne strahlt vom Himmel. Es kann einfach nichts schiefgehen!

Sämtliche böse Vorahnungen, die mich in den letzten Wochen beschlichen haben, sind mit einem Mal wie weggewischt. Achim und Sabine werden mit ihren zwei Buben nachkommen, Günter, ein geselliger Autohändler mit Spezialgebiet Oldtimer, hat den Besuch der ganzen Familie samt Hund angekündigt. Gottlieb wird mitmachen. Alle wollen sie feiern und die paar Tage im heißen Italien genießen.

Für mich wird es ein einziger Horrortrip, und auch Linda hegt zeitweilig ernsthafte Fluchtgedanken.

Die Begrüßung durch Klaus und Susanne, samt Kindern und Tieren, fällt wie immer herzlich aus. Vor allem Nena und Hannes sind froh, daß Linda dabei ist. Eine liebevolle und geduldige Spielgefährtin ist ihnen sicher.

Klara, Büdis Ex-Frau, die schon vor einer Woche mit dem Zug angereist war, bekommt den Mund nicht auf, als sie mich sieht. Ich verstehe ihre Kälte nicht. Gut, Freundinnen waren wir nie, aber diese Distanzierung verblüfft mich dann doch. Obwohl geschieden, ist sie nach wie vor mit Büdi verbandelt. Andere Frauen in seiner Nähe kann sie auf den Tod nicht ausstehen.

Susanne, die mir beim Auspacken Gesellschaft leistet, klärt mich über die Hintergründe auf. Klara hat am Vortag einen ihrer Saufabende hinter sich gebracht. Bei diesen Gelegenheiten verdammt sie jeden und jedes. Diesmal war Manuels Beziehung zu mir an der Reihe. Sie findet, ich sei zu alt für ihn, glaubt, daß er hinter meinem Geld her ist, und überhaupt hätte eine wohlsituierte Harlachingerin nichts in Schwabinger Kreisen zu suchen.

Da man ihr Kontra gegeben und unser Verhältnis verteidigt hatte, beschloß sie, mich zunächst einmal zu schneiden. Ein buntes Wolltuch, das ich Susanne mitbrachte, ärgert sie zusätzlich. Zwar gibt sie zu, daß es

Susanne sehr gut steht, trotzdem hält sie es für übertrieben, solche Geschenke zu machen. Zwei Tage später ist es verschwunden, dafür geht auf der Toilette im Haupthaus nichts mehr. Sie ist hoffnungslos verstopft. Nena gerät in Verdacht, ihre schmutzigen Jeans hineingeworfen und runtergespült zu haben.

Obwohl sie sich mit blitzenden Augen gegen diesen Verdacht wehrt, glaubt keiner an ihre Unschuld. Nena kann eine kleine Hexe sein, das weiß jeder. Vor allem Gottlieb glaubt das zu wissen. Wann immer in Umbrien etwas nicht klappt, schiebt er es dem kleinen Mädchen in die Schuhe. Nena haßt ihn inzwischen. Auch Susanne und Klaus sind nicht besonders gut auf ihn zu sprechen. Doch Gottlieb macht das nichts aus. Er ist ständig betrunken und für Stimmungen unempfänglich.

Nena ist todunglücklich. Wann immer Klaus und Susanne ins Bad gehen und das Wasser in der Toilette nach oben quillt, wird sie angebrüllt. Schließlich baut Klaus die Schüssel ab und stochert in dem verstopften Abfluß herum. Es kommt ein undefinierbarer Stoffetzen zum Vorschein. Wütend schleudert er ihn in einen Eimer und rät seiner heulenden Tochter, jetzt nur ja nicht in seine Nähe zu kommen.

»Sonst kracht's, hast du verstanden.«

Am Abend gehe ich mit Nena auf dem Grundstück spazieren. Als wir in den Stall zu den Schafen wollen, stolpere ich über den Eimer. Ich betrachte den Inhalt näher, Nein, Jeans können das nicht sein. Es ist das Tuch, das ich Susanne mitgebracht habe.

»Nena, sag mal, warst du eifersüchtig auf das Geschenk für die Mama?« frage ich das kleine Mädchen, das meine Hand sofort losläßt.

»Nein«, widerspricht sie, »ich kenne das Tuch doch gar nicht.«

Stimmt, sie war mit Manuel und Büdi am Auto, als ich es Susanne um die Schultern legte, und sie es schnell wieder abnahm. Es war ihr zu warm.

»Hast du das Ding wirklich nicht ins Klo gestopft, um uns zu ärgern?« will ich noch einmal wissen.

»Du bist blöd, Ingrid«, sagt Nena und geht ins Haus.

Nach einem heißen Tag schlägt das Wetter um. Es wird kalt. Büdi, Klara und der Dackel Lilly wohnen in dem Apartment hinter uns. Es ist geräumiger als unseres. Außerdem liegt es etwa abseits. Zu viert teilen wir uns ein winziges Bad. Wenn man die Dusche bnützt, schwimmt der ganze Boden. Da Klara als erste eingezogen war, hat sie sämtliche Regale mit ihrem Kosmetikartikeln belegt. Es dauert etwas, bis sie auch uns Platz macht.

Linda wohnt, bis die anderen kommen, im unteren Apartment und hat glücklicherweise ihre Ruhe. Sie bekommt auch nicht mit, daß sich Klara gleich an unserem ersten Abend erneut vollaufen läßt, um Büdi, ihren Ex-Mann, fertigzumachen.

Manuel und ich halten uns zurück. Susanne und Klaus schmunzeln in sich hinein. Man sieht ihnen an, daß sie froh sind, dem versoffenen Schwabing entronnen zu sein und in Umbrien ein neues, etwas weniger aufregendes Zuhause gefunden zu haben. Klara keift, Büdi schweigt, und ich gehe ins Bett.

Wenig später kommt Manuel. Auch er hat genug.

»Bist in einen sauberen Sauhaufen hineingeraten«, versucht er mich aufzuheitern. Doch es gelingt ihm nicht. Wir wollen auch nicht miteinander schlafen. Hilflos kuschle ich mich in seine Arme, möchte eigentlich nur beschützt werden.

»Lilly, Lilly, wo ist meine Lilly, ich will meine Lilly wiederhaben.«

Klara steht vor dem Haus und schreit nach ihrem

Dackel. Das Tier hat feine Antennen. Immer, wenn das Frauchen zu viel getrunken hat, versteckt es sich.

Nachdem sich Lilly nicht rührt, ist jetzt Büdi dran.

Im gleichen Ton und derselben Lautstärke wird nach ihm gerufen.

»Ich will meinen Büdi haben«, klingt es durch die umbriakische Nacht. Plötzlich steht sie in unserem Zimmer und will durch den Kleiderschrank, den sie für eine Verbindungstür hält, in ihr Apartment gehen. Manuel, der ganz bestimmt auch aufgewacht ist, stellt sich tot. Ich stehe schließlich auf und führe sie am Bad vorbei in ihre Richtung. Büdi macht uns die Türe auf und nimmt die völlig betrunkene Klara entgegen.

Es dauert, bis da drüben endlich Ruhe ist. Ich bin in Manuels Arm zurückgekrochen und schluchze in den dichten Pelz auf seiner Brust.

»Wenn du's nicht ertragen kannst, fahren wir heim«, flüstert er und ist wieder eingeschlafen.

Der Regen hält auch am nächsten Tag an. Es ist eiskalt. Manuel und Büdi fahren nach Chiusi, um einiges für das Geburtstagsessen zu besorgen. Wir brauchen Käse und Brot. Den Wein kaufen wir bei Klaus. Linda und ich sind bei Susanne im Wohnzimmer. Klaus ist bei den Tieren. Hannes und Nena spielen mit uns. Mit einem Mal ist es ganz friedlich.

»Es ist halt der Suff, der sie alle kaputtmacht«, meint Susanne und schenkt sich ein Dunkles ein. Wer immer von München nach Umbrien kommt, muß zwei Geschenke mitbringen: König-Ludwig-Dunkles und Pfisterbrot. Diese beiden Spezialitäten wurden im Laufe der Jahre praktisch zu unabdingbaren Passierscheinen.

Am Abend vor Manuels Geburtstag hellt sich der Himmel etwas auf. Laut Wetterbericht soll es sogar schöner werden. Eine Lagebesprechung ist notwendig. Die Münchner werden alle im Laufe des Tages eintreffen und müssen sich auf die beiden noch leerstehenden Apartments, den Wohnwagen und ein Zelt verteilen. Linda zieht zu Nena ins Zimmer. Umberto und seine Freunde haben sich für acht Uhr angesagt. Der Grill wird von der nahegelegenen Pizzeria geliefert.

Um fünf in der Früh soll das Kitzlein geschlachtet werden.

»Manuel, du mußt mir dabei helfen«, verkündet Klaus. Manuel schluckt etwas, widerspricht aber nicht. Ich dafür um so heftiger.

»Klaus, tu uns das nicht an«, bettle ich. »Kauf eins auf dem Markt und wir bezahlen es.«

Auch Linda stimmt mit ein.

»Bitte, schlachte keins von den Tieren«, fleht sie.

Doch Klaus bleibt unerbittlich.

»Na hör mal, das Schlachten gehört doch zum Bauern«, meint er, »stellt euch doch bloß nicht so an!«

»Manuel, das eine sag ich dir, wenn du danach noch einmal zu mir ins Bett willst, werfe ich dich raus. Darauf kannst du dich verlassen. Ich will keinen Metzger im Bett!«

Ein warnender Blick von Klaus läßt mich zwar verstummen, ändert aber nichts an meinem Ekel, den ich für ihn und Manuel momentan empfinde.

Als er am Morgen an unsere Zimmertür klopft, vergrabe ich mich unter der Bettdecke und lege zusätzlich noch Manuels Kissen und seine Decken auf mich.

Trotzdem höre ich das Schreien des Tieres. Wenigstens bilde ich mir das ein.

Als Manuel zurückkommt, ist er schneeweiß im Gesicht. Wortlos rücke ich auf die Seite und lasse es zu, daß er sich neben mich legt.

»Scheiße«, murmelt er und versucht, wieder einzuschlafen.

Als ich ins Bad gehe und vergesse, die Tür hinter mir abzuschließen, steht plötzlich Klara im Raum.

»Ich muß etwas loswerden«, sagt sie, »sonst kann ich heute den Geburtstag nicht mitfeiern.«

»Was mußt du loswerden?« frage ich ziemlich uninteressiert.

»Ich habe das Tuch ins Klo gestopft, nicht die Nena.«

Ich fahre herum. Um ein Haar hätte ich ihr eine Ohrfeige verpaßt.

»Du warst das! Du hast seelenruhig mitangehört, wie jeder über die Nena hergefallen ist. Du konntest ertragen, daß sich das Mädchen immer wieder verteidigte und ihm keiner glaubte. Klara, du bist ein Ungeheuer.«

»Nein, das bin ich nicht«, erwidert sie. »Ich war eifersüchtig auf dich. Alle mögen dich. Dann bringst du der Susanne auch noch so ein schönes Tuch mit und mir überhaupt nichts. Das konnte ich nicht ertragen.«

»Weiß Susanne eigentlich Bescheid?« frage ich mit schwacher Stimme.

»Ja.«

»Und was meint sie dazu?«

»Sie nimmt das Ganze nicht so tragisch. Ist halt mal wieder so eine Suffgeschichte, hat sie gemeint.«

»Und was ist mit Nena?« will ich wissen. »Hast du ihr auch gesagt, daß du das warst und daß man ihr Unrecht getan hat?«

»Nein, bisher noch nicht.«

»Das wirst du tun, Klara«, fordere ich von ihr.

Für mich ist das Gespräch beendet. Zweimal drehe ich den Schlüssel im Schloß herum, als sie das Bad verläßt.

Als ich mit Manuel, dem ich von all dem nichts erzählt habe, zum allgemeinen Frühstück auf die Terrasse komme, springt uns Nena entgegen.

»Stellt euch vor, die Klara hat das Tuch von der Mama ins Klo geworfen. Ich war's nicht.«

Manuel schaut verständnislos, Büdi kippt einen Campari, und Klara steht auf, um Manuel einen Kaffee zu holen. Nena will mit uns frühstücken und auf Manuels Schoß sitzen. Soll sie!

Linda nimmt mich auf die Seite: »Mama, kann das sein, daß die Klara spinnt?« fragt sie mich.

»Kann schon sein«, antworte ich und ziehe die Schultern nach oben. Was soll ich auch dazu sagen. Der Geburtstag beginnt mir immer weniger zu gefallen.

Über Lindas Geschenk, den Stier aus Gips, gerät Manuel völlig aus dem Häuschen. Er zeigt ihn jedem. Seine Freude ist echt.

Nach dem Frühstück schwingt er sich auf sein Rad. Er will gemeinsam mit Büdi die Gegend unsicher machen.

»Bleibt bloß nicht irgendwo hängen!« ruft ihnen Klaus noch nach. »Schließlich habt ihr heut Abend noch einiges vor!«

Das Lachen der beiden hallt noch lange nach. Zumindest in meinem Kopf dröhnt es.

Nach und nach treffen sie ein, die Münchner Freunde. Je mehr es werden, desto schlechter wird meine Laune. In München konnte ich immer verschwinden, wenn mir das Chaos zu groß wurde, hier bin ich festgenagelt. Weder Lindas noch Susannes Anwesenheit wirken besonders beruhigend auf mich. Um nicht vollends in Panik zu geraten, gehe ich Klara aus dem Weg.

Auch sie scheint an einem Zusammentreffen mit mir nicht interessiert zu sein. Sie hat sich mit Lilly an den kleinen See zurückgezogen und liest.

Irgendwann am Nachmittag kehren Manuel und Büdi

wieder zurück. Sie haben unterwegs kräftig vorgefeiert. Man merkt es ihnen an.

Eigentlich wollen beide so schnell wie möglich in ihren Betten verschwinden, um sich für den Abend fitzuschlafen, doch dagegen hat Susanne einiges einzuwenden.

»Du glaubst doch nicht, daß ich alles allein vorbereite«, wendet sie sich an Manuel. »Schließlich ist das dein Fest. Jetzt richten wir erst die Tische und das Buffet her, dann könnt ihr meinetwegen verschwinden.«

Manuel brummelt zwar etwas, doch gegen seine energische Ex-Schwägerin hat er wenig Chancen.

Klaus installiert den Grill, Linda und Susanne spülen Teller und Gläser, ich dekoriere die Platten. Mir sind die einsetzenden Turbulenzen gerade recht. Sie hindern mich am Denken. Die Depressionen, die mich schon den ganzen Tag quälen, lassen nicht nach.

Aus dem Apartment, das Achim mit seiner Familie bezogen hat, dringen Wortfetzen, die auf einen sich anbahnenden Ehekrach hinweisen. Sabine, Achims junge Ehefrau, die sich gemeinsam mit ihren beiden Buben sehr auf diesen Kurzurblaub in Italien gefreut hat, befürchtet, daß ihr Mann in den nächsten Tagen mit Manuel und seinen Freunden im Alkohol ertrinkt.

»Ich fahre mit dem nächsten Zug nach München zurück, wenn du nur einmal rauschig bist«, droht die gestreßte Ehefrau.

Achim schwört tausend Eide, daß er sich von den Flaschen fernhalten und ausschließlich für seine Familie da sein wird.

Er meint das sicher ernst. Doch es wird nicht klappen.

Plötzlich steigen mir Tränen in die Augen.

Als ich mit meiner Arbeit fertig bin und sich Manuel

und Büdi endgültig zurückgezogen haben, rufe ich nach Erika und Soraya. Ich möchte mit den beiden Hunden einen Spaziergang machen. Auch Nelly, eine der Katzen, gesellt sich zu uns. Während die beiden Hunde gemächlich neben mir hertrotten, erfindet sie ein Spiel, das wir in diesen Tagen noch oft spielen werden.

Laut maunzend läuft sie vor uns her und verschwindet plötzlich im Gebüsch. Dort bleibt sie wie angewurzelt stehen und gibt keinen Ton mehr von sich. Ihre Augen sind wie gebannt auf mich gerichtet. Sie duckt sich, schlägt mit ihrem Schwanz.

Ich will weitergehen. Da miaut sie laut. Ich drehe mich nach ihr um. Sie preßt sich ins Gras, belauert mich. Jetzt begreife ich langsam: Nelly will von mir gesucht werden. Ich tue ihr den Gefallen und rufe laut nach ihr. Ein bißchen wartet sie noch, dann antwortet sie. Jetzt muß ich sie entdecken. Als ich mich bücke, um sie zu streicheln, schnurrt sie laut. Dann läuft sie wieder davon bis zum nächsten Gebüsch. Das Spiel beginnt aufs neue.

Soraya und Erika müssen uns langsam für total verrückt halten. Jedesmal, wenn ich mich auf sie Suche nach der Katze mache, setzen sie sich hin und warten geduldig, bis ich sie finde und wir uns herzlich begrüßt haben.

Mich baut dieser Spaziergang wieder auf. Als ich nach einer Stunde zurückkehre, bin ich in Hochform. Die Gäste können kommen. Klara soll mich angiften, der Schwabinger Haufen kann sich meinetwegen betrinken. Mir wird's nichts ausmachen.

Susanne hat Manuel einen kleinen Kuchen gebacken und mit Kerzen besteckt. Als das Geburtstagskind endlich frisch und ausgeschlafen auftaucht, um sich feiern zu lassen, ist sie für einen Moment sprachlos. Manuel hat sich umgezogen. Er trägt eine schwarze Hose, ein weißes Hemd und eine schwarze Weste aus dem Nachlaß seines Vaters.

»Du lieber Himmel, er sieht aus wie sein Vater«, murmelt sie, und ich weiß nicht, ob sie diese Vision entsetzt oder erfreut.

»Ich habe meinen Schwiegervater geliebt«, erzählt sie mir. Allerdings brach der Kontakt ab, als sie sich von Ringo scheiden ließ.

»Keine gute Frau verläßt meinen Sohn«, war seine Ansicht, »tut sie es doch, dann ist sie für mich keine gute Frau.«

Manuels Geburtstagsfeier in dieser eiskalten, aber sternenklaren italienischen Nacht wird ein rauschendes-rauschiges Fest. Die Italiener aus der Umgebung sind mit Kind und Kegel gekommen, haben hektoliterweise Wein und tonnenweise Salami, Schinken und Käse mitgebracht.

Die begehrtesten Sitzplätze sind in der Nähe des riesigen Grills, auf dem das Zicklein brutzelt. Achim hat seinen Vorsatz leider vergessen. Weinselig lehnt er an der Hauswand und findet den Abend einfach toll. Sabine und die Buben sind weniger begeistert. Sie halten sich von ihm fern. Nur ab und zu kreuzen sich ihre Blicke, und dann weiß man nicht, wer mehr Funken versprüht, der Grill oder die Familie Weber.

Ich meide die Schwabinger und sitze eigentlich die meiste Zeit bei den Italienern. Linda spielt mit den Kindern, Manuel versucht, seiner Gitarre Wohlklingendes zu entlocken. Zunächst hat er noch Probleme, doch er steigert sich. Er sitzt im Dunkeln, nur eine Kerze flakkert vor ihm. Wieder erinnert er mich an einen Faun.

Ich merke, wie er mich aus den Augenwinkeln beobachtet. Ihm mißfällt ganz offensichtlich meine Zurückhaltung seinen Freunden gegenüber. Außerdem haßt er es, wenn ich in seiner Anwesenheit mit anderen flirte. Und das tue ich ganz ausgiebig. Feurige Italiener gibt es hier genug, warum sollte ich mich um betrunkene Münchner kümmern?

Meine Sehnsucht nach Enrico, den ich schon so lange nicht mehr gesehen habe, wächst. Einen kurzen Moment erwäge ich, ihn in Florenz anzurufen. Doch diesen Gedanken verwerfe ich sehr schnell wieder. Was soll ich ihm sagen? Als ich aufstehe, um mich am Feuer zu wärmen, stoße ich auf Linda, die auf einem Stein sitzt und nachdenklich in die Glut schaut.

»Mami, wann fahren wir eigentlich wieder nach München zurück?« will sie von mir wissen.

»Ich habe keine Ahnung, aber wahrscheinlich am Wochenende«, antworte ich ihr. »Gefällt es dir nicht?«

»Doch schon. Aber langsam gehen mir die Leute auf den Geist.«

Mir auch, liebe Linda, mir auch.

Fast gleichzeitig gehen wir ins Bett. Sie schleicht in Nenas Zimmer, um das Kind nicht zu wecken. Ich mache kein Licht an, damit niemand meinen Rückzug bemerkt.

Am nächsten Morgen werde ich durch lautes Gelächter geweckt. Günter, Manuels Freund vom Ammersee, ist samt Familie eingetroffen. Sie mußten in der Nacht fahren, haben also die Geburtstagsfeier verpaßt. Gerade sind sie dabei, ein Faß Bier anzuzapfen.

Ich drehe mich auf die andere Seite und ziehe die Bettdecke über den Kopf. Es wird das Beste sein, ich stelle mich zunächst einmal tot. Doch die Chancen, wieder einzuschlafen, sind denkbar gering. Manuel, der offenbar durchgemacht hat, kommt ins Zimmer und setzt sich aufs Bett.

»Schatzi, der Günter ist da. Er will mit dir anstoßen!«

»Manuel, ich kann doch nicht schon zum Frühstück Bier trinken«, stöhne ich. »Dir täte im übrigen ein Kaffee auch ganz gut.«

Um seiner Alkoholfahne zu entgehen, rolle ich mich auf die andere Bettseite. Doch er holt mich zurück und ist mit einem Mal sehr ernst und sehr nüchtern.

»Magst du mich eigentlich noch?« will er wissen.

»Manuel, ich ertrage jetzt keine Diskussionen«, wehre ich ab.

»Scheißgeburtstag«, schimpft er und verläßt das Zimmer.

Ich werde mit ihm reden müssen. Sehr bald. Spätestens, wenn wir zurück sind in München.

Doch dort verläßt mich zunächst einmal aller Mut. Manuel hat einen seelischen Kater, ist ganz unten. Der Geburtstag in Umbrien hat ihm offenbar auch nicht sonderlich gefallen. Es wurde dort einfach zu viel getrunken und folglich zu viel gestritten.

Er ist vierzig Jahre alt geworden und lebt eigentlich von der Hand in den Mund. Gut, er lebt nicht schlecht so. Immer wieder hat er genug Geld, um sein Leben so angenehm wie möglich zu gestalten, aber Unvorhergesehenes darf nicht geschehen, sonst stürzt das Kartenhaus ein. Er darf nicht krank werden, das Auto darf nicht kaputtgehen, das Zimmer darf ihm nicht gekündigt werden, Alisi und Berta dürfen die Pacht für das Hütterl nicht erhöhen. Sonst ist alles aus. Außerdem fühlt er ganz genau, daß wir nicht mehr sehr lange zusammenbleiben werden.

Doch er ist ein Weltmeister im Verdrängen. Obwohl er weiß, daß eine Aussprache notwendig wäre, weicht er mir immer wieder aus. Und ich bin auch nicht sehr viel besser.

So kommt mir eine Einladung nach Neapel sehr gelegen.

Pino, der Italiener, hat sie ausgesprochen. Er ist ein Freund von Schierecks Eltern, arbeitet in der Münchner Universitäts-Verwaltung. Dort hat ihn Anneliese, Schierecks Mutter, kennengelernt. Er ist seit über zehn Jahren in München, hat seine Familie in San Alpin, einem kleinen Vorort Neapels, zurückgelassen, um in Deutschland Geld zu verdienen.

Regelmäßig fuhr er heim, doch dort wurde er immer fremder. Um die Ehe zu retten, bat er seine Frau, ihm nach Deutschland zu folgen. Doch sie lehnte ab.

Pino kam immer seltener nach Hause, überwies seiner Familie aber viel Geld, nahm sich hier Freundinnen. Der feurige Neapolitaner, den sein Temperament in der Heimat zum Mittelpunkt so mancher Prügeleien gemacht hatte, wurde zum angepaßten Deutschen mit Wollkrawatten, Hausschuhen und gebremster Lebensart.

Als ich ihm begegne, erzähle ich ihm von meiner Liebe zu seinem Land. Ich mache ihm auch eindeutig klar, daß es mir absolut unbegreiflich ist, wie man sich als Italiener in Deutschland für immer niederlassen kann.

»Ich mag die Ordnung hier. Mir gefällt es, wenn alles klappt.«

Ich kann ihn nur verständnislos anschauen.

Als ich ihn und die Schierecks schließlich zu mir einlade, ist sein Blick sorgenvoll.

Nach dem zweiten Bier erfahren wir auch, warum.

»Ingrid, deine Wohnung muß renoviert werden«, stellt er fest. »Du hast doch einen Freund. Warum hilft er dir nicht?«

»Moment mal, Pino«, brause ich auf, »wieso muß

meine Wohnung renoviert werden. Ich bin zufrieden damit.«

Mit strenger Miene zeigt er auf dunkle Ecken im Wohnzimmer, wo sich der Zigarettenrauch an der Tapete niedergeschlagen hat, auf Risse im Türlack, auf abgeschlagene Kanten an der Wand.

Innerhalb einer knappen halben Stunde hat er meine Wohnung, in der wir uns alle sehr wohl fühlen, niedergemacht. Ich sage gar nichts mehr, denn meinen Einwand, daß ich auf Perfektionismus nicht den geringsten Wert lege, wischt er sowieso achtlos beiseite.

»Du bist für mich kein Italiener«, schnaube ich schließlich verächtlich. »Du bist ein Putzteufel!«

Pino lacht mit strahlend weißen Zähnen und sieht sehr zufrieden aus. Er hat mir nämlich ein Versprechen entlockt: Wenn ich jemals daran denke, meine Wohnung umzumodeln, werde ich mich an ihn wenden. Diese Zusage reicht ihm. Er ist der irrigen Ansicht, daß er damit Manuel ausgetrickst hat. Der ist ihm nämlich ein Dorn im Auge. Das hat man schon gemerkt, als er ihm das erste Mal im Biergarten begegnete.

Nun also hat er uns zur Hochzeit seiner Tochter nach San Alpin eingeladen. Schierecks Eltern, seine Schwester Angela und ihr Freund Didi werden mit dem Auto fahren. Schiereck, Florian und ich wollen fliegen. Insgesamt soll dieser Ausflug nach Neapel eine knappe Woche dauern. Linda muß wegen der Schule zu Hause bleiben. Sie ist beleidigt.

Als Manuel von unseren Reiseplänen hört, wird er zynisch. »Aha, der Neapolitaner will dich in seine Kiste locken.« Er lächelt mich an, aber seine Augen bleiben dabei ernst, die Lippen, sofern man sie unter seinem Bart entdeckt, sind schmal.

»Red keinen Quatsch«, widerspreche ich. »Der Mann

ist umgeben von seiner Familie. Der hat andere Sorgen.«

»Er probiert es auf jeden Fall. Ich habe gesehen, wie der dich anschaut.«

»Manuel, du brauchst keine Angst zu haben, ich werde dem Pino nicht erliegen. Der ist mir zu kleinkariert.«

Bei glühender Hitze kommen wir in Neapel an und werden von Pino samt Sippe begeistert begrüßt. Besonders ich werde mehr hofiert, als mir lieb ist. Die Journalistin aus Deutschland ist etwas ganz Besonderes. Ein Buch hat sie auch schon geschrieben. Bravo!

Mir gehen diese Huldigungen sofort auf die Nerven.

»Pino, tu mir einen Gefallen und laß die Lobhudeleien, sonst werde ich stocksauer«, bitte ich ihn auf der Fahrt nach San Alpin. »Ich mag das nicht!«

Enttäuschung macht sich breit, als Florian und ich darauf bestehen, nicht privat, sondern im Hotel untergebracht zu werden. Auch Schierecks Eltern wollen aus seinem Haus ausziehen und mit uns in ein Hotel wechseln.

»Ihr habt soviel um die Ohren. Da könnt ihr doch nicht auch noch einen Haufen Hausgäste brauchen«, versucht Anneliese unseren Entschluß zu begründen.

Doch Pino bleibt verständnislos, fügt sich aber schließlich. Zu fünft beziehen wir das ›Cappuccetto Rosso‹, das ›Rotkäppchen‹, ein Hotel mit dem miserabelsten Service, den ich je in meinem Leben erfahren habe.

Pro Kopf steht uns nur ein Handtuch zu, egal, wie oft wir duschen. Und das tun wir ausgiebig, da es unerträglich heiß ist und jede Bewegung Schweißausbrüche zur Folge hat.

Das Frühstück stellt sich als eine Sensation heraus. Am Abend vorher muß es bestellt werden, mit genauer Zeitangabe. Darauf besteht die Direktion. Warum, konnte ich nicht ergründen.

Pino wird uns um acht Uhr in der Früh abholen, also müssen wir eine halbe Stunde vorher am Tisch sitzen.

Dieses teile ich dem Sohn des Hauses mit, einem etwa 14jährigen Knaben. Seine Mutter sei in Neapel. Er werde uns bedienen, meint er.

Am nächsten Morgen sind wir pünktlich zur Stelle. Nichts rührt sich. Schließlich mache ich mich auf die Suche nach einer Bedienung. Das Haus ist wie ausgestorben, wenn man davon absieht, daß mitten im Treppenhaus eine Hundemutter mit ihren sechs Welpen wohnt. Als sie mich sieht, fängt sie an zu knurren. Ihre Babys quietschen vor Angst.

Im Speiseraum stolpere ich fast über einige Kotelettknochen. Auf ein menschliches Wesen stoße ich hingegen noch immer nicht.

Schließlich stehe ich vor einer Tür mit einem großen Schild ›Privato‹. Ich klopfe dezent, dann immer lauter dagegen. Schlurfende Schritte. Die Tür wird geöffnet. Der Sohn des Hauses steht vor mir. Er ist gerade dabei, den Reißverschluß an seinen Jeans zu schließen.

»Dov'è la nostra prima colazione?« frage ich ihn.

»Vengo subito«, teilt er mit. Er kommt also sofort.

Das tut er tatsächlich. Was er allerdings auf dem Tablett anbringt, ist ungeheuerlich. In vier hochstieligen Weingläsern schwabbelt eine helle Brühe. Es ist unser Tee. Aus einem breitkelchigen Glas riecht es nach Kaffee. Florian probiert ihn vorsichtig und disponiert sofort auf Tee um.

»Scusi, signore, thè non c'è.« Tee ist also nicht da.

Ich will Florian gerade mein Glas abtreten, da besinnt

sich der Juniorchef eines Besseren. Er will sehen, ob er vielleicht doch noch einen Beutel findet, irgendwo.

Ich bin ganz sicher: Er wird im Abfall wühlen und mit dem Teebeutel, aus dem er bereits vier Gläser gewonnen hat, noch eine fünfte Portion zaubern.

Beilagen sind kleine, weiche Teigstücke. Butter gibt es keine, Käse und Wurst schon gar nicht, dafür einen dünnflüssigen Obstsaft, der hier sicher unter der Rubrik Marmelade geführt wird.

Das ist alles so ungeheuer scheußlich, daß wir, statt zu schimpfen, in Gelächter ausbrechen.

Pino, der hupend vor dem Hoteleingang steht, deutet unsere Fröhlichkeit völlig falsch. Er hält uns für zufrieden. Wir lassen ihn in dem Glauben. Uns stört dieses Chaos eigentlich auch nicht sonderlich. Alles, was wir hier erleben, ist neu für uns und gefällt uns ganz außerordentlich. Warum sollten wir uns über ein verschlamptes Hotel ärgern?

Auf Umwegen, die an örtlichen Sehenswürdigkeiten vorbeiführen, bringt uns Pino nach San Alpin. Dort wird uns die restliche Familie präsentiert. Die Sippe ist überaus liebenswürdig, plappert dauernd auf uns ein und ist angenehm überrascht, daß wenigstens die vielgepriesene *giornalista* und *scrittrice* so ziemlich alles versteht und für die anderen dolmetscht. Rosanna, die Braut, ist schweigsam, ebenso ihre Mutter, eine kleine dicke Frau, die allem und jedem, das aus Deutschland kommt, mit großem Mißtrauen begegnet. Das ist verständlich, schließlich hat sie ihren Mann an dieses Land verloren. Sie weiß, daß er nicht mehr zurückkehren wird, und sie weiß auch, daß er in München seine Freundinnen hat.

Mag sein, er vergißt dort, daß er eigentlich der Padrone einer großen Familie ist – hier in Italien kümmert er sich rührend um alles. Er hat Rosanna und Diamante, seinem zukünftigen Schwiegersohn, ein Haus gebaut und vollständig eingerichtet.

Die Hochzeit wurde von ihm strategisch geplant. Sogar ein Friseurbesuch für alle ist vorgesehen. Der *parrucchiere*, drei Häuser entfernt, hat einen ganzen Tag für Pino und seine Gäste reserviert. Sie alle fügen sich dem Tagesbefehl, nur Florian und ich streiken. Schierecks Anblick war uns Warnung genug. Mit dichten Lokken war er aus München angereist, jetzt sieht er aus wie ein frischgeschorenes Schaf. Rudi, seinem Vater, wurde eine Elvis-Presley-Locke onduliert und Annelieses Haare sind drei Meter hoch toupiert. Plötzlich einsetzende Windstöße tragen die Frisur nach oben. Bei Flaute senkt sie sich wieder abwärts. Schrecklich!

Die Stimmung in dem winzigen Salon ist hervorragend. Aus der Menge der weintrinkenden Zuschauer löst sich jeweils ein Opfer, verbeugt sich vor seinem Publikum und begibt sich unters Messer. Florian und ich, die Spielverderber, werden zunächst mit Verachtung gestraft. Doch damit können wir gut leben. Mit kahlen Köpfen oder aufgetürmten Frisuren hingegen schon schlechter.

Pino kommt aus der Kirche zurück und schaut schnell nach dem rechten. Er gebärdet sich so, als müsse er sich wirklich um alles kümmern. Daß manche Dinge auch ohne sein Zutun von ganz allein laufen würden, hält er für ausgeschlossen. In der Kirche hat es großen Ärger gegeben. Ein Freund wollte den Blumenschmuck übernehmen. Kostenlos. Der Pfarrer wußte von dieser Abmachung nichts und bestellte seinerseits einen Floristen.

Beide Dekorateure trafen aufeinander und beschimpften sich gegenseitig. Prügel waren fällig, da keiner zurückstecken wollte. Pino kam dazu und prügelte mit. Hochwürden hätte sich besser nicht einmischen sollen. Von Pino bekam er versehentlich einen Kinnhaken verpaßt, der ihn für einige Zeit außer Gefecht setzte. Pinos rechte Hand ist bereits angeschwollen, als er uns diese Geschichte erzählt. Die Ehefrau bricht daraufhin sofort in Tränen aus und fürchtet, daß der empörte Pfarrer die Trauung absagen wird. Pino ist da zuversichtlicher.

»Das traut er sich nicht«, meint er selbstbewußt.

Und er hat recht. Er ist hier im Ort die absolute persona gratissima. Er lebt in Deutschland, kommt immer mit den neuesten Autos nach San Alpin und schickt seiner Frau viel Geld. Das schafft Ansehen in einem Landstrich, in dem die Menschen bettelarm sind.

Ich kann es zwar nicht beweisen, aber irgendwie habe ich das Gefühl, daß sich der angeschlagene Gottesmann am nächsten Tag doch noch für den Kinnhaken gerächt hat. Anders ist es nicht zu erklären, daß die Sängerin, die er für die Trauung engagierte, wahrhaft Fürchterliches vor sich hin schmettert. Sie liegt stimmlich derart daneben, daß wir jedesmal zusammenzucken, wenn ihr Gesang einsetzt. Im musikalischen Italien jemanden zu finden, der überhaupt nicht singen kann, ist schon ein Kunststück.

Den Abend vor der Trauung verbringen wir mit Pino, seinem Bruder und dessen Familie in einer gemütlichen Kneipe. Jetzt ist er ganz Italiener. Er stellt ein Menue zusammen, daß sich die Tische biegen. Die großen Weinkaraffen werden ständig nachgefüllt, und ich bekomme langsam Angst, daß wir am anderen Tag allesamt die Hochzeitsfeierlichkeiten verschlafen werden.

Die Türe geht auf. Rosanna, die junge Braut, gesellt sich zu uns. Unter einem hellgelben Chiffontuch verbirgt sie nur notdürftig ihre Lockenwickler. Sie schaut recht unglücklich aus. Pino scheint das auch zu bemerken. Er zieht sie neben sich auf den Stuhl, will wissen, was ihr fehlt.

Ich glaube, es wäre ihm sehr recht gewesen, wenn sich seine Tochter über Diamante beschwert hätte. Er kann ihn nämlich nicht sonderlich leiden. Erst einmal ist er einen Kopf kleiner als die Braut, und zum zweiten hat er zu wenig Temperament. Findet Pino.

»Ein richtiger Neapolitaner hat Feuer im Hintern. Mein Schwiegersohn wirkt wie ein Schlafsack«, wettert er schon in München. »Wie soll ich von dem Enkel bekommen?«

Warum also ist die Tochter gekommen? Soll die Hochzeit platzen? Rosannas Erscheinen hat ganz andere Gründe. Sie hat versucht, auf diesen Unmengen von Lockenwicklern zu schlafen und dabei kein Auge zugetan. Auch im Sitzen konnte sie sich nicht entspannen.

»Ich werde morgen scheußlich aussehen«, jammert sie.

»Für deinen Mann reicht es«, befindet Pino kurz angebunden und handelt sich für diese Taktlosigkeit von Anneliese und mir rechts und links einen Fußtritt ein.

Rosanna hört ihrem Vater gar nicht zu. Sie hat sich neben Anneliese gesetzt und läßt sich von ihr trösten. Schierecks Mutter ist in Pinos Familie ungemein beliebt. Sie spricht zwar fast kein Italienisch, aber ihre Augen und ihre Gesten sind so liebenswürdig, daß sie jeder einfach gernhaben muß.

Sie ist es auch, die an diesem feuchtfröhlichen Polterabend ohne Bräutigam zum Aufbruch mahnt.

Pino setzt uns vor unserem ›Luxushotel‹ ab. Um sieben Uhr wird er uns abholen. Die Trauung ist erst um zehn, aber er hat zu viel zu tun und ist unabkömmlich.

»Ihr könnt ja durch den Ort gehen«, meint er. »Es wird euch schon etwas einfallen, womit ihr die Zeit totschlagt.«

Und dann sagt er noch etwas: »Bitte zieht euch morgen sehr schön an. In Italien schmückt man sich zu einer Hochzeit. Da läuft man nicht so vergammelt rum wie in München, mit Jeans und so Zeug.«

Wir lachen ihn aus.

Als wir um halb sieben unseren ›Tee‹ trinken, den man offenbar schon am Abend vorher gebrüht hat, so kalt ist er, amüsieren wir uns doch sehr über unser Outfit.

Florian und Schiereck tragen Seidenanzüge, weiße Hemden und nahezu korrekt geknotete Krawatten. Vater Schiereck, mit ondulierter Tolle, sieht aus, als ginge er Reklame für Herrenmode aus Deutschland. Mama Schiereck wirkt in einem nachtblauen Kostüm sehr elegant, nur ich sehe aus, als gehörte ich nicht zu dieser ehrenwerten Gesellschaft. In Anbetracht der Hitze, die auch an diesem Tag zu erwarten war, hatte ich mich für einen hellblauen Seidenanzug im Knitterlook entschieden. Doch mit dem komme ich gerade bis zum Frühstückstisch.

Schiereck protestiert als erster.

»Du kannst doch nicht so zerknautscht zur Hochzeit gehen«, grantelt er los. »Hast du nicht etwas Eleganteres?« Natürlich befindet sich in meinem Reisegepäck ein weitschwingender schwarzer Rock und eine glänzende graue Seidenbluse, nur ich will sie einfach nicht anziehen.

Doch alles Gejammere hilft mir nichts. Ich verkleide mich auf allgemeinen Wunsch als Dame, fluche insgeheim über den hochgeschnittenen Rockbund, der eine Wespentaille simuliert. Heimlich schmuggle ich ein weißes Top in eine Tüte. Wenn die kirchlichen Feierlichkeiten vorbei sind und der gesellige Teil beginnt, werde ich auf irgendeiner Toilette verschwinden und mich umziehen. Das habe ich fest vor.

Als Pino uns abholt, scheint er zufrieden zu sein mit seinen deutschen Freunden.

»Che bella!« ruft er uns entgegen.

»Da kann er höchstens mich meinen«, flüstert mir Schiereck, der respektlose Freund meines Sohnes, ins Ohr. »Dich bestimmt nicht.«

In San Alpin angekommen, sind wir weitgehend uns selber überlassen. Pino taucht zwar immer wieder auf, verschwindet aber sofort, wenn er uns sieht. Familie und Freunde treffen ein. Schließlich kommt auch der Mann mit der Kamera.

In Italien ist es offenbar üblich, daß bei einer Hochzeit jeder Schritt der Brautleute geknipst beziehungsweise gefilmt wird. Wann immer wir in den nächsten Tagen bei einem seiner Familienmitglieder oder bei Freunden eingeladen sind, bekommen wir dicke Alben vorgelegt, in denen ihre Hochzeit minutiös festgehalten ist. Auch das traditionelle Bild ›Brautpaar in vollem Ornat auf dem Brautbett‹ fehlt nirgends. Immer wieder dasselbe Motiv, der gleiche Gesichtsausdruck: die Braut verschämt lächelnd, der Bräutigam ganz Mann in Erwartung höchster ehelicher Genüsse.

Pinos Familie ist weitgehend unsichtbar. Sie hat sich im Wohnzimmer versammelt, damit der Kameramann seinen Film drehen kann.

Plötzlich entdecke ich Pino. Ich traue meinen Augen nicht. Er weint. Ich weiß zunächst nicht so recht, ob ich seine Tränen ignorieren oder zu ihm hingehen und ihn trösten soll. Er sieht so kreuzunglücklich aus. Natürlich gehe ich zu ihm.

»Weißt du, ich bin sehr sentimental«, sagt er zu mir. »Bei einer Hochzeit muß man einfach weinen, schon gar, wenn die einzige Tochter heiratet.«

Ich lächle ihn an und bin froh, daß ihn nichts Ernstes bedrückt.

»Mein lieber Freund, auch in Deutschland wird kräftig geweint, wenn Töchter oder Söhne unter die Haube kommen.«

»Wirklich?« Pino wundert sich. »Das habe ich dort noch nie erlebt.«

Plötzlich packt er mich unter dem Kinn und zwingt mich so, ihm direkt in die Augen zu schauen.

»Wirst du auch weinen, wenn der Florian heiratet?« will er von mir wissen.

»Selbstverständlich«, gebe ich zurück.

Ich verschweige ihm, daß ich in unserem Freundeskreis eine vielbelächelte ›Vorweinerin‹ bin. Wann immer bei uns geheiratet wird, ist auf mich Verlaß. Noch bevor die Mütter vor Rührung vergehen, habe ich längst mein Taschentuch gezückt und weine bittere Tränen. Die Rührseligkeit habe ich von der Großmutter mütterlicherseits geerbt. Sie überprüfte regelmäßig die Todesanzeigen aus ihrer Umgebung und schritt dann zu den angekündigten Begräbnissen. Dort weinte sie so jämmerlich, daß sie oft – auch von den trauernden Familienangehörigen – für eine besonders schmerzhaft betroffene Freundin gehalten und liebevoll getröstet wurde.

»Oma, warum weinst du denn gar so? Du kennst die Leute doch nicht«, habe ich sie oft gefragt.

Ihre Antwort kam prompt: »Das ist alles so feierlich. Da kommen einem halt die Tränen.«

Als ich noch ein Kind war, lächelte ich über meine Großmutter. Heute weiß ich längst, daß ich ihr da sehr ähnlich bin.

Pino hat sich wieder zu seiner Familie gesellt. Endlich wird die Schiebetür zum Wohnzimmer geöffnet, und das Brautpaar macht sich auf den Weg zur Kirche. Obwohl man eigentlich nur ein paar Schritte gehen müßte, hat der Brautvater auf eine festlich geschmückte Limousine bestanden, die das Paar in die Kirche kutschiert.

Eine Weile sieht es so aus, als ob Rosanna auf die Fahrt verzichten muß. Ihr weißer Schleier ist so lang, daß er sich nur mit Mühe in das Auto stopfen läßt. Pino, der neben ihr sitzt, erstickt fast im jungfräulichen Weiß, die Brautmutter ist überhaupt nicht zu sehen. Der hat man den Schleier zum Teil über den Kopf gestülpt.

Vor der Kirche ist ein Menschenauflauf. Vielerlei gibt es zu sehen: ein ungemein aufgeputztes Brautpaar, Pino, den erfolgreichsten und wohlhabendsten Fremdarbeiter aus der gesamten Region, die wunderhübsche blonde Angela, die beiden normannischen Kleiderschränke Florian und Schiereck und Ingrid, die *giornalista*, die ein Buch geschrieben hat, in dem sie bekennt, Italien und speziell einen Italiener über alle Maßen zu lieben.

Wir lächeln nach allen Seiten und versuchen, den besten Eindruck zu machen, um den stolzen Pino nicht zu blamieren.

Als wir die Kirche endlich wieder verlassen dürfen, fliegt uns tonnenweise Reis entgegen. Vor allem Angela, *la bella bionda*, ist eine beliebte Zielscheibe. Didi versucht, sie zu schützen, wird jedoch von den temperamentvollen italienischen Bewunderern höflich, aber unmißverständlich auf die Seite gedrängt.

Wir flüchten vor der Hitze in eine Bar und trinken Mineralwasser, literweise. Langsam beginnt sich der feuchtfröhliche Polterabend zu rächen. Außerdem haben wir Hunger. Nach dem ›fulminanten‹ Frühstück in unserem vergammelten ›Cappuccetto Rosso‹ ist das kein Wunder.

Eines steht jedoch fest: Wir bekommen noch lange nichts zu essen. Pino, ganz ergriffener Brautvater im changierenden Seidenanzug und mit peinlich genau gescheiteltem Haar, gibt das Programm bekannt. Zuerst muß das neue Haus besichtigt werden. Dann begibt sich das Brautpaar zum Fotografen, der nun das offizielle Hochzeitsbild schießen wird. Die Gäste fahren inzwischen nach Neapel, wo in einem renommierten Hotel das Hochzeitsessen stattfinden soll.

Das Eigenheim von Diamante und Rosanna ist noch nicht ganz fertig. Doch das Schlafzimmer kann begutachtet werden. Als unsere Besuchergruppe an der Reihe ist, das Gemach zu betreten, sitzen Diamante und Rosanna bereits auf dem Bett und lächeln, lächeln, lächeln. Der Fotograf knipst und knipst und knipst.

Als wir von anderen Gästen weitergeschoben werden, wittere ich meine Chance. Ich schließe mich in eines der Badezimmer ein, kühle Arme und Beine, befreie mich von der glutheißen Bluse und schlüpfe in mein federleichtes Top. Nichts drückt mehr, den Büstenhalter habe ich auch in die Tüte gestopft.

Mit den leicht irritierten Blicken der weiblichen Hochzeitsgäste werde ich schon fertig werden. Mögen sie schwitzen. Der offizielle Teil ist für mich beendet, jetzt beginnt das Vergnügen. Wir fahren nach Neapel.

Der ›deutschen Kolonie‹ wird in dem festlich geschmückten Restaurant ein guter Platz zugewiesen, in einer ruhigen Ecke, direkt am Fenster. Die Herren werfen ihre durchschwitzten Sakkos in die nächste Ecke, rupfen die Krawatten vom Hals, knöpfen ihre Hemden bis zur Toleranzgrenze auf. Wir warten auf das Brautpaar und lechzen vor allem nach Speis und Trank.

Und das tun wir noch fast zwei Stunden. Die jungen Eheleute verspäten sich. Der Fotograf hat sich derart ins Zeug gelegt, daß er für das offizielle Foto über eine Stunde brauchte. Als sie endlich im Lokal eintreffen und ein hörbares Aufatmen durch den Raum geht, beginnt der nächste Streß: Das Brautpaar nimmt die Hochzeitsgeschenke entgegen und läßt sich dabei mit jedem Geber einzeln ablichten. Es sind über achtzig Gäste geladen.

Natürlich müssen auch wir in voller Hochzeitsmontur antreten. Das heißt im Klartext: Sakkos aufheben, ausstauben, Hemdenknöpfe schließen, Krawatten knüpfen. Was dieser Rückfall in die Feierlichkeiten für mich bedeutet ist klar: Ich verschwinde auf der Toilette und hole eine ganz und gar verknitterte Bluse aus der Tüte. Sie sieht erbärmlich aus.

Unsere Tischgruppe bricht in Lachen aus, als sie mich sieht. Im Knautschlook trete ich dann gemeinsam mit meinem Sohn vor das Brautpaar. Ich halte die Augen schamhaft gesenkt. Florian vermeidet jeden Kontakt mit mir. Kein Zweifel: Mein einziger Sohn verleugnet mich.

Irgendwann einmal ist auch das ausgestanden, und der erste Teller steht vor uns, das erste Glas wird auf das Brautpaar geleert. Eine Orgie nimmt ihren Anfang. Anders kann man das Schlemmeressen wirklich nicht nennen. Nach dem fünften Gang hören wir mit dem Zählen auf, zumal das Hauptgericht noch gar nicht serviert wurde. Auch bei den Weinflaschen, die man an unseren Tisch bringt, verlieren wir sehr schnell den Überblick. Es müssen viele gewesen sein, denn wir werden immer lustiger und Pino, der Kümmerer, wirft bereits besorgte Blicke in unsere Richtung.

Damit sich das Essen erst einmal etwas setzen kann,

eröffnet er den Tanz mit Tochter Rosanna und übergibt sie nach einigen effektvollen Drehungen an den total erschöpften Schwiegersohn. Wie der irgendwann einmal in vielen, vielen Stunden und nach vielen, vielen Gängen die Hochzeitsnacht überstehen will, ist mir rätselhaft. Ich teile meine Überlegungen unserer feuchtfröhlichen Tischrunde mit und ernte lautes Gelächter.

»Wenn ich mir die beiden so anschaue, sehe ich keinen zwingenden Grund, daß die sich überhaupt vermehren sollen«, meint Florian.

Pino hat mich im Visier. Er wandert von Tisch zu Tisch, behält mich aber immer im Auge. Schließlich ist er bei uns angelangt.

»Ingrid, komm tanzen«, fordert er mich auf.

»Pino, das kann ich nicht«, lehne ich ab, »dafür bin ich viel zu unsittlich angezogen.«

Der Italiener lächelt ein breites Erobererlächeln, schaut sehr ungeniert auf meine Brüste und zieht mich in die Höhe.

Drei Tänze lang schwenkt er mich über die Tanzfläche. Dann ordnet er einen Gemeinschaftstanz an und wirft mich ohne Vorwarnung seinem Bruder in die Arme. Der gibt mich nach einiger Zeit an die gesamte männliche Verwandtschaft weiter. Ich klatsche in die Hände, stampfe mit den Füßen auf, drehe mich um die eigene Achse, stütze meine Arme in die Hüften und werde zum Brummkreisel. Irgendwann lande ich an Schierecks breiter Brust. Er hielt sich in Bereitschaft. Schließlich kennt er mich lange genug, um abschätzen zu können, wann ich das Handtuch werfe.

Ich bekomme überhaupt keine Luft mehr, mein Kopf ist knallrot. Ich bin einfach fertig.

Außerdem wird mir langsam schlecht. Der Weg zur Toilette zieht sich. Dort ist es vergleichsweise angenehm kühl. Ein Schritt vor das Haus hat sich als falsch erwiesen. Neapel kocht und dampft.

Nach einer Viertelstunde Verschnaufpause, in der ich mir Wasser über die Handgelenke laufen lasse, bin ich wieder fit. Als ich zurückkehre, sitzt Pino auf meinem Platz. Er ist verzweifelt. Seine Gäste essen zu wenig. Halbvoll gehen die Teller in die Küche zurück.

»Was ist los mit Euch?« will er wissen. »Ich denke, ihr hattet Hunger.«

»Der ist doch längst gestillt«, sage ich, »wir essen seit Stunden.«

»Macht weiter«, befiehlt er mit strenger Miene. »Das Essen ist bereits bezahlt. Ich kann doch mein Geld nicht zum Fenster rauswerfen.«

Um Mitternacht ist das Fest zu Ende. Rosanna und Diamante sind seit einiger Zeit verschwunden.

Wir vermuten, daß sie zu ihrer Hochzeitsreise aufgebrochen sind. Doch da irren wir. Sie haben ein Zimmer im Haus gemietet. Dort werden sie ihre erste gemeinsame Nacht als Ehepaar verbringen.

Doch das sollten wir nicht wissen. Um die Hochzeitsgesellschaft zu täuschen, ziehen sie sich im Zimmer um und kehren ins Restaurant zurück. Rosanna ist jetzt schwarz gekleidet, hat einen kleinen Koffer bei sich. Zum Abschied umarmt sie jeden von uns. Dann steigt sie mit ihrem Mann in ein wartendes Taxi. Der Fahrer fährt damit einmal um das Hotel und läßt das Paar beim Hintereingang wieder raus.

Am nächsten Tag unternehmen wir mit Pino einen Ausflug nach Ischia. Bei strahlendem Sonnenschein preschen wir mit einem Luftkissenboot über die Wellen, mieten uns auf der Insel einen Piaggio, eine vergrößerte Vespa, und kriechen damit die Hügel rauf und runter.

Es wird ein bezaubernder Tag, der auch nichts von seinem Reiz verliert, als wir auf der Rückfahrt von Neapel nach San Alpin mit fingerfertigen Taschendieben Bekanntschaft machen.

Wir wollen mit einem Sammeltaxi zum Bahnhof fahren, als zwei junge Männer in den Kleinbus stürmen, nach dem Fahrziel fragen und wieder verschwinden. Sie brauchen nur eine Minute, um Vater Schierecks Hosentasche auszuräumen. Am Ende freuen wir uns diebisch, denn darin befanden sich lediglich ein Geldbeutel mit ein paar Lire und zwei schmutzige Tempotücher.

Florian, Schiereck, Didi, Angela und ich werden noch drei Tage nach Formia ans Meer fahren, während die anderen nach München zurückkehren müssen. Wir haben in jeder Hinsicht die bessere Entscheidung getroffen. Pino, Schierecks Eltern und das Brautpaar geraten in Höhe vom Gardasee doch noch in die Hände von professionellen Räubern. Pino wähnte sich im Norden seiner Heimat schon in Sicherheit und erlaubte einen allgemeinen Gang zur Toilette ohne Wachposten am Auto. Diese wenigen Minuten genügten einer Bande, um das Auto zu leeren.

In Formia bewohne ich mit Florian und Schiereck ein Dreibettzimmer. Sonst ist nichts mehr frei. Es versteht sich von selbst, daß man mir das Kinderbett zuteilt, die beiden Herren schlafen im Doppelbett.

»Du bist die Kleinste von uns«, werde ich von meinem Sohn beschieden, »oder willst du etwa mit dem Schiereck ins Doppelbett?«

Nein, natürlich nicht!

Am zweiten Abend in Formia denke ich zum ersten Mal in diesen Tagen an Manuel. Spontan rufe ich ihn an. Er ist auch sofort am Apparat und freut sich sehr, meine Stimme zu hören.

In München sei es zur Zeit fürchterlich langweilig. Er sei einmal nach Harlaching gefahren und habe erwogen, bei Linda zu läuten, um hier zu schlafen.

»Einen von den ganz gescheiten Harlachingern habe ich vor deinem Haus getroffen«, erzählt er. »Er meinte, es würde wohl nicht mehr lange dauern, dann sei unsere Geschichte zu Ende.«

»Was hast du ihm darauf geantwortet?« will ich wissen und halte für einen kurzen Moment den Atem an.

»Arschloch, habe ich zu ihm gesagt, nichts weiter.«

»Manuel, holst du uns am Samstag vom Flugplatz ab?«

»Wenn ihr wollt.«

»Kann ich mich darauf verlassen?«

»Wirst ja sehen, ob ich da bin«, sagt er.

Ich will schon auflegen, da höre ich ihn plötzlich wieder: »Wie hättest eigentlich du reagiert, wenn man dir unsere baldige Trennung auf den Kopf zugesagt hätte?«

»Weiß ich nicht, Manuel. Ich war nicht in der Situation.«

»Keine gute Antwort«, sagt er und hängt ein.

Er steht tatsächlich am Flugplatz, als wir landen. Allerdings muß er sich die meiste Zeit an der Bar aufgehalten haben. Er schwankt gewaltig, als er auf mich zukommt.

»Gut schaust du aus«, befindet er nach einem prüfenden Blick. »Und braun bist du wie ein Maikäfer.«

Florian und Schiereck freuen sich, Manuel zu sehen.

Er drückt Florian den Autoschlüssel in die Hand.

»Es ist besser, wenn du weiterfährst. Ich bin besoffen.«

Na also. München hat mich wieder!

Zu Hause drängt Manuel darauf, mit uns noch eine Maß im Biergarten zu trinken.

»Muß für euch doch auch schön sein, nach dem vielen Wein wieder ein kaltes Bier zu zischen.«

Florian und Schiereck sind sofort dabei. Auch ich habe nichts dagegen. Allerdings vertausche ich meinen leichten Leinenrock mit warmen Jeans und hole den dicksten Pullover aus dem Schrank. In Italien war es sehr heiß gewesen in den letzten Tagen. München ist vergleichsweise eiskalt.

Wir müssen erzählen, doch Manuel hört eigentlich keine Minute wirklich zu. Er hat einen Arm um mich gelegt und ist ungewöhnlich zärtlich zu mir. Er krabbelt in meinen Haaren, beißt sanft in mein Ohr, streichelt mich.

Trotzdem verabschiede ich mich in dieser Nacht innerlich endgültig von diesem zauberhaften Mann, in den ich sehr verliebt war, den ich nie geliebt, aber sehr genossen habe.

Ich weiß bis heute nicht, ob Manuel ähnlich empfunden hat.

Es folgen noch einige gemeinsame Wochen, die angefüllt sind mit Belanglosigkeiten, Nebensächlichkeiten. Ich habe keine Kraft mehr, diese Verbindung zu kitten, und ich habe auch keine Lust mehr dazu. Die Trinkerei in den Schwabinger Kneipen gehen mir ebenso auf die Nerven wie die sich ständig wiederholenden Ausreden, wenn einmal wieder gar nichts klappen will. Der Gerichtsvollzieher ist ein häufig gesehener Gast, einmal wendet er sich sogar an mich. Harlachingerinnen haben für gewöhnlich Geld in der Tasche.

Ich lache ihn aus und fahre nicht mehr in die Theresienstraße. Manuel findet das weniger komisch und kommt, um sein Fahrrad zu holen.

»Ich melde mich wieder«, sagt er und schwingt sich auf sein Mountainbike.

»Kann ich die Werkzeugkiste in der Garage noch ein bißchen stehen lassen?« will er wissen.

»Kannst du«, gebe ich zur Antwort. »Der Schrank im Schlafzimmer ist auch noch voller Zeug von dir.«

»Muß der nächste halt mit dem Einziehen noch ein wenig warten«, schleudert er mir entgegen.

»Welcher nächste, bitte?«

»Na, der Ringo vielleicht.«

Stimmt, meine Freundschaft mit seinem älteren Bruder ist ihm ein Dorn im Auge. Telefonisch kannte ich ihn schon lange. Wann immer er Manuel sprechen wollte, rief er bei mir an. Ringo hat München vor Jahren den Rücken gekehrt und ist nach Berlin umgezogen. Er ist Künstler, hundertfach begabt, steckt voller Ideen, hat einen bunten Lebenslauf hinter sich und kommt einmal im Jahr für zwei Wochen in seine Heimatstadt zurück, um auf dem Oktoberfest beim »Schichtl« den Henkersknecht zu spielen. Er sorgt dafür, daß Köpfe rollen und Tausende von Wies'nbesuchern das Gruseln lernen.

Als Ringo und ich uns zum ersten Mal begegneten im »Bratwurstherzl«, einem gemütlichen Wirtshaus am Randes des Münchner Viktualienmarkts, entstand eine sehr enge Freundschaft. Wir mochten uns auf Anhieb. Manuel hat diese Beziehung natürlich gründlich mißverstanden. Er vermutete eine Affäre, war beleidigt und blieb es auch.

Drei Jahre habe ich nichts mehr von Manuel gehört. Jetzt ist er am Telefon.

»Der Büdi hat mir erzählt, daß es dir nicht gut geht«, höre ich ihn am anderen Ende der Leitung sagen. Ich muß aufpassen, daß ich nicht weine! Er soll auf keinen Fall merken, wie schlecht ich mich momentan fühle.

Seine Stimme klingt im übrigen belegt. Das tut sie

immer, wenn ihm ein Gespräch im Innersten unangenehm ist.

»Halb so schlimm, Manuel«, wiegle ich ab. »Du kennst doch die Schwabinger Gerüchteküche. Dort wird alles immer etwas heißer gekocht als anderswo.«

Sein Aufatmen ist unüberhörbar. Er ist sehr froh, daß ich nicht jammere.

»Ich komme zu dir«, schlägt er vor. »Dann können wir uns irgendwo eine Halbe Bier kaufen. Du trinkst doch noch?« fügt er vorsichtshalber hinzu.

»Selbstverständlich trinke ich noch«, antworte ich mit fester Stimme. »Nur vielleicht heute und morgen nicht. Der Alkohol würde sich nicht mit den Medikamenten vertragen, die ich zur Zeit nehmen muß.«

Nur keine verdächtigen Antworten geben. Auf sein Mitleid habe ich nicht die geringste Lust.

»Ich komme trotzdem«, beschließt er. »Jetzt haben wir uns schon so lange nicht mehr gesehen. Wenn wir's jetzt nicht packen, dann klappt es wieder nicht.«

»Manuel, komm nicht ins Krankenhaus«, bitte ich ihn schließlich. »Du weißt, daß ich Besuche in der Klinik hasse. Es muß doch nicht sein, daß du dich an mein Bett setzt und Händchen hältst.«

»Stimmt«, kommt es trocken zurück. »Das haben wir noch nie gemacht. Warum jetzt plötzlich.«

Dann erzählt er mir Geschichten aus Schwabing. Er ist amüsant wie immer. Ich lache von Herzen. Das Bild von der Ingrid, die nur ein bisserl krank ist, wird immer glaubwürdiger. Und ihm ist's recht so.

Wir beschließen, uns in München zu treffen.

»Ich melde mich, wenn ich wieder zurück bin«, verspreche ich ihm. »Sollte dir die Wartezeit zu lang werden, dann kannst du mich ja irgendwann mal wieder anrufen.«

»Du kannst dich drauf verlassen«, sagt Manuel, der Unzuverlässige.

Viele Monate sind seitdem vergangen. Ein erneutes Telefonat, geschweige denn ein Rendezvous gab es bisher nicht. Und das ist auch gut so. Unsere Geschichte ist zu Ende.

Am Samstagnachmittag ziehe ich mich an und unternehme wieder eine der von Frau Dr. Georgiou dringend empfohlenen Wanderungen durch das Haus. Ich steige die Treppen zu den krankengymnastischen Räumen hinauf. Am hinteren Ende des Ganges ist eine Sonnenbank installiert. Man hat Glück, wenn die Kabine einmal frei ist. Meist liegen dort bleichgesichtige Patienten und holen sich ein wenig Bräune auf ihre kranken Körper.

Am Montag werde ich mich auch wieder sonnen. Wenn halt mein Fieber nachgelassen hat. Dieser Vorsatz bessert meine Laune schlagartig.

In einem der Gänge treffe ich Traudl, eine Schwester, die mich nun schon im achten Jahr begleitet. Damals, als mich mein Vater zu Professor Hackethal in dessen Klinik am Chiemsee brachte, war sie der erste Mensch, der mir dort begegnete. Wir fragten sie nach dem Weg zum Sprechzimmer des Professors. Sie brachte uns hin, ohne große Erklärungen.

Ihr Gesicht habe ich mir damals eingeprägt. Als ich dann zur ersten Operation aufgenommen wurde, erkundigte ich mich bei der Oberschwester sofort nach dem Namen unserer damaligen Führerin.

»Sie heißt Traudl und ist ein ganz großer Schatz«, erfuhr ich.

Heute habe ich mir gewünscht, daß sie Wochenenddienst und etwas Zeit für mich hat.

Als sie mich jetzt anschaut, schickt sie mich umgehend in mein Zimmer beziehungsweise in mein Bett zurück.

»Ihr Marsch durch das Haus war ja ganz tapfer«, meint sie, »aber mit diesem Fieber sollten sie sich jetzt wieder hinlegen. Ich komme dann und mache ihnen Wadenwickel.«

Ich bin ihr dankbar für die Fürsorge.

Zehn Minuten später ist sie bei mir.

»Traudl, ich bin unglücklich, weil ich mich so elend fühle.« Ich fange ganz unprogrammäßig an zu jammern. »Ich muß mich plötzlich umgewöhnen. Bei anderen Aufenthalten habe ich immer die anderen gehätschelt, und jetzt bin ich selbst dran. Das paßt mir gar nicht.«

Obwohl ich ihr sicher leid tue, bleibt sie sachlich.

»Frau Benedict, an Ihrem schlechten Zustand sind Sie selbst schuld«, meint sie gnadenlos. »Gerade Sie hätten auf gar keinen Fall so lange warten dürfen, bis Sie wieder zu uns kommen.«

»Ist ja recht, Traudl! Doch dieses Lamentieren hilft mir jetzt auch nicht weiter.«

»Das weiß ich schon«, sie lächelt mich an, »aber trotzdem muß man es sagen dürfen.«

Wir unterhalten uns ein wenig, bis sich die Umschläge aufheizen und wieder gewechselt werden müssen. Ich erkundige mich nach einigen Patienten, die ich von früher kenne. Viele von ihnen sind mittlerweile gestorben, einige haben sich nicht mehr gemeldet, der Rest kommt regelmäßig in die Sprechstunde und macht die dringend empfohlenen Kuren.

»Traudl, warum war mein Vater beim Professor, und das gleich ein paarmal?«

Mir ist klar, daß ich sie mit dieser Frage überfallen habe. Das war auch meine Absicht.

»Ich weiß es nicht«, sagt sie und schaut sehr ehrlich

und unbefangen aus. »Ich habe ihn zwar einige Male hier gesehen, aber ich dachte immer, er käme Ihretwegen. Ich habe wirklich keine Ahnung, warum er beim Professor war. Im Krankenhaus hat er mit Sicherheit nie gelegen. Wenn er selbst krank war, dann ließ er sich nur ambulant behandeln.«

Mein Vater und seine Geheimnisse! Was habe ich eigentlich von ihm gewußt? Wer wußte überhaupt irgend etwas über ihn?

Als er im Januar 1989 an den Folgen einer Bypass-Operation starb, waren wir meilenweit voneinander entfernt. Ich stand zwar täglich an seinem Bett, streichelte seine Hände, redete leise auf ihn ein, wie man das eben so tut, wenn man eine gute Tochter ist. Gemeinsam mit Irmgard, seiner Lebensgefährtin seit über vierzig Jahren, erlebte ich schließlich seinen Tod.

Aber er starb nicht so, wie ich mir den Tod vorstelle. Die Ärzte schalteten ihn ganz einfach ab, knipsten sein Leben aus.

Er war nach der Operation nicht mehr aufgewacht, hatte nichts mehr sagen können. Täglich wurden es mehr Apparate, die die ausfallenden Funktionen seines Körpers übernehmen mußten. Am Endes seines Lebens funktionierte er nur mehr maschinell.

Ein einziges Mal hat er – so schien es mir wenigstens – noch auf mich reagiert. Ich war mit meinen beiden Kindern gekommen. Florian stand abseits, in dem gewohnten Abstand zu seinem Großvater. Sie waren sich nie nahe gewesen. Mein Sohn ähnelte zu sehr dem ungeliebten Schwiegersohn, also ging der Großvater auch zu ihm auf Distanz. Linda hatte sich am Kopfende des Intensivbettes einen Platz gesucht. Sie streichelte seinen Kopf, fuhr mit ihrem Zeigefinger an den großen Ohren ihres Großvaters entlang. So makaber das auch klingen mag: Später sagte sie zu mir, sie sei glücklich gewesen, als ihr Opa so reglos vor ihr lag und sich gegen ihre Liebkosungen nicht zur Wehr setzen konnte.

»Damals gehörte er ganz mir. Niemandem sonst.«

Vielleicht haben ihm die zärtlichen Hände seiner Enkelin auch wirklich gutgetan, wer weiß.

Gegen mich hat er sich auf jeden Fall gewehrt. Ich hatte meine rechte Hand auf seine angezogenen Knie gelegt. Mit leiser Stimme sprach ich auf ihn ein.

»Vati, wenn du wieder auf die Beine kommst, könnten wir zumindest versuchen, doch noch eine Familie zu werden«, flüsterte ich. »Du mußt nicht arbeiten wie ein Verrückter. Genieße dein Alter. Mach Reisen mit der Irmgard, fahr mit mir und den Kindern irgendwohin, wo es schön ist. Ich möchte so gerne, daß sie dich so kennenlernen, wie du zumindest einmal warst. Vati, glaub mir, man hat immer wieder die Chance, neu anzufangen. Wir haben diese Chance auch. Da bin ich mir ganz sicher.

Während ich so mit ihm redete, mich ganz auf ihn konzentrierte, begannen plötzlich die Maschinen verrückt zu spielen. Gleichzeitig drückte er seine Beine gegen meine Hand. Er bewegte den Kopf hin und her. Kurz, alles schien in Bewegung zu geraten.

Zutiefst erschrocken lief ich zu einer Schwester.

»Sehen Sie nur, ich glaube wir regen meinen Vater zu sehr auf«, stieß ich entsetzt hervor. »Es ist wohl besser, ich gehe.«

Doch die Schwester war da ganz anderer Meinung.

»Bleiben Sie bei ihm. Diese Unruhe ist ein gutes Zeichen. So heftig hat er noch nie reagiert. Machen Sie weiter. Reden Sie mit ihm.«

Doch ich konnte nichts mehr sagen. Ohne ihn noch

einmal anzusehen, verließ ich mit meinen Kindern die Intensivstation.

Auch im Auto blieb ich zunächst stumm.

»Florian, ich habe eine Frage an dich, und du mußt mir eine ehrliche Antwort darauf geben«, wandte ich mich schließlich an meinen Sohn mit dem versteinerten Gesicht. »Hast du die Reaktion vom Opa auf mich für Zustimmung oder Ablehnung gehalten?«

»Das habe ich befürchtet«, sagte mein Sohn. »Willst du wirklich meine Meinung hören?«

»Ja bitte, Florian.«

»Ich glaube, er hat sich gegen dich gewehrt mit dem letzten Rest von Kraft, die er noch hat. Er wollte das alles nicht hören. Nichts würde sich ändern, käme er noch einmal auf die Beine.«

Das war's! Florian hatte recht. Er ist Realist. Ich auch. Mein Vater ebenfalls.

Mag sein, daß er Irmgards Nähe suchte, wenn sie ganz zart über seine Beine strich. Mich wollte er jedenfalls loswerden! Mit aller Macht.

Linda litt unter unserer Unterhaltung. Das war ihr deutlich anzusehen. Sie hat ihren Großvater lange Zeit bedingungslos und ohne einen Ansatz von Kritik geliebt. Ihr taten Diskussionen dieser Art weh. Von der analytischen Ader ihrer Mutter und ihres Bruders hat sie nichts, aber auch gar nichts mitbekommen. Sie ist ein Mensch, der viel Liebe vergibt und arglos an das Gute im Menschen glaubt. Florian und ich hingegen haben mit dieser väter- beziehungsweise großväterlichen Mitgift ein Leben lang zu kämpfen. Sie hat uns bei Bekannten den Ruf eingebracht, gnadenlose Zyniker zu sein.

Seine heftige Reaktion auf meine Worte an seinem Sterbebett haben mich also noch ein Stück weiter weg getrieben von dem einst so sehr geliebten Vater.

Mit kühlem Kopf kümmerte ich mich nach seinem Tod um die Feierlichkeiten. Da ich wußte, daß die Öffentlichkeit sich von dem populären Quizmaster verabschieden wollte, stimmte ich einer offiziellen Trauerfeier in der Harlachinger Emmauskirche zu. Als Pfarrer Söllner zu mir kam, um für seine Ansprache Näheres über meinen Vater zu erfahren, war ich in der Lage, ihm viele kleine, auch liebenswerte Details aus seinem Leben zu erzählen. Tränenlos.

Das war nicht immer so gewesen.

Als ich im Dezember durch Zufall erfahren hatte, daß sich mein Vater am 2. Januar einer Herzoperation unterziehen mußte, war ich zusammengebrochen. Derselbe Pfarrer, der sich jetzt über die sachliche Informantin wundert, hatte damals zufällig bei mir vorbeigeschaut, um mir Unterlagen für den neuen Gemeindebrief zu bringen. Er traf mich schluchzend an und verstand mich überhaupt nicht, als ich ihm den Grund dafür erzählte. »Führ dich doch um Himmels willen nicht so auf«, fuhr er mich schließlich an, um mich wieder auf den Boden zu bringen. »Eine Bypass-Operation ist doch heute keine großartige Sache mehr. Wenn deinem Vater der Blinddarm rausgenommen würde, würdest du dich auch nicht so gebärden.«

»Diese Operation wird mein Vater nicht überleben«, gab ich ihm damals zur Antwort. »Ich weiß das ganz genau. Er wird sterben.«

»Unsinn«, entgegnete daraufhin der Pfarrer und schaute mich dabei sehr seltsam an. Er hielt mich wohl für völlig hysterisch.

Weil ich tief in meinem Inneren davon überzeugt war, daß ich meinen Vater verlieren und mir damit die letzte Möglichkeit genommen würde, ihm doch noch einmal so nahe zu kommen, wie ich das früher einmal gewesen war, bemühte ich mich in den letzten Tagen seines Lebens so verzweifelt um ihn.

Weihnachten verbrachte er wie immer am Tegernsee. Von Irmgard hörte ich nichts Gutes. Er kämpfe ständig mit Atemnot, habe von den Ärzten eine kleine Pumpe bekommen, mit der er sich ein Medikament in die Nase sprühen konnte. Ob ich nicht doch mit den Kindern vorbeikommen solle, wollte ich wissen.

»Nein, um Himmels willen, nein, er will niemanden sehen!«

Nun, das alles war nicht neu für mich. Wieso sollte sich etwas ändern, bloß weil mein Vater vermutlich sterben würde?

Am Silvestertag kam er nach München zurück. Er besuchte meine Mutter im Krankenhaus. Während er in seine Harlachinger Wohnung fuhr, bezog Irmgard ihr kleines Apartment in Schwabing. Sie wollte ihn am anderen Tag in die Klinik begleiten.

Die Silvesternacht würden sie getrennt verbringen. Mein Vater hatte darauf bestanden. Irmgard war fassungslos.

Als sie mir davon erzählte, ging ich zu ihm. Wir wohnten im selben Haus, der Weg war also nicht weit. Er sperrte die Verbindungstür auf und ließ mich ein.

»Vati, bitte, ich will heute Abend bei dir sein«, bedrängte ich ihn. »Schau, Linda und ich sind auch allein zu Hause und haben nichts vor. Es wäre doch nur logisch, daß wir zusammen ins neue Jahr gehen.«

Mein Vater lehnte ab. Ich hatte nichts anderes erwartet.

Trotzdem versuchte ich es noch einmal.

»Du brauchst nichts zu sagen. Wir können uns vor den Fernsehapparat setzen und uns wie früher über das Programm lustigmachen.«

»Nein«, sagte mein Vater.

»Dann laß uns doch wenigstens miteinander essen. Ich bereite eine Kleinigkeit vor. Dann kannst du dich ja verkriechen, wenn dir das wirklich lieber ist.«

»Nein«, sagte mein Vater.

»Wann gehst du morgen früh aus dem Haus?« wollte ich schließlich wissen, nachdem ich die Zwecklosigkeit meiner Bitten eingesehen hatte.

»Ich fahre so gegen neun Uhr weg«, sagte mein Vater.

»Können wir wenigstens vorher noch eine Tasse Tee zusammen trinken?«

»Ja«, sagte mein Vater.

Endlich!

Die Silvesternacht wurde für mich und Linda zum Alptraum. Ich hörte meinen Vater in der Wohnung unter mir auf und ab gehen. Irmgard, an die ich mich schließlich in meiner Verzweiflung wenden wollte, war unerreichbar. Das Telefon war besetzt. Das blieb es auch. Die ganze Nacht über. Dackel Babsi hatte den Apparat versehentlich vom Tisch gerissen. Der Hörer lag nicht richtig auf der Gabel. Irmgard ware in dieser Nacht nicht zu sprechen, weder für meinen Vater noch für mich.

Eine Stunde vor Mitternacht unternahm ich noch einen Versuch, ihn umzustimmen. Wieder war die Verbindungstür versperrt. Ich pochte dagegen. Es dauerte, bis er sie endlich öffnete.

»Vati, ich kann da oben nicht bleiben, wenn ich weiß, daß du hier allein bist.«

»Ingrid, gib endlich Ruhe«, bekam ich zu hören. »Überzeug dich selber, ich habe mich hervorragend versorgt.«

Stimmte. In der Küche stand eine schmutzige Bratpfanne auf dem Herd. Außerdem sah ich eine angebrochene Bierflasche. Er hatte sich also etwas zu Essen gemacht.

Bevor ich noch etwas sagen konnte, schob er mich wieder zur Tür hinaus.

»Sperre wenigstens die Tür nicht zu«, wagte ich noch zu bitten. »Ich kann gar nicht zu dir, wenn es dir plötzlich schlecht geht.«

Damit war er schließlich einverstanden.

Jetzt hatte ich genug. Ich wollte nicht auf den Jahreswechsel warten, auf die Raketen und das Glockengebimmel. Ich ging ins Bett. Linda war ebenso unglücklich wie ich. Sie saß in ihrem Zimmer und las. Prost Neujahr, liebe Tochter. Wir sind ganz arme Schweine!

Am nächsten Morgen hörte ich meinen kranken Vater schon um sechs Uhr rumoren. Doch ich war inzwischen wieder die vernünftige Tochter, die sich seinen Anordnungen beugte.

Um neun wollte er wegfahren, eine gemeinsame Tasse Tee hatte er mir zugesagt. Also würde ich um halb neun zu ihm gehen, keine Minute früher. Als ich schließlich die Tür öffnete, die Teekanne in der rechten Hand, die Tassen in der linken, stand mein Vater fertig angezogen vor mir. Die Tasche hatte er schon gepackt. Er war startbereit.

Ich war viel zu unglücklich, um ihn an unsere Verabredung zu erinnern. Es hätte sowieso keinen Zweck gehabt.

Ich nahm ihm die Garagenschlüssel aus der Hand und trug die Tasche zu seinem Auto. Dagegen wehrte er sich wenigstens nicht. Wahrscheinlich war er auch zu schwach dazu. Er sah leichenblaß aus. Vorsichtig fuhr er sein Auto aus der engen Einfahrt. Während ich die Tür hinter ihm abschloß, hatte ich für einen kurzen Augenblick große Angst, daß er einfach weiterfahren würde und sich überhaupt nicht von mir verabschiedet.

Doch wenigstens darin hatte ich mich getäuscht. Er wartete mit heruntergelassenem Fenster auf mich. Wir gaben uns ein Bussi. Er wollte schon abfahren, doch ich hinderte ihn daran.

»Meinst du nicht, daß du heute ausnahmsweise noch ein zweites Bussi für mich übrig hast?« fragte ich und lächelte ihn an.

»Na gut, komm her, du lästige Person. Dann muß aber Ruhe sein.« Auch er lächelte.

»Früher hast du mich Sternderl genannt«, sagte ich, »weil ich dich immer so anstrahlte.«

Er gab Gas. Mit dem rechten Hinterreifen streifte er den Randstein. Das verursachte ein ekelhaftes, quietschendes Geräusch. Mein Vater hatte sich aus meinem Leben verabschiedet. Für immer.

Dies alles erzählte ich Pfarrer Söllner. Er blieb stumm, hörte mir aufmerksam zu, machte sich Notizen.

Natürlich pries ich den Fleiß meines Vaters, seine Energie, seine Nähe zum Publikum, seine Liebe zu Tieren. Ich berichtete über seine unerfüllten Wünsche: Er hätte so gern gut gemalt. Seine Versuche, mit dem Stift umzugehen, scheiterten jedesmal kläglich. Und er hätte gern als strahlender Tenor auf allen Opernbühnen dieser Welt Arien geschmettert. Doch er konnte nicht singen, war hoffnungslos unmusikalisch.

Erwartungsgemäß versammelte sich zur Trauerfeier viel Fernsehprominenz in der Emmauskirche. Pfarrer Söllners Predigt erschien auszugsweise in Zeitungen und Illustrierten. Sie bestach durch Sachlichkeit und Kompetenz. Genau diesen Ton hätte sich mein Vater gewünscht. Da war ich mir ganz sicher.

Ebenso distanziert war die Stimmung, als wir einen Tag später den Sarg meines Vaters zum Grab seiner Mutter begleiteten. Linda weinte, Florian und ich hatten verschlossene Gesichter.

Nach der Beerdigung bat ich Pfarrer Söllner, uns zu meiner Mutter ins Krankenhaus zu begleiten. Ihre Art von Trauer wäre für uns alle drei im Moment schwer zu ertragen gewesen. Natürlich kam er mit. Er war unser Freund. Nachdem uns dreien wirklich nichts einfiel, was wir sagen sollten, ließen wir ihn schließlich mit meiner Mutter eine Weile allein. Was er mit ihr gesprochen hatte, sagte er nicht.

Am Nachmittag fuhren wir zu Irmgard an den Tegernsee.

Selbstverständlich würden wir uns um sie kümmern. Sie war so schrecklich allein in diesem wunderschönen Haus, das die beiden für sich gebaut hatten. Eigentlich wollten sie dort in Ruhe zusammenleben, wenn mein Vater das öffentliche Leben satt bekommen hätte. Doch daraus wurde nichts. Er blieb ruhelos, bis zu seinem Ende. Ein geregeltes Familienleben war nie seine Sache.

Er wähnte sich stets unentbehrlich. Seine Arbeit war ihm wichtiger als alles andere. Sie bot ihm den Freiraum, den er brauchte, um sein Junggesellenleben führen zu können.

Zwei Wochen dauerte es noch, bis wir endlich unsere Ruhe hatten. Auch die letzte Zeitschrift hatte ausführlich das private Liebesleben meines Vaters, seine Abstammung und noch so einiges mehr an die Öffentlichkeit gezerrt. Linda wagte eine erste Fahrt an das Grab ihres Großvaters.

»Mami, das war sehr seltsam für mich«, berichtete sie, als sie zwei Stunden später zurückkam. Die Straßenbahnlinie 25, mit der sie zum Friedhof gefahren war, hatte einige sehr entscheidende Stationen ihres Großvaters berührt: Das Fußballstadion am Wettersteinplatz, in dem er unzählige Male für seine Bayern gezittert hatte, den Bahnhofsplatz, ganz in der Nähe des Bayerischen Rundfunks, Bahnhofseite Nord. Von dort sind es nur ein paar Schritte bis zu seinem ehemaligen Büro in der Augustenstraße. Haltestelle Lothstraße – im Herzzentrum ist er zwölf Tage nach seiner Operation gestorben. Und schließlich der Westfriedhof. Eigentlich schäme ich mich, als mir meine Tochter ihre Empfindungen schilderte. Ich war bisher noch kein einziges Mal am Grab meines Vaters.

Ich beschloß, Linda das nächste Mal zu begleiten, wenn sie ihrem Großvater einen Besuch abstattete.

Zehn Tage später stand ich tatsächlich am Grab. Keine Sekunde fühlte ich mich mit meinem toten Vater verbunden. Ich spürte weder seine Nähe noch fühlte ich Trauer. Gäbe es eine Steigerung von tot – auf mein Innenleben wäre sie in diesem Moment anzuwenden gewesen. Ich beobachtete meine Tochter, der dicke Tränen über die Wangen liefen, und beneidete sie um ihre Fähigkeit zu weinen.

Was war nur passiert, daß wir uns derart voneinander entfernen konnten? Zwei Menschen, die immer dann zitiert wurden, wenn es um Affenliebe zwischen Vater und Tochter ging.

Die erste bewußte Erinnerung an meinen Vater geht in meine früheste Kindheit zurück. Ich muß wohl etwa drei Jahre alt gewesen sein. Wir wohnten damals in Frankfurt. Mein Vater war wegen seiner jüdischen Abstammung aus der Wehrmacht entlassen und schließlich aus München vertrieben worden. Ein Wäschegeschäft, das er gemeinsam mit meiner Mutter geführt hatte, war in der Kristallnacht der nationalsozialistischen Horde zum Opfer gefallen.

In Frankfurt hatte er sich eine neue Existenz aufgebaut. Hier kümmerte sich zunächst keiner um uns. Man ließ das Münchner Ehepaar mit dem kleinen Kind in Frieden. Auf einem der Spaziergänge an den Main zum Schwänefüttern, die mein Vater regelmäßig mit mir unternahm, wurden wir auf dem Rückweg von einem Fliegeralarm überrascht. Wir fanden Zuflucht in einem Luftschutzkeller. Als der Angriff vorüber war, jagte mein Vater nach Hause. Er war in Sorge um seine Frau.

Um schneller vorwärts zu kommen, nahm er mich auf den Arm. Ich hatte beide Arme um seinen Hals geschlungen, mein Gesicht war an sein Gesicht gepreßt. Rund herum hörte ich aufgeregte Stimmen, es roch nach Feuer, das Chaos war perfekt.

Mir konnte es nichts anhaben. Ich war auf dem Arm meines Vaters. Für mich war das der sicherste Platz auf der ganzen Welt. Viele, viele Jahre lang.

Als uns die Nazis auch in Frankfurt aufgestöbert hatten, flohen wir zu Verwandten auf einen Bauerndorf in Fürholzen. Meine Mutter strickte für das ganze Dorf Pullover und bekam dafür Lebensmittel. Mein Vater half auf dem Feld mit. Ohne großen Erfolg. Er war zu schwach für diese harte Arbeit. Er wurde schließlich krank. Die Untätigkeit machte ihn reizbar und ungeduldig.

Obwohl er eigentlich jetzt viel Zeit für mich gehabt hätte, beschäftigte er sich extrem wenig mit mir. Als die Amerikaner endlich in München waren, hielt es ihn keine Minute mehr auf dem Bauernhof. Er lieh sich ein Fahrrad und verschwand. Meine Mutter und ich blieben einige Zeit ohne Nachricht.

Schließlich holte er uns nach München. Er hatte inzwischen bei der »Neuen Zeitung« als innenpolitischer Redakteur ein neues Wirkungsfeld gefunden. Zunächst wohnten wir bei der Großmutter mütterlicherseits, bis wir in ein kleines Haus in Harlaching ziehen konnten. Wir lebten zwar hinter einem dichten Stacheldraht, aber es ging uns verhältnismäßig gut. Mein Vater brachte mir die ersten Bananen mit. Ich schüttelte mich vor Grausen. Sie schmeckten mir überhaupt nicht.

Ganz anders war da die Sache mit den Doughnuts, dem amerikanischen Schmalzgebäck, das es zwar heute auch noch vereinzelt gibt, sich aber mit dem damaligen überhaupt nicht vergleichen läßt. Jeden Mittwochabend gab es in der Kantine der »Neuen Zeitung« diese braunen fetttriefenden Kringel, die ein wenig nach Vanille schmeckten. Selbstverständlich sparte sie mein Vater für seine heißhungrige Tochter auf. Ich schlief immer schon, wenn er spät abends nach Hause kam. Er schlich dann in mein Zimmer und legte mir die sehnsüchtig erwarteten Doughnuts auf das Nachtkästchen. Irgendwann in der Nacht erwachte ich und verschlang sie.

Als mir das Christkind eine Käthe-Kruse-Puppe brachte, glaubte mein Vater, sein Kind müsse ganz einfach vor Glückseligkeit vergehen. Doch da täuschte er sich gewaltig. Seine undankbare Tochter schwamm in einem Meer von Tränen. Ich fand diese Puppe mit dem faden Gesicht und den aufgemalten Haaren ganz einfach fürchterlich. Da war die alte Puppe Monika schon etwas ganz anderes. Ihr Zelluloidgesicht hatte überall Beulen, die Nasenspitze fehlte völlig, ebenso der rechte Arm. Dieser Monika galt meine ganze Liebe. Die wertvolle Käthe-Kruse-Puppe bekam zur Strafe überhaupt keinen Namen und wurde zum Nachbarskind degradiert. Als solches bezog sie ununterbrochen Prügel.

Meine Mutter fühlte sich sehr bald von der Hausarbeit überfordert und holte sich Resi, ein Mädchen aus Fürholzen, zur Hilfe. Mich störte die Anwesenheit dieser Fremden gewaltig. Mit meinen knapp sieben Jahren wurde ich zum schikanösen Luder. Mein Vater beobachtete diese Entwicklung mit Sorge und zunehmendem Zorn.

Er konnte nicht wissen, daß ich mich bei Resi für all die Unfreundlichkeiten rächte, die ich als Stadtkind von den Dorfkindern erfahren hatte. Sie ließen mich nie mitspielen. Selbst beim Schlittschuhlaufen auf dem Dorfweiher durfte ich nur zuschauen.

Das hatte fatale Folgen. Als die Odelgrube unseres Bauernhofes eines Tages mit einer dünnen Eisschicht überzogen war, wagte ich mich auf die vermeintlich tragfähige Oberfläche. Natürlich brach ich sofort ein. Bis zum Hals steckte ich in übelriechender Jauche und hatte viel zu rudern, um wieder festen Boden unter den Füßen zu spüren.

Weil ich mich vor den Vorhaltungen meiner Mutter fürchtete, ging ich nicht ins Haus, sondern setzte mich unters Fenster. Als meine Mutter ihr Staubtuch ausschüttelte, stieg ihr der Gestank in die Nase. Ein Blick nach unten genügte ihr. Sie schleifte mich in die Waschküche. Dort mußte ich mich ausziehen und immer wieder in frisch gefüllte Bottiche steigen. Den Geruch aus den Haaren zu bekommen, erwies sich als besonders problematisch. Ich hatte damals ganz dicke Zöpfe und die ließen sich nicht so einfach reinwaschen. Meine Mutter opferte ihr letztes Eau de toilette.

Natürlich machten mir meine Eltern Vorhaltungen.

»Du wärst sicherlich nicht ertrunken«, versuchte mir mein Vater zu erklären, »aber du hättest ersticken können. Aus so einer Odelgrube dringen giftige Dämpfe.«

Resi hatte also zu büßen für all die schlechten Erfahrungen, die ich in der Dorfgemeinschaft gemacht hatte.

Eines Tages saßen meine Eltern und ich beim Mittagessen. Auch Resi aß mit uns.

»Resi, hol mir was zu trinken«, befahl ich ihr, »ich hab' Durst.«

Resi wollte aufstehen.

»Du bleibst sitzen«, fuhr sie mein Vater an. »Und du mein liebes Kind, holst dir deine Limonade gefälligst selbst«, wandte er sich an mich.

Doch ich hatte noch nicht genug.

»Warum haben wir denn eigentlich Dienstboten, wenn man dann doch alles selbst machen muß«, setzte ich noch eins drauf.

Der Unterkiefer meines Vaters begann zu mahlen.

»Verschwind in dein Zimmer«, schrie er mich an, »und laß dich für den Rest des Tages nicht mehr blikken!«

Trotzig warf ich meinen Kopf zurück und stürmte die Treppe, die vom Wohnzimmer zu den Schlafräumen führte, hinauf. Selbstverständlich knallte ich die Türe hinter mir zu, selbstverständlich war mir zum Heulen zumute. Zurechtweisungen meines Vaters trafen mich immer bis ins Innerste.

Das blieb bis zu seinem Tod so. Lobte er einen Artikel von mir, schwebte ich auf Wolken. Monierte er irgendeinen Fehler, hatte ich eine riesige Wut auf ihn oder war lange Zeit geknickt. Was mich immer noch zorniger machte.

Die gedemütigte Resi wartete nur darauf, daß die Tafel aufgehoben wurde. Als mein Vater verschwunden war, schnappte sie sich meinen halbgefüllten Teller, füllte ihn auf, packte eine Limoflasche und schlich sich in mein Zimmer.

»Da bringe ich dir dein Essen«, flüsterte sie. »Hast schon recht gehabt. Ich bin doch zum Arbeiten da.«

Das hatte mir gerade noch gefehlt. Resi war gar nicht beleidigt.

»Du kannst den Teller wieder mitnehmen«, herrschte ich sie an. »Mir ist der Appetit vergangen. Und Durst habe ich auch keinen mehr.«

Resi verstand die Welt nicht mehr und entfernte sich kopfschüttelnd. Sie blieb im übrigen das einzige Hausmädchen, das ich so schlecht behandelte. Alle anderen liebte ich. Sie trösteten mich, wenn ich wegen meiner schlampig gemachten Hausaufgaben von meiner Mutter mit dem Kochlöffel oder dem Klopfer bearbeitet wurde. Sie schmuggelten Liebesbriefe an meine Freunde aus dem Haus und ließen deren Antworten eiligst in der Schürzentasche verschwinden, wenn sie dem Vater die übrige Post vorlegten. Sie verschafften mir Alibis, wenn ich heimlich das Haus verließ, um mich mit dem jeweiligen Favoriten zu treffen.

Zunächst waren es die Knaben, später die Männer meiner Wahl, die in der Regel meinem Vater gründlich mißfielen. Seiner Meinung nach hatte ich eine denkbar unglückliche Hand.

»Du hast immer danebengegriffen«, resümierte er später einmal das Liebesleben seiner damals immerhin 49jährigen Tochter im Rahmen eines der vorwurfsvollen Bilanzgespräche. Davon blieb er bis zu seinem Tod überzeugt. Daß auch er bisweilen in fremden Betten lag, die er besser gemieden hätte, verdrängte er hingegen mit Bravour.

Meine allererste Liebe erregte sein besonderes Mißfallen. Damals begriff ich nichts, heute weiß ich hingegen, warum er damals so tobte.

Wir hatten unser kleines Harlachinger Häuschen verlassen und waren in ein Doppelhaus in Solln gezogen. Es gehörte einer sechsköpfigen Familie, die von den Amerikanern wegen ihrer nationalsozialistischen Vergangenheit ausquartiert worden war. Von einem auf den anderen Tag saßen die Eltern mit ihren drei Söhnen und einer behinderten Tochter auf der Straße.

Schließlich faßten sie sich ein Herz und baten meinen Vater, im Garten ein Holzhaus errichten zu dürfen. Er hatte nichts dagegen, vermied allerdings jeglichen Kontakt mit den ›Nazis‹.

Für mich begann indes eine abwechslungsreiche Zeit. Die Wimmers waren eine Familie, die auf Gedeih und Verderb zusammenhielt. Das schloß lautstarke Kräche allerdings nicht aus, zumal der Vater und sein ältester Sohn Wolfgang bisweilen von wahren Wutanfällen gebeutelt wurden. Einmal stürmte Hagen, der jüngste Sproß, zu uns ins Haupthaus.

»Kommen Sie schnell«, rief er meiner Mutter zu, »ich glaub, der Papa haut gleich die Mama!«

Der Anblick, der sich bot, war nicht sonderlich dramatisch, sondern einfach nur komisch: In der Ecke der Wohnküche heulte Mutter Wimmer herzzerreißend. Sie hatte ihre Haare auf kleine Zeitungsschnipsel gedreht, Lockenwickler besaß sie anscheinend keine. Vater Wimmer saß mit hochrotem Kopf und zornsprühenden blauen Augen am Eßtisch und schlug mit der Faust auf den Tisch.

»Die Abreibung hat's gebraucht«, teilte er mit. Welche Abreibung und warum – darüber sprach er nicht. Meine Mutter näherte sich seiner immer noch schluchzenden Ehefrau und streichelte sie. Doch diese war nicht zu beruhigen.

Da wir uns sicher waren, daß kein neuer Schlagabtausch zu erwarten war, verließen wir das streitbare

Paar. Hagen schaute uns nach, mit einem Blick, der nicht zu deuten war. Eine leichte Enttäuschung war darin zu bemerken, Enttäuschung darüber, daß der Papa die Mama halt doch nicht so richtig vermöbelt hatte. Wäre schon schön gewesen, einmal nicht selbst der Geprügelte zu sein.

Doch solche Ausrutscher störte die intakte Gemeinschaft der Wimmerfamilie im Grunde nicht. Sie arbeitete fleißig an ihrem Häuschen, erntete ihr Obst und Gemüse, lebte ein recht bescheidenes Leben.

Immer öfter zog es mich ins Nebenhaus. Zu Hause war es langweilig. Mein Vater war den ganzen Tag über in der Redaktion, die Mutter arbeitete vormittags im Haushalt. Am Nachmittag lag sie entweder im Garten oder ruhte auf der Couch. Vorausgegangen war dieser Siesta der tägliche Hausaufgabenkampf. Meine Mutter entwickelte ebenso wie mein Vater einen ungeheuren Ehrgeiz, mich zur besten, schnellsten, saubersten, klügsten und fleißigsten Schülerin zu machen. Nur in der Art, wie sie dieses Ziel verfolgten, unterschieden sie sich voneinander.

Mein Vater packte mich bei der Ehre. Er pries meine Intelligenz, die ich natürlich von ihm geerbt hatte, und appellierte an meinen gesunden Menschenverstand.

»Du mußt keine Einserschülerin sein, das verlange ich gar nicht von dir«, bekam ich oft von ihm zu hören. »Aber ich erwarte, daß du zweifellos vorhandene Fähigkeiten nützt.«

Meine Mutter ging da anders vor. Das Einmaleins mußte sitzen – von vorwärts nach rückwärts und umgekehrt. Die Schrift mußte wie gestochen sein, die zu lernenden Gedichte mußten fehlerlos von den Lippen perlen, das Betragen und der Fleiß hatten makellos zu sein.

Beim Durchsetzen ihrer Forderungen ließ sie eine bis

heute weder vergessene noch vergebene Härte walten. Ich bekam Prügel, ich wurde mit Zimmerarrest gequält, ich durfte niemanden zum Spielen einladen. Und ich durfte vor allem nicht zu den Wimmers, zweifellos die härteste Strafe.

Es verging kaum ein Tag, an dem ich nicht bitterlich weinte. Doch meine Mutter blieb gnadenlos und mein Vater verschloß sich gegenüber meinen Klagen. Manchmal kroch ich zu ihm ins Bett und beschwerte mich bei ihm. Er half mir nicht. Er ließ sich viel einfallen, um mir eine Freude zu machen. Er ging mit mir spazieren, nahm mich mit in die Redaktion oder auf den geliebten Fußballplatz, spielte mit mir – aber er schützte mich nicht vor meiner Mutter. Schläge bekam ich nach wie vor, wenn das Einmaleins nicht saß.

In dieser Zeit kam ein junges Mädchen ins Haus. Sie stammte aus einer kleinen fränkischen Stadt und hatte bei uns eine Stelle als Haustochter gefunden. Ihr Ziel war es allerdings, sich in München als Sekretärin ausbilden zu lassen. Da sie von den Amerikanern keine Zuzugsgenehmigung bekommen hätte, entschied sie sich für den Umweg über die Arbeit in einem Haushalt. Als Hausmädchen bekam man sofort eine Arbeitserlaubnis.

Irmgard wurde für mich eine mütterliche Freundin, und sie wurde, Jahre später, die Gefährtin des Vaters, beruflich wie privat.

Mit ihrem Auftauchen wurde es bei uns heiterer und fröhlicher. Sie lachte viel, konnte hervorragend kochen, krempelte einfach die Stimmung im Haus vollständig um.

Damit die Hausaufgabenüberwachung meiner Mutter nicht immer mit Tränen endete, übernahm sie eine Art Vorkontrolle. Die erwies sich als nützlich.

Es zerbrachen weniger Kochlöffel, und ich kam immer seltener mit verweinten Augen zu den Wimmers.

Und das war gut so. Ich hatte mich nämlich in Wolfgang, den Ältesten, unsterblich verliebt. Er machte eine Lehre als Maurer, war verschlossen, jähzornig und in seinen Reaktionen unberechenbar. Er behandelte mich mal wie eine kleine Schwester, mal wie einen Kumpel. Nur als Mädchen interessierte ich ihn nicht. Am Freitagmittag kam er regelmäßig leicht rauschig nach Hause und blieb für den Rest des Tages verdrossen.

»Wolfgang, kannst du eigentlich tanzen?« fragte ich ihn an einem dieser schwarzen Freitage.

»Was willst?« war seine irritierte Reaktion. »Wieso soll ich denn um Gottes Willen tanzen können?«

»Weil ich Walzer so toll finde«, gab ich ihm zur Antwort.

»Und was habe ich damit zu tun?«

»Ich möchte, daß wir zwei zusammen einen Walzer tanzen.«

Wolfgang lachte laut auf und legte den Arm um mich.

»Weißt du, Ingrid, du spinnst ein bisserl«, sagte er und zog an meinen Zöpfen.

Von diesem Tag an empfing ich ihn am Freitag regelmäßig mit einigen Zigaretten. Ich sparte mein Taschengeld, um ihm diese Freude machen zu können.

Zuerst schüttelte er den Kopf und verstand mich nicht, doch dann gewöhnte er sich an die Zuwendung einer verliebten Zehnjährigen, die ganz langsam in sich zu spüren begann, daß es da noch etwas anderes geben mußte als die Liebe zwischen Vater und Tochter.

Ganz nebenbei erreichte ich auch, was ich eigentlich wollte.

Wolfgang war dabei, mit seinem Vater eine kleine Garage zu errichten. Nach Feierabend arbeitete er dort weiter. Ich saß bei ihm und schaute ihm zu. Eines Tages war es dann soweit.

»Willst immer noch Walzer tanzen?« fragte er mich, als er die Wasserwaage an die Mauer legte, um zu prüfen, ob das, was er da an die Wand geworfen hatte, auch gerade war.

»Natürlich.«

»Dann komm mal her zu mir.«

Ich bekam ganz heiße Backen, als ich zu ihm ging. Mein Herz klopfte. Ich war fürchterlich aufgeregt. Wolfgang legte die Arme um mich und stimmte einen Walzer an.

»Ich tanze mit dir in den Himmel hinein«, sang er mit einer Stimme, die für mich überirdisch klang.

Nie habe ich das Glücksgefühl vergessen, das mich damals packte, als ich mit Wolfgang, dem mürrischen Maurerlehring, in einer halbfertigen Garage Walzer tanzte.

Die Hoffnung, daß er mich auch noch küssen würde, zerschlug sich hingegen. Das wäre ihm dann wohl doch zu weit gegangen.

Meiner Leidenschaft für ihn tat diese Zurückhaltung indes keinen Abbruch. Ich war ihm verfallen und hätte mich für ihn in Stücke zerreißen lassen.

Und der erste, der das ernsthaft versuchte, war natürlich mein Vater. Ihm waren die Wege seiner Tochter, die immer häufiger in die Wimmersche Garage führten, natürlich nicht verborgen geblieben. Das hätte ihm gerade noch gefehlt. Er wollte mit den ›Nazis‹ nichts zu tun haben. Von seiner Familie erwartete er dieselbe Zurückhaltung.

Weder meine Mutter noch ich hielten uns daran. Auch ihr gefiel das unkomplizierte Leben bei den Wimmers. Und ich wußte nicht, was Nazis waren. Darüber hatte man mich nämlich nicht aufgeklärt.

»Ich verbiete dir den Umgang mit diesem Wolfgang«, teilte mir mein Vater eines Tages mit. Von meiner Mutter war ich so strenge Töne gewöhnt, von ihm eigentlich nicht.

»Warum soll ich denn die Wimmers nicht sehen?« fragte ich. »Was haben sie dir denn getan?«

»Das verstehst du nicht«, gab er zur Antwort.

Nein, das verstand ich wirklich nicht.

Die Wege zu Wolfgang wurden also verschlungener. So ging ich offiziell aus dem Haus, um eine Klassenkameradin zu treffen, schlich mich um die Ecke und näherte mich dem Grundstück auf der Wimmer-Seite. Die konnte man vom Haupthaus nicht sehen.

Natürlich bekam mein Vater trotzdem Wind davon. Er verhängte ein Ausgehverbot. Ich schlich mich durch den Keller nach draußen. Er verhängte Zimmerarrest. Irmgard konnte im letzten Moment verhindern, daß ich mich über das Birnenspalier nach unten hangelte und abstürzte.

Da ich nicht bereit war, meinen heißgeliebten Walzertänzer aufzugeben, war die Stimmung zu Hause bald unerträglich. Ich stritt mit meiner Mutter, diese beklagte sich beim Vater. Der blieb, um diesen Diskussionen zu entgehen, immer länger in der Redaktion.

Außerdem war er wohl zu diesem Zeitpunkt schon in Irmgard verliebt und hatte genug mit sich selbst zu tun.

Eine Zeit inszenierter Selbstmordversuche begann. Meine Mutter sperrte sich nach einem Krach im Bad ein und gab keinen Ton mehr von sich. Ich hatte große Angst um sie. Im Bad brannte ständig eine Gasflamme, die das Wasser erhitzte. Ich glaubte also an die Absicht meiner Mutter, sich das Leben zu nehmen. Gas ist schließlich gefährlich. Ich trommelte gegen die Tür, weinte, holte meinen Vater aus seinem Arbeitszimmer oder rief in der Redaktion an und flehte ihn an zu kommen. Auch Irmgard eilte von irgendwo herbei, um die immer noch stumme Mutter dazu zu bewegen, die Tür zu öffnen.

Kam dann mein Vater, gingen die Diskussionen weiter. Es war einfach fürchterlich. Ich flüchtete mich zu den Wimmers.

Da griff mein Vater entscheidend ein.

»Meinst du nicht, du könntest dich mit der Idee, ein Internat zu besuchen, befreunden?« fragte er mich eines Tages. Er hatte mich ins Auto gepackt und war mit mir spazierengefahren, um mich aus der häuslichen Atmosphäre zu befreien.

Ich sollte weg von Wolfgang? Niemals!

Ich sollte weg von meiner streitbaren, ehrgeizigen und total überforderten Mutter? Jederzeit!

Was sollte ich nur tun? Es zeigte sich sehr schnell, daß ich gar keine Überlegungen für oder wider ein Internat anstellen mußte. Mein Vater hatte längst entschieden.

Mit zehn Jahren zog ich in ein altes Schloß. Ich bekam ein Bett zugeteilt in einem Schlafsaal, den ich mit neun weiteren Mädchen teilen mußte. Im Gang stand ein Spind, auf dem war mein Namensschild angebracht. Auch meine Wäsche war mit meinen Initialen gekennzeichnet. Obwohl ich acht Jahre in diesem Internat bleiben mußte, kann ich mich kaum an schöne Momente erinnern.

Der Vater hatte mich zur Individualistin gemacht. Ich vermißte die Gespräche mit ihm, seinen analytischen Verstand, seine Zärtlichkeiten. Ich haßte die Nähe meiner Zimmergenossinnen. Jedes geschaffte Schuljahr wurde zwar mit dem Umzug in ein kleineres Zimmer belohnt, aber auch drei Schlafgenossinnen waren mir zuviel. Ich wollte beim Lesen allein sein, ich wollte keine Geräusche möglicher Nachbarinnen hören, wenn sie auf dem Klo saßen. Das gemeinsame Duschen fand ich nicht sehr begeisternd, und ich wollte vor allem nicht auf Schritt und Tritt von irgend jemandem angefaßt werden.

Es war so üblich, daß man entweder den Arm um die Schultern der besten Freundin legte oder deren Hüften umfaßte und tuschelte. Ich wollte gar keine beste Freundin. Ich wollte in erster Linie meine Ruhe. Und die ließ man mir nicht. Weibliche Wesen, die mir zu nahe kommen, lösen bei mir prinzipiell klaustrophobische Gefühle aus. Auch heute noch!

Alle vier Wochen durfte ich über das Wochenende nach Hause fahren. Mit klopfendem Herzen erwartete ich meinen Vater. Wenn ich sein Auto um die Ecke biegen sah, sprang ich ihm entgegen. Tradition war ein gemeinsames Mittagessen in einem Holzkirchner Wirtshaus. Dort schüttete ich ihm mein Herz aus. Ich berichtete von guten Noten. Die schlechten ließ ich vorsichtshalber unter den Tisch fallen. Nichts sollte die wenigen Stunden, die ich ihn ganz allein für mich hatte, trüben. Wir verstanden uns wieder hervorragend. Ich strahlte den Vater an. Damals entstand mein Kosename: Sternderl.

»Was ist eigentlich aus deinem Wolfgang geworden«, fragte er mich irgendwann einmal. »Korrespondiert ihr noch?«

»Wir haben uns geschrieben«, gab ich zur Auskunft. »Jetzt nicht mehr.«

Er fragte gar nicht, warum. Er kannte mich gut genug. Ich war oft glühend verliebt, war immer Feuer und Flamme für den jeweiligen Mann, solange mich sein besonders männliches Auftreten, seine umwerfende Figur oder was auch immer faszinierte. Sobald der Blickkontakt entfiel und es ans Briefeschreiben ging, waren die meisten Verehrer auf verlorenem Posten.

Ungelenke Formulierungen, Schreib- oder Grammatikfehler löschten bei mir die Glut sehr schnell. Liebesbriefe, waren sie auch noch so innig verfaßt, verwandelten mich sofort in einen Eiswürfel, wenn das Begehren fehlerhaft formuliert war.

Ferdl, ein Begleiter für zwei Jahre, hatte diese Schwierigkeit erkannt und einen geschickten Ausweg gefunden. Er kaufte Liebesromane, las sie durch, strich die heißesten Stellen an, versah sie an der Seite mit eigenen Kommentaren und sandte sie an mich. Das ging eine Weile gut. Aber eben nur eine Weile.

Lange Zeit war mein witziger Vater mit seiner geschliffenen Sprache, mit seinem weltmännischen Auftreten, mit seinem Charme der absolute Maßstab in meinem Leben. Er wußte das, genoß diese ihm ergebene Tochter.

Verdrehte mir damals ein männliches Wesen den Kopf, wußte er die Attacken auf meine Jungfräulichkeit geschickt und von mir zunächst unbemerkt abzublokken. Arturo, der Getränkekellner aus dem ›Albergo Kurhaus‹ in Cattolica, zählte zu diesen Opfern. Er war ein Bild von einem Italiener: schwarze, dichte Locken, Glutaugen, herrliche Figur, braungebrannte Haut. Arturo war in mich verliebt und ich in ihn. Einer 14jährigen Italientouristin stand dieser Flirt zu. Das fand auch mein Vater. Sagte er wenigstens. Als er allerdings dahinter kam, daß ich mich abends heimlich mit Arturo am Strand traf, änderte er seine Meinung schlagartig. Doch er war geschickt genug, mich diesen Stimmungsumschwung nicht merken zu lassen. Arturo, der wunderschöne italienische Getränkekellner, hatte einen

Sprachfehler. Er lispelte, nicht ein bißchen nur, er lispelte gewaltig.

Als mein Vater also befürchtete, daß Arturo mir gefährlich werden könnte, verlangte er nur noch Getränke mit einem Zischlaut. ›Gin Fizz‹ wurde in diesem Tagen zu seinem Lieblingsgetränk. Selbst ich durfte mir einen bestellen. »Arturo, prego due Gin Fizz.«

Das »Si Signorina, subito«, spritzte direkt von Arturos feuchten Lippen.

Mein Vater sagte nichts weiter, doch der Blick, den er mir jedesmal zuwarf, sprach Bände. Auch ich sparte mir einen Kommentar. Aber an den Strand bin ich dann schließlich doch nicht mehr gegangen. Und mehr wollte er ja auch nicht. Bassssta!

Den ersten Kuß bekam ich schließlich, fünfzehnjährig, von Kurt, dem Schraubenverkäufer. Das heißt, mein Vater nannte ihn so. Eigentlich war er Verkäufer in einem Eisenwarengeschäft, das unter anderem auch Schrauben feilbot. Und das befand sich unterhalb der Frühstückspension in Rottach am Tegernsee, in der ich mit meinen Eltern Ferien machte. Es ließ sich also gar nicht vermeiden, daß sich dort irgendwann einmal der blonde Kurt und die dunkelhaarige Ingrid, die langsam immer neugieriger wurde auf die Liebe, begegneten.

Mein Vater und ich waren auf dem Weg zum Strandbad, meine Mutter wollte nicht mitkommen. Schwimmen war nicht ihre Sache. Kurt stieg von seinem Motorrad und wirkte in meinen Augen überaus männlich. Er gefiel mir sofort. Ich ihm auch. Das hat er mir später erzählt. Zunächst blieb es bei einem kleinen Lächeln. Ich ging zum Baden, er zum Arbeiten.

Am Abend sahen wir uns wieder. Das Geschäft schloß um sechs Uhr. Eine Viertelstunde später führte mein Weg zufällig am Kundenparkplatz vorbei. Kurt bestieg sein Motorrad. Er sah immer noch sehr gut aus. Mein sehnsüchtiges Jungmädchenherz stand in Flammen.

Auch der junge Mann hatte Feuer gefangen. Unsere Treffen waren nicht mehr zufällig, sondern verabredet. Das rief meinen Vater auf den Plan. Er verfügte plötzlich, daß unsere Familie vor dem Abendessen Spiele machen sollte. Die Mutti hatte keine Lust dazu, weil ihr ein verlorenes »Mensch ärgere Dich nicht« die Laune für den restlichen Abend verdarb, und ich streikte natürlich auch. Schließlich wartete Kurt, der Motorradmann, auf mich. Sein Vorschlag wurde also abgelehnt. Der Vater fügte sich der Mehrheit, blieb aber wachsam.

Sekunden, nachdem Kurt mich endlich geküßt hatte, tauchte er auf. Sein Gassigang mit Struppi, dem Foxterrier, hatte ihn exakt zu der lauschigen Bank geführt, wo Kurt und ich schmusten.

Wir erstarrten zu Salzsäulen. Mein Vater blieb die Ruhe selbst.

»Du kommst mit«, forderte er.

Meiner Mutter sagte er kein Sterbenswörtchen von dem Intermezzo. Zum Strandbad ging man von diesem Abend an auf anderen Wegen. Am Eisenwarengeschäft führte keiner vorbei. Doch Kurt und ich blieben selbstverständlich in Verbindung. Vor meiner Abreise gab ich ihm die Adresse meines Internats.

Als mich dann sein erster schriftlicher Gruß erreichte, brannte mein Herz nicht mehr ganz so heiß. Kurts Schrift war nahezu unleserlich. Was eigentlich auch ziemlich egal war, denn das, was er schrieb, interessierte mich nicht sonderlich. Doch ich antwortete ihm natürlich. In einem zweiten Brief erzählte er mir ausführlich und unheimlich umständlich, daß er seinen Posten als Verkäufer gekündigt habe und eine Karriere als Beamter anstrebe. Da habe man die besseren Chancen und vor allem größere Sicherheiten. Kurzum, Kurt ging zur Polizei. Es folgten viele Briefe, in denen er seine harte Ausbildung beklagte. Es gab Krisen, in denen er alles hinwerfen wollte, weil er sich vor allem intellektuell überfordert fühlte. Meine Antworten ließen immer länger auf sich warten, aber immerhin – ich schrieb ihm noch.

Doch dann kam die Schreckensmeldung. Kurt mußte eine Prüfung ablegen, und es kam wie erwartet: »Nur einer fiel durch«, teilte er auf einer Briefkarte mit Trauerrand mit. Ich wußte Bescheid. Auf ein Kondolenzschreiben habe ich verzichtet.

Um den Kontakt zu mir nicht zu verlieren, unternahm mein Vater in den großen Ferien weite Reisen mit mir. Sie dauerten regelmäßig vier Wochen und gehören zu den schönsten Erinnerung in meinem Leben. Die Aussicht auf diese gemeinsame Zeit ließen mich das Internatsleben leichter durchstehen. Wenigstens in den ersten Jahren.

Die erste Reise ging nach England und hatte einen höchst sentimentalen Hintergrund. In London war mein Vater nach vielen Jahren, in denen er nichts von ihm gehört hatte, seinem Vater wiederbegegnet.

Mein Großvater hatte Frau und Sohn früh verlassen und war von München zurück nach Wien, seiner Heimatstadt, gezogen. Dort lernte er schließlich Valica, eine ungarische Jüdin kennen und ließ sich von meiner Großmutter scheiden.

Das Leben von Mutter und Sohn war zunächst hart, doch die beiden entwickelten eine zärtliche Liebe zueinander. Seine Mutter war mit Sicherheit die wichtigste Frau im Leben meines Vaters. Er versuchte nach Kräften, den Verlust des Ehemanns auszugleichen.

Als die Nazis auch Österreich ›heim ins Reich‹ geholt hatten, verließ mein Großvater mit Valica und Tochter Erica Wien und siedelte sich in London an. Dort gründete er schließlich am Rande des Hyde Parks einen renommierten Club, der ihm viel Geld einbrachte. Er legte sich einen englischen Namen zu und wurde schnell ein recht wohlhabender Mann.

Seine geschiedene Frau und seinen Sohn in München kümmerten ihn nicht mehr.

Als mein Vater nach dem Krieg bei BBC London eine Sendung machte, ging das Telefon im Studio.

»Kommen Sie aus München?« fragte ein Mann auf englisch mit stark österreichischem Akzent.

»Ja«, antwortete mein Vater und hielt den Atem an.

»Hatten Sie ein Wäschegeschäft am Feilitzschplatz in Schwabing?«

»Ja.«

»Hello, son, I am your father.«

Der treulose Vater und sein für immer verletzter Sohn trafen sich im Club.

Der eine freute sich von Herzen über das Wiedersehen, der andere blieb reserviert.

Natürlich mußte der Sohn von München und seinem Leben erzählen. Die Mutter sei tot, berichtete er, er sei verheiratet, habe eine Tochter. Er arbeite sehr erfolgreich beim Bayerischen Rundfunk. Es gehe ihm gut. Er habe es geschafft, trotz der Nazis und trotz fehlender väterlicher Fürsorge.

Am Abend des doch recht denkwürdigen Tages lernte er gleich auch noch Stiefmutter und Halbschwester kennen. Sie sei einmal wunderschön gewesen, erzählte Valica dem Sohn ihres Mannes. Dem blieb nichts anderes übrig, als ihr das zu glauben. Jetzt sah sie zumindest etwas verwittert aus. Ihr Gesicht war mit weißem Puder zugekleistert, der blutrot geschminkte Mund sprang einem direkt entgegen. Sie trug halblange Haare und Ponyfransen, die sie jeden Tag mit einer Brennschere nach außen drehte. Stiefschwester Erica hingegen war eine attraktive junge Frau, intelligent, sehr witzig und mit einem amerikanischen Diplomaten verheiratet. Sie hielt sich mit ihren drei Kindern zufällig in London bei den Eltern auf. Eigentlich wohnte sie mit ihrer Familie in Rom.

Sie alle sollte ich auf der ersten langen Reise mit meinem Vater kennenlernen.

Er hatte mir nie vorher erzählt, warum er seinen Vater aus den Augen verloren hatte. Ich wußte nichts von seiner jüdischen Abstammung. Ich hatte keine Ahnung, daß wir von den Nazis verfolgt gewesen waren. So konnte ich auch damals nicht begreifen, warum mein Vater einmal schneeweiß wurde, als ich ihm erzählte, ich hätte Herrn Wimmer zu seiner Frau sagen hören, man habe immer noch zu wenig Juden vergast.

Bei der Anreise nach London ließen wir uns Zeit. In unserem grauen Mercedes, dessen Türen nach vorne aufgingen, zuckelten wir bei schönstem Sonnenschein am Rhein entlang. Wo es uns gefiel, machten wir Station. Ich durfte am Weinglas meines Vaters nippen, wir unternahmen eine Schiffsfahrt, er erzählte mir die Geschichte der betörenden Loreley, die verliebten Fischern unweigerlich den Tod brachte. Im Kölner Dom scheiterten wir an Sitte und Moral. Ich hatte nur Shorts an und durfte die Kirche nicht betreten. Mein Vater schüttelte den Kopf.

»Sie werden doch ein kleines Mädchen in kurzen Hosen einlassen«, versuchte er einen Moralapostel zu überreden. Doch der blieb stur.

Dieses kategorische Nein hatte Folgen. Ich war später noch mehrmals in Köln: Den Dom habe ich nie besucht.

Bevor wir am Hoek van Holland die Fähre bestiegen, kontrollierten wir kritisch das Verfrachten des Wagens. Beide liebten wir all unsere Autos. Sie waren nie einfach nur Gefährt, sondern stets auch Gefährten. Sie hatten Namen, bekamen von uns Streicheleinheiten, wenn sie uns sicher und ohne Mucken an unsere jeweiligen Reiseziele gebracht hatten. Diese sehr persönliche Beziehung zu meinen Autos habe ich bis heute beibehalten.

Die erste Nacht auf der Fähre, die uns in sechs Stunden vom Kontinent zur Insel brachte, blieb mir unvergeßlich. Um Mitternacht sollte das Schiff auslaufen. Ich wollte die Abfahrt unbedingt miterleben.

Mein Vater meldete Zweifel an, ob ich meine Augen so lange offen halten könnte, doch ich war ganz sicher, daß ich wach bleiben würde.

Natürlich schläferte mich das sanfte Schaukeln ein. Irgendwann einmal wachte ich auf, weil ich auf die Toilette mußte. Mit einem Rums sauste ich von einem Kabinenende zum anderen. Die See war ziemlich unruhig geworden. Ich hatte noch nie einen derart schwankenden Boden unter meinen Füßen gespürt. Den Rest der Nacht verbrachte ich sicherheitshalber in den Armen meines Vaters. Er schien mir als Fels in der Brandung gerade recht.

Um sechs Uhr morgens legten wir in Dover an. Meine erste Begegnung mit dem Linksverkehr sorgte für Aufregung. Ich lachte und quietschte, wenn wir auf der für mich falschen Fahrbahn dahinbrausten. Und mein Vater schürte meine Ängste. Ihm machte die lebhafte und völlig entspannte Tochter an seiner Seite großen Spaß.

In London zogen wir in ein wunderschönes altes Hotel. Mein Vater hatte darauf bestanden, nicht privat bei seinem Vater untergebracht zu werden. So stark waren die familiären Gefühle dann auch wieder nicht.

Ich kam mir unheimlich wichtig vor, als ich meine Kleidung in die mir zugewiesene Schrankhälfte einräumte. Im Doppelbett bezog ich die rechte Seite. Auf meinem Nachtkästchen stapelten sich Bücher. Damit folgte ich dem Beispiel meines Vaters, der ohne zu lesen nicht einschlafen konnte. Ich hingegen hätte die Lektüre nicht gebraucht. Mir fielen immer gleich die Augen zu, wenn ich die Bettdecke über die Nase zog, doch ich fand, daß mich der Bücherstoß sehr erwachsen wirken ließ. Als wir unser Zimmer wohnlich gemacht hatten, war es soweit: Ich durfte via Zimmertelefon bei der Zentrale ein Gespräch für den mir noch unbekannten Großvater anmelden.

Und dann hatte ich einen gewissen Mr. Winton am anderen Ende der Leitung.

»Darling, ich freue mich so, dich zu hören«, sagte er, und mir verschlug es vor Aufregung die Sprache.

Mein Vater nahm mir schließlich den Hörer aus der Hand.

Zum Abendessen wollten wir uns mit meinem Großvater treffen. Bis dahin stand uns noch etwas Zeit zur Verfügung. Wir bummelten die Straßen entlang. Ich war unendlich glücklich und der Vater an meiner Seite der beste Vater auf der ganzen Welt.

Mein plötzlich aufgetauchter Großvater hingegen jagte mir bei der ersten Begegnung einen Schrecken nach dem anderen ein. Er war relativ groß, hatte schüttere weiße Haare, eine großporige, fleckige Haut und Hände, denen man nicht entgehen konnte. Dauernd griffen sie nach mir. Wenigstens hatte ich diesen Eindruck.

Als wir den Speiseraum des Clubs betraten, hatte ich

ihn sofort gesehen. Er war elegant gekleidet. In seiner Krawatte steckte eine Perle, das Einstecktüchlein war in derselben Farbe wie die Krawatte. Er glich meinem Vater, und trotzdem hatten die beiden keine Ähnlichkeit miteinander. Er entdeckte uns, stellte sein Sherryglas zurück und kam auf uns zu. Eigentlich stürmte er uns direkt entgegen. Und dann lag ich an seiner Brust und wurde mit feuchten Küssen bedeckt. Ich hatte das ungute Gefühl, als würde ich von diesem wohlriechenden Mann förmlich abgeleckt. Erbost stemmte ich mich gegen ihn. Doch es gab kein Entrinnen!

Endlich konnte ich mich doch befreien. Jetzt war mein Vater dran. Nicht ganz so penetrant, aber es reichte auch ihm. Den Arm um mich gelegt, führte mich der Großvater an seinen Tisch. Seine Aufforderung, mich neben ihn zu setzen, überhörte ich. Sicherheitshalber ließ ich einen Stuhl leerstehen und rettete mich an die Seite meines Vaters.

»Du mußt verstehen«, sagte dieser zu dem enttäuschten Großvater, »für Ingrid ist die Situation zu neu. Sie muß sich erst an dich gewöhnen. Bis vor zwei Wochen wußte sie überhaupt nicht, daß sie einen Großvater hat.«

Das wirkte, zunächst wenigstens. Die Situation entspannte sich. Mister Winton, wie ich ihn insgeheim nannte, stellte das Menue zusammen. Als die Suppe serviert wurde, bahnte sich eine neue Krise zwischen mir und meinem Großvater an: Er schmatzte und sabberte, daß es eine wahre Freude war. Mein Vater hatte vergessen, mich vorher zu warnen. Viele Spritzer landeten auf der großväterlichen Krawatte. Später erfuhr ich, daß er immer Reservekrawatten und -tücher bei sich hatte. Nach dem Essen mußten sie nämlich für gewöhnlich gewechselt werden.

Trotz der anfänglichen Fremdheit begann ich mich mit der Zeit an Mister Winton zu gewöhnen. In den nächsten Tagen erwies er sich tatsächlich als aufmerksamer und besorgter Opa. Mit seinen feuchten Zärtlichkeiten ging er jetzt sparsamer um.

Schließlich war ich diejenige, die ihm ab und zu ein dankbares Bussi auf die Wangen hauchte. Am Nachfassen hinderte ihn der warnende Blick meines Vaters.

Und Gründe, dankbar zu sein, gab es viele. Er überschüttete mich förmlich mit Geschenken, zeigte mir die Sehenswürdigkeiten von London und ließ mich in seinem vornehmen Club wie eine kleine Prinzessin feiern.

Valica gefielen diese Zuwendungen gar nicht. Sie nahm mich mit eindrucksvoller Kühle zur Kenntnis. Mehr war das nicht. Auch Erika und ihre Kinder hielten sich zurück. Die wiedergefundene Familie aus Deutschland war so gar nicht nach dem Geschmack der beiden Damen.

Mir machte das nichts aus, wenn sie uns stets allein losziehen ließen. Manchmal gesellte sich auch Wendy zu uns, eine attraktive junge Dame, die mir als Opas Sekretärin vorgestellt worden war. Sie interessierte mich nicht sonderlich. Die charmante Rotblonde sprach und verstand kein Wort Deutsch. Logisch, daß sich mein Vater ihrer besonders annahm.

Eines Abends besuchten wir zu viert die Londoner Fun Fair, eine Art Wiener Prater. Die Bäume waren in den unmöglichsten Bonbonfarben angestrahlt, und begeisterte Londoner standen selig davor. »How lovely«, tönte es vielstimmig. Mein Vater und ich lachten uns kaputt über soviel Schwachsinn. Der Großvater hielt sich zurück, da er sich eigentlich als Neu-Londoner zu Solidarität verpflichtet sah, und Wendy sah außer meinem Vater eigentlich nicht sehr viel.

Nachdem wir unter einem dieser lieblichen Bäume ein Eis gegessen hatten, sollte mein Vater erst den Großvater daheim, anschließend mich im Hotel abliefern und dann Wendy nach Hause bringen. Er wollte so schnell wie möglich zurück sein. Ich sollte schon mal schlafen, denn ich sei schließlich erschöpft von dem langen Tag.

War ich auch. Aber offenbar nicht erschöpft genug. Mitten in der Nacht wachte ich auf. Das Bett neben mir war immer noch leer. Um elf Uhr abends hatte mir mein Vater die Hotelzimmertür aufgesperrt. Jetzt war es drei Uhr in der Früh. Ich erschrak fürchterlich. Es mußte ihm etwas zugestoßen sein. Anders konnte ich mir damals seine Abwesenheit nicht erklären.

Ich fühlte mich absolut verloren in dieser großen Stadt, in einem Hotel, das mir plötzlich völlig fremd war. Zu allem Unglück fiel mir ein, daß ich die Telefonnummer meines Großvaters nicht kannte. Ich hätte ihn also gar nicht anrufen und um Hilfe bitten können. Mir klopfte das Herz bis zum Hals. Ich horchte auf die Geräusche der Straße. Es waren nicht mehr viele Autos unterwegs.

Da hielt ich es nicht mehr in meinem einsamen Doppelbett aus. Ich zog mich an und wollte mich vor die Hoteltür stellen. Davon erhoffte ich mir Ablenkung. Einen Satz, um am Nachtportier vorbeizukommen, hatte ich mir auch schon ausgedacht.

»I am waiting for my Daddy«, wollte ich ihn knapp informieren. Auf dem Weg nach unten disponierte ich noch einmal um. Die Bezeichnung Daddy schien mir zu kindlich. »My father« klang seriöser.

Als ich den Lift verließ, schaute der Portier nicht einmal von seiner Zeitung auf, und ich konnte wortlos durch die Schwingtür schlüpfen. Lange mußte ich nicht warten. Ich sah zwei Scheinwerfer direkt auf mich zukommen. Sie zwinkerten mir zu, dann erloschen sie. Der Vater hatte den ›grauen Esel‹ geparkt.

»Sag mal, was machst du denn hier unten?« fragte er mich verwundert.

»Ich bin aufgewacht, und du warst immer noch nicht da. Ich habe mich gefürchtet.«

Er legte den Arm um seine schluchzende Tochter und brachte mich in mein Bett zurück. Er sei den falschen Busschienen nachgefahren, erzählte er mir, und noch vieles mehr. Ich hörte nichts. Ich war längst eingeschlafen.

Als wir am nächsten Morgen mit Mister Winton frühstückten, berichtete ich ihm prompt die ganze Geschichte. Das hätte ich besser unterlassen. Er interessierte sich nicht dafür, wie und wann sein Sohn ins Hotel zurückgekommen war, ihn empörte allein die Tatsache, daß seine Enkeltochter seiner Ansicht nach stundenlang unbeaufsichtigt mitten in der Nacht mutterseelenallein vor dem Hotel gestanden hatte.

»Die Zeitungen sind voll davon: In London geht ein Kindermörder um. Vier Mädchen hat er schon umgebracht. Und ausgerechnet Ingrid steht allein auf der Straße.«

Er tobte derartig, daß der Tee in seiner Tasse überschwappte und seine Krawatte schon am Morgen gewechselt werden mußte.

Unsere Abreise stand bevor. Als ich meinen Koffer einpackte, merkte ich, daß er sich auch mit Gewalt nicht mehr schließen ließ. Ich hatte wirklich sehr viele Geschenke bekommen. Der Großvater war bemüht gewesen, so manches Versäumnis nachzuholen. Zum Schluß hatte ich ihn sogar richtig gerne. Seine Küsse hingegen mochte ich immer noch nicht sonderlich.

Ein gemeinsames letztes Abendessen mit Valica bewies einmal mehr, daß sie uns im Grunde nicht leiden konnte.

Diese Abneigung verstärkte sich noch, als man sich ein Jahr später an der Côte d' Azur in Cannes wiedertraf, um dort gemeinsam Urlaub zu machen: mein Vater und ich, Valica und mein Großvater. Er hatte uns diese Ferien geschenkt. Wir wohnten im ›Majestic‹, einem alten, traditionsreichen Hotel, direkt an der Croisette, mußten nur über die Straße gehen und hatten unsere reservierten Liegestühle am Meeresstrand.

Valica begegnete mir weiterhin mit unverhohlener Feindseligkeit, und diesmal nahm ich diesen Ball auf.

Als 13jährige, das erste Mal in London und einem fremden Mann ausgeliefert, der mein Großvater sein sollte, war ich noch verschüchtert und leichter verletzbar gewesen.

Doch inzwischen war ein Jahr vergangen. Ich hatte mich zu einem recht ansehnlichen jungen Mädchen entwickelt, war selbstbewußt geworden. Ich reckte meine Nase keck in die Luft, warf meine langen, dunkelbraunen Haare bei jeder Gelegenheit dramatisch nach hinten, gewöhnte mir einen, wie ich meinte, aufregenden Gang an und gab die ersten interessierten Männerblicke ebenso interessiert zurück.

Mit einem Wort: Ich war auf dem besten Weg, eine Frau zu werden. Mein Vater war an dieser frühen Entwicklung nicht unschuldig. Er hatte mich immer ernstgenommen, für ihn war ich selten das kleine, dumme Mädchen. Er sagte mir, wenn er mich hübsch fand, und er war ebenso offen, wenn ich mich seiner Meinung nach benahm wie eine dumme, kleine Gans. Er bestimmte meine Garderobe, beeinflußte meine Gedanken. Ich war kein Kind mehr, wenigstens behandelte er mich nicht so.

Ich spürte instinktiv, daß Valica auf meine Jugend eifersüchtig war und genoß die Situation.

Der Großvater war in meine langen Haare verliebt. Er erlaubte mir, mich jeden Abend vom Hotelfriseur verschönern zu lassen. Außerdem fand er, daß ich für ein so junges Mädchen eine bemerkenswerte Figur hätte. Häufig brachte er mir neue Kleidungsstücke mit, speziell Bikinis hatten es ihm angetan. Ich zog sie alle nacheinander an und bemerkte mit spöttischen Seitenblicken, daß Valica sich Tag für Tag wütender in ihren schwarzen Einteiler quälte.

Vor dem Abendessen flanierten wir regelmäßig über die Croisette, rechts mein Vater, links mein Großvater, ich in der Mitte. Wir waren bestimmt ein hübscher Anblick. Vor uns stiefelte Valica, mit gepudertem Gesicht und gefletschten Zähnen im glutroten Mund. Manchmal blieb sie auch vor einem Schaufenster stehen und machte uns auf besonders hübsche Modelle aufmerksam. Mister Winton stimmte ihr jedesmal zu. Gekauft hat er ihr kein einziges Stück.

Eines Tages war die Stimmung des Großvaters schon beim Frühstück auf dem Nullpunkt. Am Nachmittag weihte er uns schließlich ein. Er und Valica seien am Abend eingeladen, und er wolle unbedingt allein zu dieser Verabredung gehen. Valica sei auf die Gastgeberin schrecklich eifersüchtig und verderbe mit Sicherheit durch ihre dauernden Sticheleien die allgemeine Stimmung. Er wußte nicht, was er tun sollte, damit seine Frau im Hotel blieb. Mein Vater hatte die rettende Idee.

»Du weißt doch, daß Valica Stunden braucht, um sich für den Abend herzurichten«, meinte er. »Sag ihr von der Einladung erst dann etwas, wenn sie keine Zeit mehr dazu hat, sich aufzudonnern. Sie ist viel zu eitel, um nicht perfekt gestylt zu einer Party zu gehen.«

Mister Winton und ich fanden diesen Vorschlag hervorragend. Wir lagen alle noch am Strand, es war so gegen sechs Uhr, als er Valica so nebenbei mitteilte, daß sie um acht Uhr bei Madame Legrand eingeladen seien. Valica setzte sich steil auf und bekam einen Anfall.

»Das sagst du mir erst jetzt«, keifte sie erwartungsgemäß los. »Ich brauche Stunden, bis ich fertig bin.«

»Dann beeile dich halt heute ein bißl«, riet ich ihr scheinheilig.

»Ich bin keine vierzehn Jahre alt«, schleuderte sie mir entgegen.

Wütend schnappte sie sich die Badetasche, warf alles hinein, was ihr gehörte. Die Sachen ihres Mannes ließ sie zur Strafe im Sand liegen. Wir schlossen Wetten ab, ob sie pünktlich fertig werden würde oder nicht.

Als der Großvater das Zimmer betrat, stand er seiner perfekt geschminkten Gattin gegenüber. Sie hatte gebadet, mußte nur noch das Kleid anziehen, dann wäre sie fertig gewesen. Er murmelte irgendetwas Unverständliches und verschwand im Bad. Inzwischen saßen mein Vater und ich gespannt im Nebenzimmer und warteten ab.

Da hörten wir aus dem großväterlichen Bad lautes Geschrei. Fast gleichzeitig öffnete sich die Tür. Mister Winton winkte uns heran.

»Kommt mit«, forderte er uns auf. Wir folgten ihm. Was wir dann sahen, verschlug uns den Atem.

Valica wischte den Boden auf, mit allen zur Verfügung stehenden Handtüchern.

Was war geschehen? Der Großvater hatte die Wasserhähne aufgedreht, war ins Zimmer zurückgegangen und hatte seinen Smoking hergerichtet. Inzwischen war die Badewanne längst gefüllt, das überlaufende Wasser überschwemmte das Bad. Valica tobte vor Wut.

»I don't know, what's so funny about it«, schrie sie in unser hemmungsloses Gelächter.

Sie konnte natürlich nicht ahnen, was wir so komisch fanden. Ein Blick in den Badezimmerspiegel, aus dem ihr ein rotglänzendes Gesicht, umrahmt von strähnigen Haaren entgegenstarrte, gab ihr den Rest. Valica legte sich ins Bett. Der Großvater ging zu seiner Party. Allein!

Mein Vater und ich wollten uns einen gemütlichen Abend machen, eine Kleinigkeit essen und dann ein wenig in unseren Büchern schmökern. Doch die richtige Stimmung dafür stellte sich nicht ein. Wir fühlten uns nicht sehr wohl in unserer Haut. Das Schauspiel, das wir da soeben erlebt und zu einem gehörigen Teil auch mitinszeniert hatten, gefiel uns am Ende doch nicht so sonderlich. Trotz unseres Gelächters. Wir hatten uns mies benommen. Das wußten wir beide sehr genau.

Außerdem lag ein Gespräch in der Luft. Mich drückte schon seit geraumer Zeit eine Frage, doch bis dahin hatte sich keine Gelegenheit ergeben, sie zu stellen.

Daß meinem Vater dieses Gespräch zutiefst zuwider war, habe ich erst viele Jahre später so recht begriffen.

Wir lagen beide in unseren Betten, als ich ihn überfiel. »Vati, sag mal, ist der Opa Jude?«

Er legte seinen englischen Kriminalroman auf die Bettdecke und wandte sich mir zu.

»Wie kommst du denn darauf?« fragte er ruhig, aber in einem Tonfall, der mich warnen sollte.

Doch ich ließ mich nicht einschüchtern.

»Ich kann mich nur an Äußerlichkeiten halten«, gab ich zur Antwort, »nur an das, was ich gesehen habe. Man sagt, Juden hätten große Nasen, fleckige Haut, sie seien unheimlich geschäftstüchtig, und sie hätten eigentlich keine Heimat. Das alles trifft doch auf den Opa zu. Er lebte mit dir und deiner Mutter in München, dann zog er zurück nach Wien. Doch dort blieb er auch nicht lange. Er ging nach London. Dort heißt er plötzlich Winton. Irgendwas stimmt doch da nicht.«

Nach diesem Monolog schwieg ich verunsichert. Mein Vater äußerte zunächst nichts. Dann, ungehalten: »Ich möchte wirklich wissen, was dich das alles angeht. Das ist doch sein Leben und hat mit deinem oder unserem gar nichts zu tun. Vor zwei Jahren wußtest du noch gar nicht, daß du einen Großvater in London hast.«

»Das mag schon sein. Aber jetzt weiß ich es. Jetzt kenne ich ihn. Jetzt stelle ich meine Fragen.«

Ich ließ nicht locker und zeigte mich in seinen Augen damit von meiner unangenehmsten Seite. Wenigstens hat mein Vater meine Hartnäckigkeit und meine Sucht nach Offenheit auch später immer als äußerst lästig empfunden. Er bestrafte mich dafür zeitweilig mit Liebesentzug, aber ändern konnte er mich nicht. Ich habe seine Heimlichkeiten und seine Geheimnisse immer mitgetragen. Aber nur nach außen hin. Allein mit ihm habe ich ihn mein Mißfallen darüber durchaus spüren lassen. Ich wollte immer über alles reden, alles ausdiskutieren.

»Also gut, der Opa ist Jude.«

»War deine Mutter auch Jüdin?«

»Nein.«

»Galtest du als Halbjude?«

»Ja.«

»Mußten wir uns deshalb in dem Dorf verstecken?«

»Ja.«

Er war immer noch nicht bereit, mehr zu sagen, als unbedingt sein mußte.

»Dann bin ich eigentlich eine Vierteljüdin.«

»Sicher, wenn du mit diesen Maßeinheiten fortfahren

willst, bist du eine Vierteljüdin. Und was bringt dir diese ganze Rechnerei?«

Mein Vater hatte vergessen, daß ich eigentlich noch ein neugieriges Kind war. Jetzt sah er in mir nur einen Gegner, der ihm auf die Schliche gekommen war. Er rettete sich in seinen Zynismus. Er gab sich kalt bis ins Herz.

»Sei doch nicht so sauer«, wehrte ich mich. »Es ist doch nicht unnatürlich von mir, wenn ich etwas über meine Familie wissen will.«

»Mein liebes Kind, jetzt höre mir mal gut zu. Seitdem dieser Alptraum vorbei ist, versuche ich, die Nazis zu vergessen. Ich will nicht daran erinnert werden, daß ich mal als Jude verfolgt wurde. Das jüdische Leben war mir immer fremd. Ich bin evangelisch getauft. Ich bin in einem ganz normalen christlichen Haushalt aufgewachsen. Als mein Vater verschwand, verschwand mit ihm der jüdische Teil in meinem Leben. Außerdem bringst du da einiges durcheinander. Von den Juden wird nur derjenige als einer von ihnen akzeptiert, der eine Jüdin zur Mutter hat. Erst die Nazis haben mit diesem halb-, viertel- und achteljüdischen Schwachsinn angefangen.«

Jetzt war er dran. Ich brauchte nichts mehr zu sagen. Ich mußte nur noch zuhören.

»Du wirst mich nicht verstehen, schließlich warst du damals noch zu klein. Heute gelte ich überal als typischer Bayer, mit Münchner Dialekt und Münchner Gemütlichkeit, und dabei will ich es belassen. Ich habe von diesem Teil meiner Vergangenheit genug.«

Warum er sich dann immer wieder auf eben diese Vergangenheit berief, wenn es um meine Mutter ging, habe ich nie verstanden. Die Mutter hatte es abgelehnt, sich von ihm scheiden zu lassen, als ihr die Nürnberger Gesetze dazu Gelegenheit boten. Sie war bei ihm geblieben, hatte die Flucht mitgemacht, sich als Judenhure beschimpfen lassen, kämpfte für ihre kleine Familie.

Mein Vater hat ihr diese Solidarität sein Leben lang nicht vergessen. Er trennte sich nicht von ihr, als die Ehe längst am Ende war. Er sah ihr alle Torheiten nach, er nahm es in Kauf, daß ich meine Kindheit im Internat verbringen mußte, weil die Mutter keine Hand für Kinder hatte. Er war ihr dankbar, und diese Dankbarkeit ging zu meinen Lasten. Er selbst baute sich ein völlig neues, eigenständiges Leben auf, war immer seltener zu Hause und verteufelte mich, wenn ich gegen diesen scheinbaren Frieden rebellierte. Er war ungerecht zu mir, bloß um seine Ruhe zu haben.

»Du bist ein Sicherheitsrisiko«, hat er mir oft genug entgegengeschleudert, wenn wieder einmal sein Kartenhaus auseinanderzubrechen drohte und er an der häuslichen Front gebraucht wurde.

Doch soweit waren wir damals natürlich noch nicht, in unserem Luxuszimmer an der Côte d'Azur. Ich wußte noch nicht, daß meine wachsende Selbständigkeit seine Liebe zu mir minderte. Eine eigene Meinung gestand er mir nur ungern zu. Ich war sein Produkt, und das sollte ich auch bleiben. Ein Leben lang. Um ihn nicht weiter zu verärgern, hörte ich also auf mit meinen Bruchrechnungen in Sachen jüdisches Blut.

»Ich möchte nicht, daß du irgend jemandem von dieser Unterhaltung erzählst«, forderte er mit strenger Stimme. »Weder deinen Freundinnen, noch der Mutti, noch sonst jemanden. Hast du mich verstanden?«

»Warum denn nicht?« Ich begriff meinen Vater einfach nicht. »Darf ich dem Opa auch nicht sagen, daß ich jetzt ein bißchen über unsere Vergangenheit weiß?« Ich ließ nicht locker.

»Der wird deine Euphorie sowieso nicht verstehen.

Er wußte nicht, daß ich dir von all dem nie etwas erzählt habe.«

Beim Frühstück am nächsten Morgen fiel unser Tisch nicht durch eine übertrieben gute Stimmung auf. Valica schmollte, das war klar, Mister Winton hüllte sich vorsichtshalber ebenfalls in Schweigen, mein Vater war sowieso grantig, und ich wagte nicht, den Mund aufzumachen, weil ich befürchtete, ich würde etwas Falsches sagen.

Doch irgendwie schafften wir es dann doch alle wieder, einen normalen Ton anzuschlagen.

Die letzten Tage in Cannes waren abwechslungsreich. Eines Abends unternahmen Großvater und Vater einen Versuch, mich in das Spielkasino in Monte Carlo einzuschleusen. Der Hotelfriseur verpaßte mir eine damenhafte Hochfrisur. Mister Winton brachte ein verruchtes schwarzes Cocktailkleid an, und ich durfte Valicas Schminkutensilien benutzen, um mich aufzuputzen. Ich malte mir tiefschwarze Augenringe, tuschte die Wimpern mit einem kessen Schwung himmelwärts und krönte mein angemaltes Gesicht mit einem scharlachroten Mund. Nur auf das weiße Mehl, mit dem sich Valica stets einstäubte, verzichtete ich.

Doch die ganze Maskerade nützte mir nichts. Der freundliche Portier des Spielkasinos, der mit Sicherheit schon Tausenden von geschminkten Mädchen entgegengetreten war, lächelte auch mich vom Platz. Mademoiselle könne sich gern hier im Vorraum aufhalten und auf die Messieurs warten, eingelassen würde Mademoiselle hingegen auf gar keinen Fall. Er glaube gerne, daß Mademoiselle sehr viel jünger wirke, als sie in Wirklichkeit sei. Aber schließlich gebe es ja auch Ausweise, die einzusehen er verlangen könne.

Nach einer gemütlichen Bummelfahrt durch die Schweiz und zwei herrlichen Tagen in Zürich kehrten wir nach München zurück. Die Mutter sah wie immer bei der Begrüßung weder ihren Mann noch ihre braungebrannte Tochter, sondern lediglich den Berg schmutziger Wäsche, die wir beide mitbrachten. Und der beeinträchtigte ihre Laune.

Zwei Wochen später war ich wieder im Internat, lag – da ich mit bestandenem Schuljahr wieder ein Zimmer weitergerückt war – in einem fremden Bett und heulte mich eine Woche lang jeden Abend in den Schlaf. »O Vati, die nächsten Ferien sind so weit weg und du bist es auch!«

Wie weit entfernt er von mir war, ahnte ich nicht einmal. Das hat er mir viele Jahre später erzählt.

Da er noch Urlaub hatte und seine Frau natürlich nicht mit ihm verreiste, weil ihr fremde Länder und vor allem fremde Sprachen nicht lagen, machte er mit Irmgard, die inzwischen seine Geliebte geworden war, die längst geplanten Ferien zu zweit. Und wo fuhren sie hin? Nach Cannes, ins ›Hotel Majéstic‹. Sie waren zwar knapp bei Kasse, wollten sparsam leben, aber mein Vater hatte einfach das Bedürfnis, ihr das herrlich altmodische Hotel vorzuführen.

Als sie zum ersten Mal am Strand saßen, fiel den beiden ein älterer Herr mit schütterem weißen Haar auf, neben dem eine wohlgeformte Blondine im Wasser plätscherte.

Mein Vater betrachtete diesen Herrn etwas näher. Fast gleichzeitig wandte dieser seinen Blick dem aufmerksamen Beobachter zu.

»Hallo«, begrüßten sich Vater und Sohn. Sie waren beide wieder zurückgekehrt, beide in neuer Damenbegleitung.

Daß meine schulischen Leistungen ganz langsam nachließen, bemerkten meine Eltern zunächst nicht. Und das war gut so, denn somit waren die Sommerreisen mit meinem Vater noch nicht gefährdet.

Abwechselnd fuhren wir nach Cattolica, um dort zu baden und zu faulenzen, während das darauffolgende Jahr dann regelmäßig eine richtige Bildungsreise angesagt war.

Die Fahrt nach Paris blieb besonders in meinem Gedächtnis haften. Ich hatte in der sechsten Klasse Französisch bekommen, mein Vater erinnerte sich noch schwach an einige Vokabeln, die er in seiner Schulzeit gelernt hatte. Da wir beide hemmungslose Perfektionisten waren, legten wir die Sätze, die sich im voraus planen ließen, genau zurecht. Stimmte die Grammatik, gingen wir daran, an der Aussprache zu feilen. Beherrschten wir beides gleichermaßen gut, mischten wir uns unters Volk, um unsere polyglotten Fähigkeiten auch zu beweisen.

So erkundigten wir uns einmal bei einem Flic nach dem kürzesten Weg zum Eiffelturm. Da wir ihm Meisterhaftes in seiner Landessprache boten, kam seine Auskunft blitzartig und ohne Rücksicht darauf, daß wir eigentlich Touristen waren. »Schau du auf seine rechte Hand. Ich beobachte seine linke«, flüsterte mir der Vater zu.

Dreimal wies er nach links, zweimal nach rechts, mehrmals geradeaus. Außerdem erzählte er uns irgendwas über seine Mutter. Wenigstens glaubten wir, das Wort *maman* mehrfach vernommen zu haben. Vielleicht war sie krank. Der Flic schaute immer recht bekümmert, wenn er von *maman* sprach. Wir bedankten uns jedenfalls überaus herzlich für seine Wegweisung, gingen um die Ecke und vertieften uns in den Stadtplan.

Auch der Ober, bei dem wir in einem vornehmen Restaurant ein Chateaubriand bestellten, hielt uns offensichtlich für Franzosen. Nachdem er unser Menue notiert hatte, begann er mit uns ein längeres Gespräch, in dem wir den passiven Teil übernahmen. Immer wenn er Luft holte oder uns bedeutungsschwer anschaute, beeilten wir uns, ihn mit einem manchmal erstaunten, manchmal teilnahmsvollen, manchmal zustimmenden »Oui« zu erfreuen. Hob er die Stimme und wirkte er irgendwie ärgerlich, schüttelten wir die Köpfe und murmelten teilnahmsvoll »non, c'est impossible.«

»Merde«, sagte ich erst, als mein Vater mich darüber aufklärte, daß die rote Soße, in der mein Fleisch schwamm, nicht nur aussah wie Blut. Der Teller ging umgehend zurück, und der Ober brach fast in Tränen aus. Wieder folgte ein langer Monolog seinerseits und ein verständnisvolles Schweigen unsererseits. Wir drei verstanden uns. Das war klar.

Abends streiften wir regelmäßig durch Montmartre, saßen irgendwo vor einer der Künstlerkneipen und beobachteten die Menschen.

»Was meinst du, ist der von Beruf?« fragte mich mein Vater oft, wenn ein besonders bunter Vogel an uns vorbeizog.

»Na, Maler vermutlich«, meinte ich. Doch diese Antwort war meinem Vater zu simpel. Er stellte sich vor, daß er drei uneheliche Kinder hatte, zwei Mädchen und einen Buben. Jedes Kind stammte natürlich von einer anderen Frau, die Mädchen hießen Madeleine und Stephanie. Der Sohn hieß Dominic und war seit Geburt ein Genie.

Solche und andere Geschichten konnten wir stundenlang erfinden. »Was bin ich« war eigentlich, so besehen, die Fortsetzung unserer Ferienunterhaltungen.

Diese Erlebnisse waren es auch, die uns so eng aneinander banden. Wir waren nicht Vater und Tochter, sondern Partner, die sich die Bälle zuwarfen. Lange Jahre hatten wir wirklich dieselbe Wellenlänge. Menschen, die uns kannten, wunderten sich oft, daß wir – beide voneinander getrennt – in der gleichen Situation exakt dasselbe sagten. Auch äußerlich wurde ich ihm immer ähnlicher. Noch heute staunen gemeinsame Bekannte, wenn sie mich sehen. Ich habe die Stimme meines Vaters, ich habe seinen Witz, und ich habe seine schlechten Augen.

Von einer Reise nach Rom kamen wir beide todkrank zurück. Zunächst fing alles so harmlos an. Erika, die Stieftante, hatte uns eingeladen. Sie wollte uns ihren Mann vorstellen. Mein Vater sagte zwar zu, bestand aber auch hier darauf, im Hotel zu wohnen. Wir waren daran gewöhnt, eine Stadt selbst zu erobern und wollten uns nicht in eine Familie einbinden lassen.

Der sprachliche Ehrgeiz entfiel diesmal. Das heißt, weder mein Vater noch ich konnten mehr als zehn italienische Vokabeln, Gängiges wie *grazie, prego, buon giorno, buona notte* inklusive. Diese wenigen Wörter ließen wir allerdings in gewohnter Meisterschaft auf der Zunge zergehen. Umgangssprache war Englisch, und da gab es keine Probleme. Mein Vater beherrschte es perfekt, und auch ich hatte keinerlei Schwierigkeiten. Die sich ständig wiederholende Ermahnung meines Vaters – »Lerne Sprachen« – hatte gefruchtet. Damals noch!

Die Abende verbrachten wir meist mit Erika und deren Kindern. Gene, ihr Mann, zu dem wir eigentlich Kontakt bekommen sollten, war die meiste Zeit beruflich unterwegs. Jahre später erfuhren wir dann vom Großvater, daß die Ehe damals schon ziemlich am Ende war. Gene hatte eine neue Partnerin gefunden, und auch Erika war in den Armen eines Italieners gelandet. Doch beide wahrten die Form, schon der kleinen Kinder wegen, und sie benahmen sich wirklich äußerst korrekt. Es gab keine Szenen oder lautstarke Kräche. Keiner hatte dem anderen etwas vorzuwerfen. Noch nachträglich imponiert mir die Art, wie dieses Ehepaar miteinander umgegangen ist.

Zu den Kindern Karin, sie war die Älteste, Michelle und Pete bekam ich keinen Kontakt. Wollte ich eigentlich auch gar nicht. Als ich merkte, daß Erika mich als Babysitter vorgesehen hatte und eigentlich mit ihrem Halbbruder ›Bobby‹ allein durch Rom ziehen wollte, streikte ich sofort. Ich wollte meinen Vater für mich haben. Die wenigen Wochen im Jahr, in denen wir gemeinsam Urlaub machten, gehörten mir und niemandem sonst. Auf Karin war ich zeitweilig richtig eifersüchtig. Sie war ein scheues, hochintelligentes Mädchen, mit dem sich mein Vater sehr gern unterhielt. Sie sprach außer Englisch noch Französisch, Italienisch und Polnisch. Die zahlreichen Umzüge ihres Vaters, der als Diplomat von einer europäischen Stadt in die andere versetzt wurde, machten ihr das Erlernen von fremden Sprachen zum Kinderspiel.

»Imponierend, was Karin alles kann«, sagte mein Vater manchmal bewundernd. Ich kochte vor Wut, und er lachte mich aus.

Um mich nicht ernsthaft zu vergrämen, verzichtete er allerdings darauf, Karin auf unsere Streifzüge durch Rom mitzunehmen.

Bei glühender Hitze kletterten wir auf dem Forum Romanum herum, wir mieteten uns einen Pferdewagen und kutschierten die Via Appia entlang. In Trastevere fühlten wir uns an den Montmartre in Paris erinnert. Wir aßen in Pizzerien, die uns auf unseren verschlungenen Wegen gefielen. Eigentlich waren wir den ganzen Tag über auf den Beinen und zeigten dennoch keine Ermüdungserscheinungen. Ich hätte auch nie nach einer Limonade oder einem Eis oder was auch immer gequengelt, wenn ich mit meinem Vater unterwegs war. Ich wollte eigentlich nur eines: bei ihm sein.

Am Ostersonntag wollten wir uns das Papst-Spektakel auf dem Petersplatz ansehen. Gewarnt durch den strengen Zerberus im Kölner Dom, stellte mein Vater diesmal meine Kleidung sehr sorgfältig zusammen. Wir erstanden schwarze Seidenstrümpfe und ein schwarzes Tuch, das ich mir notfalls über den Kopf stülpen sollte, falls ich nicht züchtig genug aussah. Wir waren grenzenlos enttäuscht von dem, was sich da auf dem Petersplatz abspielte. Die Menschen trampelten sich gegenseitig fast zu Tode. Sie kreischten und schrien einem weißgekleideten Mann zu, der in meinen Ohren Pathetisches von sich gab. Ich hatte erwartet, daß mir beim Anblick des Heiligen Vaters eiskalte Schauer über den Rücken laufen würden. Ich empfand absolut nichts. Die perfekte Inszenierung stieß mich ab.

»Gefällt's dir hier?« fragte ich meinen Vater, der meine Hand ganz fest in der seinen hielt, damit ich nicht abgedrängt werden konnte.

»Nicht sonderlich«, gab er mir zur Antwort. »Ich bin eigentlich mit dir nur hierhergegangen, weil man das eben tut, wenn man zu Ostern in Rom ist.«

Ich atmete auf.

»Weißt du Vati, ich finde das alles fürchterlich. Wir können gerne gehen, wenn du auch möchtest.«

Den Petersdom wollten wir ein anderes Mal besichtigen.

Mit einem Jauchzer rupfte ich mir die ungewohnten

Seidenstrümpfe von den Beinen, knödelte sie in mein Seidentuch und warf das Bündel wie einen Wandersack über meine Schultern.

»Ob aus dir jemals eine Dame wird«, meinte mein Vater schmunzelnd und gab mir einen Nasenstüber. »Ich bezweifle das ernsthaft.«

»Bist du eigentlich ein Herr?«

»Nein, wohl eher ein Mann.«

»Na, siehst du!«

Einen Abstecher nach Neapel und die Besichtigung von Pompeji hätten wir wohl besser unterlassen. Dabei hatte alles so wunderbar begonnen.

Von Erika gewarnt, ließen wir unser Auto stehen und fuhren mit der Bahn.

Zwei Stunden dauerte die Fahrt von Rom nach Neapel, zwei Stunden saßen wir im Speisewagen und zelebrierten ein hervorragendes Essen mit Vorspeisen, kleinen Zwischengerichten, Hauptgängen, Käse, Eis und Espresso. Es war einfach herrlich. Dieses Mittagessen mit meinem Vater habe ich nie vergessen. Aus dieser Zeit stammt wohl auch meine Lust, Berge zu verschlingen, wann immer ich mit welchem Fahrzeug auch immer auf Reisen gehe. Noch heute packe ich belegte Brote, Obst und Süßigkeiten ein und wickle das erste Sandwich bereits aus, wenn ich zehn Minuten unterwegs bin.

In Neapel angekommen, bewegten wir uns zunächst etwas schwerfällig vorwärts. Erstens war es ein kochendheißer italienischer Tag, und zum zweiten hätten unsere prallgefüllten Bäuche eigentlich eine ausgiebige Siesta notwendig gemacht!

Doch nach einem Kurzschlaf in dem Bummelzug nach Pompeji waren wir wieder topfit.

Stundenlang schlenderten wir durch die Straßen, be-

Valica blieb also mit mir draußen vor der Tür, während die Herren im Casino verschwanden.

Die Unterhaltung zwischen der Stiefgroßmutter und mir gestaltete sich äußerst schwierig. Sie fragte nach meiner Mutter. Ich meinte, es gehe ihr gut. Sie habe sie als eine besonders hübsche Blondine in Erinnerung, bemerkte Valica. O ja, blond sei sie heute immer noch. Ob sie hübsch sei, könne ich hingegen nicht beurteilen, so genau schaute ich meine Mutter nicht an. Dann kamen die üblichen Fragen nach der Schule. Also ihre drei Enkelkinder seien ungeheuer intelligent, prahlte Valica. Was sollte ich darauf sagen? »Ich bin es auch!«

Wir waren in tiefes Schweigen verfallen, als Vater und Sohn wieder zu uns zurückkehrten. Beide hatten gewonnen und versprachen uns für den morgigen Tag ein Geschenk. Valica bekam endlich ihren längst fälligen Badeanzug, und ich erhielt einen weitschwingenden venezianischen Rock.

Der Urlaub ging zu Ende.

Beim Abschied versprach man sich ein baldiges Wiedersehen. Ich sicherte dem Großvater viele Briefe zu, die ich alle in englischer Sprache verfassen wollte, um mein Englisch zu trainieren.

Natürlich blieben die feuchten Abschiedsbussis nicht aus. Ich mochte sie noch immer nicht, aber inzwischen war ich duldsamer geworden und außerdem hatte ich mich so ganz langsam daran gewöhnt.

Im nächsten Jahr wollte der Großvater nach München kommen und mich in meinem Internat besuchen.

»Deine Freundinnen werden staunen, was du für einen flotten Opa hast«, meinte er recht selbstherrlich.

»Wenn du die auch alle so innig an deine Seidenkrawatte drückst und abküßt, werden sie Reißaus nehmen«, dachte ich mir im stillen und lächelte ihn an.

sichtigten die ausgegrabenen Häuser, stellten uns die tragischen Schicksale der Menschen vor.

Schließlich steuerten wir reichlich erschöpft den kleinen Bahnhof an, von dem aus die Bummelzüge mit ihren offenen Waggons die Touristen wieder zurück nach Neapel brachten.

Obwohl wir einen für die herrschenden Temperaturen bemerkenswerten Spurt eingelegt hatten, verpaßten wir einen Zug. Erschöpft suchten wir einen Schattenplatz und richteten uns auf eine längere Wartezeit ein.

Schließlich bekamen wir Durst und wankten zu dem Limonadenverkäufer, der in der Mitte des Bahnhofplatzes in der Nähe eines Springbrunnens einen kleinen Stand betrieb. Er goß aus zerkratzten Glaskrügen ungemein giftig aussehendes Zeug in bereitgestellte Gläser. Um diese zu reinigen schwenkte er sie ganz einfach in dem trüben Brunnenwasser aus.

Mein Vater griff zu einem Glas mit dunkelgrüner Flüssigkeit, ich entschied mich für ein rotes Gebräu.

Es schmeckte bombastisch, war eiskalt und meine Rettung. Auch mein Vater schien mit dieser Erfrischung vollauf zufrieden zu sein. Da der nächste Zug noch einige Zeit auf sich warten ließ, kauften wir uns noch einmal zwei Getränke. Diesmal wählte ich gelb, mein Vater blau.

Das Unheil nahm seinen Lauf.

Wir hatten uns wieder auf unsere Bank zurückgezogen, da bekam ich fürchterliches Bauchgrimmen.

»Vati, ich muß aufs Klo, und zwar ziemlich schnell«, stöhnte ich und drückte meine Hände gegen den gurgelnden Leib.

An solche Verzweiflungsausbrüche von mir nicht gewöhnt, nahm er meinen Hilferuf augenblicklich ernst. Wir machten uns auf die Suche nach einem *gabinetto*. Im

Bahnhof fanden wir keines. Eine Bar oder Trattoria, in die ich hätte flüchten können, gab es auch nicht. Alarmstufe zwei war bereits erreicht.

»Geh hinter das Haus, bevor ein Unglück passiert«, riet er mir. »Ich paß auf, daß keiner zuschaut.«

War lieb gemeint von ihm, doch wirkungslos. Selbst in höchster Not brauche ich eine Toilette. Büsche oder Häuserecken lähmen meine Bedürfnisse sofort.

»Dann mußt du eben in die Hose machen«, meinte er ungerührt.

So kühl hätte er besser nicht reagiert, denn wenig später erfaßte auch ihn die erste Schmerzwelle. In seinen Därmen gluckerte es ebenfall unüberhörbar.

»Was machen wir jetzt?« wollte ich von ihm wissen.

»Wir nehmen uns zusammen und hoffen, daß wenigstens im Zug eine Toilette ist«, entschied er.

Mit verkniffenen Gesichtern und etwas blaß um die Nasen setzten wir uns wieder unter unseren Baum.

Wie es um die sanitären Anlagen in den Bummelzügen von Pompeji nach Neapel bestellt ist, haben wir übrigens nie erfahren. Es kam nämlich kein Zug mehr. Zwei Carabinieri, die in einem offenen Jeep anbrausten, teilten mit, daß der letzte Zug, der diesen Bahnhof verlassen hatte, kurz vor Neapel verunglückt sei. Es habe einige Verletzte gegeben. Die Strecke sei blokkiert, man wolle demnächst Busse einsetzen, die die Wartenden zurückbringen sollten.

Es herrschte helle Aufregung unter den Passagieren. Viele priesen ihr Schicksal, daß sie den abfahrenden Zug verpassen ließ. Unsere Bauchkrämpfe traten vorübergehend in den Hintergrund.

In einem Bus, der aus der Zeit zu stammen schien, als Pompeji noch in voller Blüte stand, schaukelten wir gemeinsam mit etwa vierzig anderen Touristen Neapel entgegen. Während rund um uns viel geredet wurde, blieben wir beide schweigsam. Jeder von uns war darauf konzentriert, den Schmerzen nur ja nicht nachzugeben. Mittlerweile waren wir beide schneeweiß. Der Schweiß stand uns auf der Stirn. Aber wir schafften es! Das war die Hauptsache. Der Bus hielt am Bahnhof in Neapel. Wir kletterten aus dem schrecklichen Gefährt, und dann wetzten wir los, mit letzter Kraft. Und tatsächlich, wir fanden die Toiletten! Vor Aufregung wäre ich beinahe noch meinem Vater hinterhergerannt.

»Das Damenklo ist vis-à-vis«, stöhnte er und verabschiedete sich für die nächste Viertelstunde.

Spätabends erreichten wir Rom und fuhren sofort in unser Hotel. Die Nacht war einigermaßen ruhig, doch am frühen Morgen kamen die Krämpfe zurück. Mich hatte es zunächst schlimmer erwischt. Ich konnte nicht aufstehen, so schwindlig war mir. Mein Vater war rührend um mich bemüht. In der Apotheke besorgte er mir einschlägige Medizin. Er schüttete literweise Kamillentee in mich hinein und blieb bei mir im Zimmer. Erika hatte er telefonisch von unserem Unglück erzählt. Sie wollte am Nachmittag vorbeischauen.

Obwohl ich mich bestens versorgt fühlte, obwohl die Hand meines Vaters sehr wohl tat, hätte ich mir in manchen Momenten eine Mutter an meiner Seite gewünscht. Nicht meine Mutter, aber eine Mutter eben.

Ich hatte Sehnsucht nach einer Mutter, die mich verstand, die mich liebte und ein wenig hätschelte. Ich habe diese Sehnsucht noch immer. Ein zehnjähriges Kind, das, mit einem Koffer versehen, in ein Internat wandert und dort auf sich allein gestellt ist, verhärtet zwar nach außen, im Kern bleibt es aber verletztbarer und verlorener als seine Altersgenossen, die in der Familie aufwachsen. Dieses Defizit an Geborgenheit macht ein Leben schwer. Ich weiß das. Ich habe es am eigenen Leib erlitten.

Obwohl uns eigentlich noch einige Tage Urlaub zugestanden hätten, fuhren wir frühzeitig nach München zurück. Ich erholte mich zwar langsam wieder, doch mein Vater fühlte sich von Tag zu Tag schwächer.

Die Fahrt dauerte endlos lange. In Meran wurde mir schlecht. Ein Tankstellenbesitzer kam schließlich auf die famose Idee, mir einen ›Fernet Branca‹ zu empfehlen.

»Signorina, questo sarà una medicina per lei«, versicherte er mir. *Va bene,* ich nahm dieses italienische Spezialgebräu, obwohl sich mir beinahe der Magen umdrehte. Bis Bozen hielt ich durch, dann war ich den ›Fernet Branca‹ wieder los und um eine Erfahrung reicher: Diese Art von Medizin war für mein Alter wohl doch nicht das richtige.

Daheim angekommen, machte mein Vater dann endgültig schlapp. Die Mutter verständigte den Hausarzt. Der stellte eine schwere Magen- und Darminfektion bei uns fest. Anschließend mußte er selbst ins Krankenhaus. Er hatte sich angesteckt und wäre beinahe gestorben.

Als ich dieses Mal in das Internat zurückkehrte, war ich nicht sonderlich erholt und noch trauriger als sonst. Mein Vater hatte mich nicht fahren können. Er war zu geschwächt. Ein Chauffeur aus der Fahrbereitschaft des Bayerischen Rundfunks packte meine Koffer und Schachteln ins Auto und schaffte mich weg.

Hätte ich damals schon gewußt, daß die Fahrt nach Rom unsere letzte gemeinsame Reise war, wären meine Tränen wohl nie versiegt.

Doch so fügte ich mich klaglos in ein neues Schuljahr mit der frohen Gewißheit, daß an dessen Ende wieder Ferien mit meinem Vater winkten.

Im Herbst bot das Internat für die Schüler der zehnten Klasse einen Tanzkurs an. Knaben entsprechenden Alters sollte ein Internat im Chiemseegebiet stellen. Einmal in der Woche, am Samstag, wollte man Männlein und Weiblein in den gängigen Tänzen unterweisen. Ich weigerte mich, daran teilzunehmen. Das Theater, das meine Altersgenossinnen veranstalteten, als sie davon hörten, stieß mich ab. Ich verlieh zwar bereitwillig Röcke und Kleider an die Tänzerinnen, doch selbst hatte ich nicht die geringste Lust, mir schon am Mittag Gedanken darüber zu machen, ob ich am Nachmittag auch ja einen Partner ergattern würde. Immer wenn der Bus mit den Tänzern eintraf, postierte ich mich an der großmächtigen, alten Linde, die vor dem Schloßtor stand und begutachtete das, was da an Männlichkeit auf meine Klassenkameradinnen losgelassen wurde.

Ein blondgewellter, etwas untersetzter junger Mann mit lustigen blauen Augen namens Ferdl galt als Geheimtip. Wenigstens war das den endlosen Geschichten zu entnehmen, die die ganze Woche über von tuschelnden und kichernden Tanzstundendamen erzählt wurden. Ferdl tanzte hervorragend, er war ein Aufreißer, wie es schien. Er flirtete mit allen, hatte keine feste Tanzpartnerin, war deshalb heißbegehrt. Eines Samstags beschloß ich, mir diesen Wunderknaben einmal etwas näher anzusehen. Als der Bus ankam und seine Ladung in die weit geöffneten Arme der wartenden Damen warf, stellte ich mich ziemlich provokativ an das Eingangstor. Ferdl stieg als einer der letzten aus, schnappte sich irgendein Mädel und wollte an mir vorbei in die Turnhalle, die zum Tanzsaal umfunktioniert worden war. Plötzlich blieb er vor mir stehen.

»Warum machst du eigentlich bei dem Tanzkurs nicht mit?« sprach er mich an.

»Weil ich diese Kindergartenveranstaltungen nun mal nicht leiden kann«, gab ich ihm wahrheitsgemäß zur Antwort.

»Schade, du verpaßt was«, sagte er und ging weiter.

»Dich vielleicht«, rief ich ihm nach und lachte.

»Genau«, schallte es zurück, und Ferdl war verschwunden.

Drei Tage später bekam ich einen Brief von ihm. Darin teilte er mir mit, daß er mich zu dem Faschingsball einlade, den sein Internat mit unserer Schule geplant habe. Bei dieser Gelegenheit wolle er dann prüfen, ob ich wirklich schon zu erwachsen für einen Tanzkurs sei.

Natürlich nahm ich die Einladung an, schon allein, um meine liebeskranken Zimmerkameradinnen zu ärgern. Und das gelang mir gründlich.

»Du wirst dich bis auf die Knochen blamieren«, meinte eine ganz besonders liebe Freundin von mir. »Du kannst doch gar nicht tanzen.«

Der Faschingsball verlief programmgemäß. Ferdl und ich verliebten uns ineinander. Wir tanzten den ganzen Abend miteinander, und mein Kavalier war über meine Lernfährigkeit in Sachen Tanzen sehr angetan. Besonders viele Schritte brauchte er mir ohnedies nicht beizubringen. Die meiste Zeit bewegten wir uns, eng aneinandergeschmiegt, in der dunkelsten Ecke der Tanzfläche.

Als wir wieder in den Bus getrieben wurden, stand eines fest: Ferdl und ich waren ein Paar, das heißt, wir gingen miteinander. Unsere Love-Story wurde zum Gesprächsthema Nummer eins, für Lehrer und Schüler gleichermaßen. Zweieinhalb Jahre schrieben wir uns täglich mindestens einen, manchmal sogar zwei Briefe. In unserer Schule war es üblich, daß die Kinder, die Post hatten, nach dem Mittagessen laut ausgerufen wurden und ihre Briefe dann beim Postdienst abholen konnten. Mein Name war täglich dabei. Verzögerte sich wirklich einmal ein Brief, weil ihn Ferdl zu spät eingeworfen hatte, stand der ganze Speisesaal kopf. Sind sie etwa verkracht? Ich bin ganz sicher, daß meine schlechten Noten nichts, aber auch rein gar nichts mit unserer Freundschaft zu tun hatten. Ganz im Gegenteil. Ferdl war ein richtiger Kümmerer, der mich immer wieder ermahnte, zu lernen und die Schule nicht schleifen zu lassen. Doch der Leiter des Internats, Direktor Brill, gab ihm die Schuld an meinen schwachen Leistungen und war nicht umzustimmen. Als die Lehrerkonferenz feststellen mußte, daß meine Versetzung ernsthaft gefährdet war, rief er meinen Vater im Büro an. Zu Hause wollte er nicht anrufen, denn er kannte den Ehrgeiz meiner Mutter, aus mir eine Einserschülerin zu machen, und er wußte vor allem, daß sie ausrasten würde, wenn ich ihren Erwartungen nicht entsprach.

Also alarmierte er meinen Vater. »Die schulischen Leistungen Ihrer Tochter haben gewaltig nachgelassen. Ich nehme an, daß da dieser Ferdl Schuld hat, ein Junge, den sie auf unserem Faschingsball kennengelernt hat. Die beiden schreiben sich täglich. Kein Wunder also, wenn sie für ihre Hausaufgaben keine Zeit mehr hat«, schloß er messerscharf und kam sich dabei noch besonders klug vor.

Mein Vater setzte sich umgehend ins Auto und fuhr zu mir. Ich hatte keine Ahnung, daß er von Herrn Brill informiert worden war. Als er plötzlich in der Zimmertür stand, fiel ich ihm um den Hals. Kühl schob er mich von sich.

»Mein liebes Kind, das ist keine Vergnügungsreise«, sagte er, »ich muß mit dir reden.«

Ich war wie vor den Kopf geschlagen. Was hatte er denn? Auf die Idee, daß Herr Brill dahintersteckte, kam ich erst gar nicht. So gemein konnte doch kein Mensch sein, einen Keil zwischen mich und meinen Vater zu treiben. Selbst meine Mutter war das lange Zeit nicht gelungen. Warum sollte er das versuchen? »Müssen wir hier bleiben?« fragte ich meinen Vater.

»Ich geh' mit dir zu deiner Familienmutter und bitte sie, dich für eine Stunde zu beurlauben.«

Frau Dr. Mund fühlte sich nicht zuständig. Wir sollten uns an Direktor Brill wenden, doch auch sie wolle noch ein Wort mit meinem Vater reden.

Die kam mir gerade recht! Immer wenn mich mein Vater abholte, kreuzte sie wie zufällig unseren Weg und versicherte ihm, wie sehr ihr seine Sendungen gefielen. Diese alte Jungfer hatte ein Auge auf meinen Vater geworfen.

Herr Brill zeigte sich hocherfreut über die schnelle Reaktion meines Vaters. Natürlich bekäme Ingrid frei, solange sie wolle. Zum Abendessen sollte ich allerdings wieder zurück sein. »Schon aus pädagogischen Gründen«, fügte er hinzu, und mein Vater nickte.

O wie sehr ich dieses Haus samt seinen Pädagogen haßte!

Wir fuhren an den Tegernsee, suchten uns ein kleines Lokal.

»Ich bin gekommen, weil Herr Brill meinte, du fällst in diesem Schuljahr durch«, begann er die zu erwartende Standpauke. »Er kennt auch den Grund. Er meint, du würdest deine ganze Zeit dafür verwenden, irgendeinem Knaben täglich lange Liebesbriefe zu schreiben.«

Das sah dem Brill ähnlich. Der Ferdl mußte daran Schuld sein. Wie einfach sie es sich alle machten.

»Vati, ihr irrt euch. Der Ferdl ist derjenige, der dauernd in mich dringt, ich solle fleißig sein. Ich will aber nicht. Ich will weg von dieser Schule. Ich halte dieses Internatsleben nicht mehr länger aus. Deshalb werde ich so schlecht.«

»Wo willst du dann in die Schule gehen?« fragte er mich, einen Hauch zu süffissant.

»In München natürlich, dort, wo drei Millionen andere junge Mädchen auch eine Schule besuchen.«

Er schwieg eine Weile.

»Und wie stellst du dir das Leben mit deiner Mutter vor?« fragte er. »Meinst du, sie hat sich geändert? Meinst du, sie würde jetzt weniger toben, wenn du deine Hausaufgaben schlampig gemacht hast? Meinst du wirklich, ihr würdet euch jetzt besser vertragen?«

»Dann laß dich eben scheiden«, brüllte ich ihn an und erschrak selbst über meinen Ton.

»Das Thema hatten wir doch schon einmal.« Mein Vater blieb ruhig. »Ich werde mich von deiner Mutter nie scheiden lassen. Merk dir das für alle Zukunft. Die Gründe kennst du. Jeder muß sie respektieren. Auch du.«

»Und ich, mein lieber Vater, ich werde meine beschissene Kindheit nicht akzeptieren, darauf kannst du dich verlassen«, sagte ich weinend. »Du willst mich opfern, nur damit du deine Ruhe hast!«

Inzwischen war mir alles egal. Von mir aus sollte er mir hier im Lokal eine runterhauen, wenn ihm danach war. Es wäre zwar die erste Ohrfeige gewesen, die ich von ihm bekommen hätte, aber einmal geschieht alles zum ersten Mal.

Natürlich wurde er nicht handgreiflich.

»Hör mal, du bist doch intelligent genug, um einzusehen, daß dies hier immer noch die bessere Lösung für dich ist«, redete er beruhigend auf mich ein. »Wärst du zu Hause, gäbe es einen Krach nach dem anderen, und am Ende lägen wir zwei genauso im Clinch miteinander wie die Mutti und du. Das kannst du doch nicht wollen. Halte dich an die Spielregeln. Dann klappt alles wie am Schnürchen, und wir bleiben Freunde.«

Da hatte ich es wieder. Mein Vater packte mich bei der Ehre, und ich sollte mitspielen. Aber ich war ein Kind, trotz meiner sechzehn Jahre, ich wollte ein Zuhause, ich wollte in einem eigenen Zimmer daheim sein, in einem Raum, den ich nach meinem Geschmack gestalten konnte. Ich wollte nicht dauernd von fremden Menschen umgeben sein. Sie blieben mir fremd, auch wenn ich mein Zimmer mit ihnen teilte, wenn ich gemeinsam mit ihnen am selben Tisch aß, mit ihnen zum Duschen ging und neben ihnen auf der Toilette saß.

Ich war nicht geboren für diese Art von Gemeinschaft. Ich war eine Einzelgängerin. Ich wollte nachdenken, wollte ernstgenommen werden und ernstnehmen können. Mädchengewäsch interessierte mich nicht. Ich sagte ihm das alles, doch er wollte mich nicht verstehen.

In dieser Zeit plante ich einen Selbstmord. An den freien Nachmittagen führte mich mein Weg stets zur Bahnlinie. Der Zug kam von Lenggries. Er fuhr zwischen zwei hohen Wällen in Richtung München. Man könnte also mit einigem Mut nach unten und direkt vor die Lokomotive springen.

Tausendmal habe ich diesen Satz in Gedanken geübt. Ausgeführt habe ich ihn nicht. Und das nicht etwa, weil mir das Leben im Internat dann doch als die bessere Alternative erschien, sondern weil ich ganz einfach Angst hatte, der Zug könnte mir beide Beine abtrennen und mich als Krüppel auf den Schienen zurücklassen.

Da ich mich von meinem Vater verlassen und – schlimmer noch – unverstanden fühlte, klammerte ich mich um so mehr an Ferdl.

Es winkten die Osterferien, wir konnten uns also in München täglich treffen. Er hatte liebenswürdige, gastfreundliche Eltern und einen kleineren Bruder, der uns auf Schritt und Tritt verfolgte und belauschte.

Mein Vater hatte mir natürlich den täglichen Umgang mit ›diesem Knaben‹ verboten, doch seltsamerweise machte sich meine Mutter plötzlich zu meiner Komplizin. Sie deckte meine Fahrten zu ihm. Ich mußte halt nur rechtzeitig zurück sein, bevor der Vater kam. Daran hielt ich mich. Auch später, als dieser oder jener Mann das Mißfallen meines Vaters erregte und Ausgehverbote verhängt wurden, widersetzte sie sich seinen Anweisungen und ermöglichte mir heimliche Verabredungen.

Warum sie das tat, weiß ich eigentlich bis heute nicht. Vermutlich wollte sie nur meinem Vater eins auswischen. Aus Liebe zu mir kann sie es nicht gemacht haben. Da hätte es einfachere und weit bessere Möglichkeiten gegeben, mir diese zu zeigen.

Wieder zurück in der Schule, ausgestattet mit vielen guten Ratschlägen meines Vaters, beschloß ich, mich an Herrn Brill zu wenden und diesem meinen Kummer zu schildern. Ich wollte ihm schonend beibringen, daß es nicht an ihm und seinem Internat läge, wenn ich dort nicht froh sei, und ich wollte ihn vor allem darum bitten, meinem Vater meine Not zu schildern. Vielleicht würde er auf einen Fremden eher hören als auf mich.

Also meldete ich mich bei ihm an.

Er saß mir gegenüber, hörte mir zu, ohne mich zu unterbrechen, zupfte ab und zu an seiner Nase oder kratzte sich den kahlen Schädel. Seine Augen blickten bemüht, aber leer.

Er verstand mich ganz einfach nicht. Das begriff ich plötzlich.

Er war Menschen, wie ich einer war, nicht gewachsen. Ein junges Mädchen hatte unkompliziert zu sein, fröhlich und offen. Er konnte nicht fassen, daß ich, die ich nachgewiesenermaßen zu Hause kein schönes Leben hatte, auch hier in seinem Haus nie glücklich werden konnte.

Immer wieder versuchte ich, mich verständlich zu machen. Nicht er, nicht sein Kollegium, nicht die diversen Familienmütter, nicht meine Klassenkameradinnen und Zimmergenossinnen, seien schuld an meiner Verdrossenheit. Ich sei eben verkorkst und für Gemeinschaft ganz und gar nicht geeignet.

Er konnte mir nicht helfen. Trotzdem versprach er mir, meinen Vater zu beeinflussen und ihn dazu zu bringen, daß ich das Internat nach Erreichen der Mittleren Reife verlassen dürfte. Ich sollte jetzt Ruhe bewahren, er wolle die Verhandlungen führen. Von Mann zu Mann sozusagen.

Er hat nie ein Wort über dieses Gespräch verlauten lassen! Mein Vater traute seinen Augen nicht, als er mich am Ende des Schuljahres abholte und ich mein ganzes Hab und Gut in seinem Wagen verstauen wollte. Als allererstes überreichte ich ihm mein Zeugnis. Ich war durchgekommen. Mit einem blauen Auge zwar, aber immerhin.

»Warum nimmst du denn dein Bettzeug mit?« fragte er verwundert, als ich mit meinem dicken Federbett anrückte. »Das läßt du doch sonst auch immer da. Und was sollen die vielen Koffer und Tüten? Hast du diesmal zur Abwechslung deinen ganzen Schrank ausgeräumt?«

Ich ließ irgendein Gepäckstück fallen und ging auf meinen Vater zu.

»Ich komme doch nicht mehr zurück. Hat Herr Brill denn nicht mit dir geredet?«

Nein, hatte er nicht! Er wollte uns auch jetzt nicht mehr sprechen. Wohlweislich hatte er im Sekreteriat Anweisung gegeben, man solle uns mitteilen, er sei schon auf dem Weg in die Ferien.

Das hätte er besser nicht getan. Von diesem Zeitpunkt an betrachtete ich ihn als meinen Feind. Ich habe ihn verletzt, wo ich nur konnte. Und ich habe ihn auch getroffen. Er hatte mich sehr gern, das wußte ich. Ich kannte viele seiner verwundbaren Stellen, und ich habe sie mir allesamt vorgenommen. Als ich drei Jahre später, nach sieben Verweisen, sein Internat endgültig verlassen mußte, weil sonst die Lehrer gestreikt hätten, weinte er. Das hat mir gutgetan!

Ich war schon viele Jahre Reporterin in einer Münchner Tageszeitung, als mich ein Brief aus meinem ehemaligen Internat erreichte. Direktor Brill sei gestorben, man bitte mich, ihn in einem Nachruf als großen Pädagogen zu preisen. Die Unterlagen, von dem ehrenwerten Kollegium zusammengestellt, umfaßten mehrere Seiten. Da im Lokalteil natürlich kein Platz dafür war, fragte ich in der ›Bayern‹-Redaktion nach.

»Wenn du unbedingt meinst, daß es notwendig ist, feiere ihn halt ab«, meinte der damalige Chef uninteressiert. »Aber nicht zu lang.«

Ungerührt strich ich die Laudatio auf eine Zehn-Zeilen-Meldung zusammen. Ich war von diesem Mann einfach zu tief verletzt worden. Nachsicht kannte ich nicht. Ich bin ein Skorpion und nachtragend wie ein Elefant.

Eine Ferienreise fiel damals natürlich ins Wasser. Mit faulen und kapriziösen Töchtern fährt man nicht in den Urlaub. Man straft sie mit Verachtung. Man übersieht sie ganz einfach. Früher, als er noch zufrieden mit mir war, hat mich mein Vater in der Öffentlichkeit vorzugsweise ›meine mißratene Tochter‹ genannt. Dabei strahlte er. Man merkte ihm an, wie stolz er auf dieses pflegeleichte kleine Mädchen an seiner Seite war. Nie mehr wieder nannte er mich so. Inzwischen war ich in seinen Augen wirklich mißraten, und darüber scherzt man nicht.

Ferdl hingegen fand mich äußerst wohlgeraten. Vier Wochen jobbte er in einer Bank. Die letzten zwei Wochen seiner Ferien gehörten ganz mir. Wir trafen uns jeden Tag, bummelten durch die Stadt, gingen ins Kino und waren alles in allem sehr verliebt ineinander.

Eines lauen Sommerabends, an dem wir auf einer Bank im Englischen Garten saßen, sprach Ferdl mit mir über seine Zukunftspläne. Er wollte nach dem Abitur, das wir gleichzeitig machen sollten, Jura studieren und später in die Kanzlei seines Vaters einsteigen.

Das sei dann auch der Zeitpunkt, wo er ernsthaft an die Gründung einer Familie denke. Mit mir als Ehefrau, selbstverständlich. Bevor er mich aber nicht ernähren konnte, wollte er auf gar keinen Fall mit mir schlafen. Das gehöre sich einfach nicht, meinte er, und ich sah ihn sehr erstaunt an.

Und gegen so einen Ehrenmann, der sich seinen 17jährigen Lockenkopf darüber zerbrach, wie er mir, der Tochter aus vermeintlich bestem Haus, ein gutes Leben bieten könnte, liefen mein Vater und meine Lehrer samt Direktor Brill Sturm. Einfach absurd!

Ich hielt mich bei Ferdls Zukunftsplänen sehr bedeckt. Obwohl ich ihn wirklich mochte und er mir half, die erste Krise mit meinem Vater zu überstehen, sah ich mich keineswegs als seine Ehefrau und Mutter seiner vier Kinder. So viel wollte er haben, zwei Buben und zwei Mädchen.

Er war mir auf die Dauer einfach zu langweilig. Schon allein die häufig angewandte Formulierung: »Stupschen, wir wollen uns füreinander aufheben«, reizte meine Lachmuskeln.

Das Stupschen, wie er mich wegen meiner Stupsnase nannte, wollte ihr Liebesleben nicht verplant wissen. Ich wollte erobert werden, wann auch immer und von wem auch immer.

Natürlich sagte ich ihm nichts davon, zumal er sich an Liebesspielen durchaus interessiert zeigte. Er war zeitweise sogar richtig stürmisch. Zwei Jahre lang benahmen wir uns also wie typische amerikanische College-Studenten. Beim Petting war alles erlaubt, das Bett blieb tabu. Wir trennten uns jedesmal mit heißen Köpfen, klopfenden Herzen und viel Unruhe im Blut. Doch ich blieb Jungfrau. Darauf legte Ferdl Wert.

Daß er im dritten Jahr unserer braven Liebe dann doch umdisponierte, entging mir zunächst. Er hatte den Führerschein gemacht und durfte von nun an die Isetta seiner Mutter benutzen.

Als seine Eltern in den Urlaub fuhren, hatten wir plötzlich ein eigenes Fahrzeug. Ferdl war zwar noch nicht sonderlich sicher am Steuer, aber ich bewunderte ihn trotzdem grenzenlos. Er genoß meine Anbetung, und irgendwie löste ich damit in ihm den Wunsch aus, sich mir auch auf andere Weise als ganzer Kerl zu beweisen.

Auf jeden Fall öffnete er mir eines Tages die Wohnungstür im dunkelblauen Bademantel. Ich wollte ihn abholen, um mit ihm eine Autotour zu machen.

»Bist du noch nicht fertig?« fragte ich ihn verwundert und gänzlich ohne Arg.

»Nein«, kam es zurück und ich erinnere mich heute noch an eine leichte Unsicherheit in seiner Stimme.

Wie immer nahm er mich zur Begrüßung in die Arme und küßte mich. Diesmal fiel sie jedoch so stürmisch aus, daß sich der Bademantel öffnete und ein reichlich männlicher Ferdl vor mir stand. Hastig schlug er die Seiten wieder übereinander und band den Gürtel zu.

»Geh schon mal ins Wohnzimmer«, sagte er, »ich komme gleich.«

»Aha, jetzt zieht er sich an«, dachte ich und erlaubte mir keine weiteren unzüchtigen Gedanken. Daß ich ein wenig zitterte, konnte ich dagegen nicht verhindern.

Im Wohnzimmer wartete eine weitere Überraschung auf mich. Die Vorhänge waren zugezogen, die Couch war ausgezogen und vorsorglich mit einer dunklen Decke versehen. Auf dem Tisch davor standen zwei Cognacschwenker und eine Flasche ›Dujardin‹.

»O Ferdl, du willst mich hier und heute verführen!«

Mein Zittern hörte sofort auf. Die Stimmung war verflogen. Derart inszeniert hatte ich mir das erste intime Beisammensein mit einem Mann nun wirklich nicht vorgestellt. So wollte ich das auch auf gar keinen Fall haben.

Als Ferdl zur Tür hereinkam, wohlriechend, den Bademantel an der Brust verwegen geöffnet, war ich eben dabei, die Vorhänge zurückzuziehen.

»Was machst du denn da?« fragte er entsetzt.

Ich drehte mich langsam zu ihm um.

»Merkst du eigentlich, wie albern das hier alles ist? Glaubst du wirklich, bei mir klingelt etwas, wenn ich die präparierte Couch sehe, das schummrige Zimmer und die Cognacflasche?«

Ferdl sah schrecklich unglücklich aus. Ich ging zu ihm und legte ihm meine Arme um den Hals.

»Weißt du was, jetzt schlüpfst du in deine Klamotten und danach machen wir unseren geplanten Ausflug nach

Dietenhausen und vergessen das alles ganz einfach. Okay?«

Und wie okay mein Vorschlag war!

Spürbar erleichtert, verwandelte sich mein blonder, etwas pausbäckiger Möchte-gern-Liebhaber in einen fröhlichen Knaben, an dem der Kelch, sich hier und heute als Mann beweisen zu müssen, noch einmal vorübergegangen war.

Auf dem Weg nach Dietenhausen verunglückten wir in einer unübersichtlichen Kurve.

Ferdl war wohl etwas zu schnell gefahren, die kleine Isetta schmierte ab, überschlug sich, legte sich schließlich auf die Seite und schlitterte in den Straßengraben. Vorher hatte sich noch die Türe geöffnet. Ich wurde auf die Fahrbahn geschleudert.

Obwohl mein linker Arm etwas verdreht im Gelenk hing, spürte ich keinerlei Schmerzen. Zuallererst forschte ich nach meiner Brille. Sie lag einen Meter entfernt von mir und war nicht zerbrochen.

Dann sah ich mich nach Ferdl um. Der saß neben der total ramponierten Isetta und hätte wohl am liebsten geheult. Zu irgendwelchen Aktivitäten war er absolut nicht in der Lage.

Also mußte ich eingreifen. Ich hielt ein Auto an. Der Fahrer brachte mich nach Holzkirchen. In einem Abschleppwagen samt Helfer, den ich einem Tankstellenbesitzer mit viel Überredungskunst und der Versicherung, sämtliche Kosten würden selbstverständlich ersetzt, abschwatzen konnte, kehrte ich an den Unfallort zurück. Dort hatte sich nichts geändert. Ferdl saß immer noch in derselben gebückten Haltung vor der Isetta. Als er uns kommen sah, schien er erleichtert zu sein.

Gemeinsam hievten wir die kleine verbeulte Kugel nach oben. Der Mechaniker wollte sie in einer Münchner Vertragswerkstatt abstellen. Zu dritt setzten wir uns ins Führerhaus.

Eingezwängt zwischen den beiden Männern, meldeten sich zum ersten Mal Schmerzen in meinem linken Arm. Unerträgliche Schmerzen. Der Fahrer versuchte zwar, soweit wie möglich von mir abzurücken, damit er mit seinem Körper keinen Druck auf meine linke Seite ausübte, aber das half nichts. Jede Unebenheit auf der Fahrbahn bereitete Pein. Schließlich kamen Ferdl und der Mann überein, daß sie mich erst zu Hause abliefern und dann weiterfahren wollten.

Ich bekam wenig mit. Es war mir schlecht geworden. Da er ein Donnerwetter von meinen Eltern befürchtete, läutete Ferdl zwar noch an der Gartentür, doch dann ließ er mich allein. Meine Mutter war reichlich entsetzt, als sie mich sah. Ich war schmutzig, stöhnte und konnte keine Auskünfte geben. Als sie mir half, meinen Pullover auszuziehen, wurde ich bewußtlos.

Eine halbe Stunde später war mein Vater zur Stelle. Er brachte mich sofort in ein Krankenhaus. Dort wurde ich geröntgt. Mein Arm war direkt unter dem Schultergelenk gebrochen. Man wollte zunächst warten, bis die Schwellung etwas zurückgegangen war, und dann meinen gesamten Oberkörper in Gips legen. Bis dahin mußte ich im Krankenhaus bleiben.

Man hatte mir Schmerzmittel gegeben. Jetzt endlich konnte ich meinem genervten Vater erzählen, was eigentlich geschehen war. Er tobte.

»Warum hat dich dieses Kind, das du dir als Liebhaber hältst, nicht zum nächsten Arzt gefahren? Warum hat er feige an der Haustür geläutet und sich dann aus dem Staub gemacht?«

Tausend Warums wurden mir entgegengeschleudert. Ich wußte auf keines eine Antwort. Das Pech wollte es, daß ihm Ferdl direkt in die Arme lief, als er mich vom Krankenhaus abholte.

»Sie verschwinden auf der Stelle und lassen meine Tochter in Ruhe!« brüllte er den verdatterten Ferdl an. »Außerdem hören Sie noch von mir. Unterlassene Hilfeleistung ist das geringste, was ich Ihnen vorwerfe.«

Ich hatte keine Gelegenheit einzugreifen. Wortlos sah ich zu, wie sich Ferdl umdrehte und davonging. Todunglücklich watschelte ich hinter meinem Vater her. Der Gipspanzer störte mich entsetzlich.

Als mein Vater endlich wieder ins Büro ging, bat ich meine Mutter, mit Ferdl telefonieren zu dürfen.

Sie brachte mir den Apparat ans Bett. Ferdls Mutter meldete sich. Und da brach nun der gesammelte Zorn der Gegenseite auf mich herein.

Ob ich denn noch bei Verstand sei? fragte sie mich. Ihr Mann und sie hätten den Urlaub abgebrochen, die Isetta, ihre Isetta, habe nur mehr Schrottwert.

Mein Vater und Ferdls Mutter hätten sich in ihren Anschuldigungen und Wutausbrüchen hervorragend ergänzt. Was dem einen nicht einfiel, wußte der andere zu sagen!

Doch den größten Fehler sollte ich erst noch machen. Einen Fehler, den mir mein Vater bis zu seinem Tod nicht verziehen hat und den ich in geeigneten Augenblicken immer wieder vorgehalten bekam.

Ferdl hatte mir am Telefon erzählt, daß seinen Eltern das Geld fehle, ein neues Fahrzeug zu kaufen. Die Versicherung zahle wegen Eigenverschuldens keinen Pfennig. Außerdem sei sein Vater der Meinung, ich hätte auch Teilschuld an dem Unfall. Sicherlich hätte ich seinen Sohn beim Fahren abgelenkt. Man weiß ja schließlich, was junge Mädchen mit jungen Männern so alles treiben, auch wenn diese am Steuer sitzen.

Diese Mitschuld leuchtete mir irgendwie ein. Ich hatte tatsächlich meinen linken Arm um Ferdls Schulter gelegt. Deshalb brach er auch, als ich nach außen geschleudert wurde.

Als mein Vater am Abend nach Hause kam und sich an mein Bett setzte, unterbreitete ich ihm eine Idee, die ich für besonders gut hielt.

»Vati, weißt du eigentlich, daß ich auch Schuld habe an dem Unfall?« begann ich das Gespräch.

»Wieso du?« fragte er.

»Na ja, ich hab den Ferdl beim Fahren behindert, weil ich den Arm um ihn legte.«

»Wer hat denn diesen Unsinn verzapft?«

»Na ja, der Vater vom Ferdl ist der Meinung. Ich habe mir gedacht, du könntest dem Ferdl eine neue Isetta kaufen. Dann sind wir den Ärger los. Geld genug hast du ja.«

Meinem Vater blieb buchstäblich die Luft weg.

»Bist du völlig verrückt geworden!« schrie er mich an. »Ich schufte wie ein Verrückter, bezahle dein sündteures Internat, spare, wo ich nur kann, um meinen beiden Damen den gewünschten Luxus bieten zu können, und mein Fräulein Tochter fordert mich allen Ernstes auf, wildfremden Leuten ein neues Auto zu kaufen, weil ihr Sohn zu blöd zum Autofahren ist.«

So wütend habe ich meinen Vater nur noch einmal gesehen. Mit zornrotem Kopf erhob er sich von meinem Bett und knallte die Zimmertür hinter sich zu. Tagelang hat er kein Wort mit mir gesprochen. Als ich in die Schule zurück mußte, gab er mir nicht einmal die Hand. Er lieh mir keinen einzigen seiner Pullover. In meine paßte ich mit dem eingegipsten Oberarm nicht hinein.

»Wende dich an deinen Liebhaber, wenn du Kleidersorgen hast«, sagte er ungerührt. »Dich zu ermahnen, wenigstens am Ende dieses Schuljahres ein ordentliches Zeugnis heimzubringen, ist wohl umsonst«, zischte er mir noch nach, als ich zu seinem Chauffeur ins Auto stieg.

Er hatte recht. Es wäre umsonst gewesen. Ich stand völlig neben mir. Mein Vater hatte mich fallenlassen, der Direktor mich verraten. Meine Klassenkameradinnen zogen sich von der amoklaufenden Ingrid zurück. Ich kannte nur noch ein Ziel: Man sollte mich aus diesem Internat rauswerfen. Wenn sie mich nicht freiwillig gehen ließen, würde ich mich so aufführen, daß sie sich gezwungen sahen, mich zu entfernen. Schon aus Gründen der Gerechtigkeit den anderen Schülern gegenüber.

Meine Bekanntschaft mit Rolf beschleunigte das Verfahren. Als ich ein Besuchswochenende bei meinen Eltern sausen ließ, um mit Renate nach Garmisch zu fahren, saßen er und sein Freund Werner im Bus hinter uns. Renate war Kunstlehrerin und gleichzeitig meine neue Familienmutter. Auch sie war eine Außenseiterin. Im Kollegium hatte sie keine Freundin. Ich mochte sie auf Anhieb gern. Renate war witzig, sehr begabt, tolerant. Trotzdem schien sie auf dem besten Wege, ein altes Mädchen zu werden. Zwei unglückliche Lieben hintereinander hatten sie verbittert.

Werner, der Ältere, hielt sich zurück, doch Rolf wollte unbedingt mit den beiden Damen auf dem Vordersitz anbandeln. Zu viert zogen wir schließlich durch Garmisch. Renate war von Werner hingerissen. Ihre schwarzen, sehnsüchtigen Augen strahlten ihn an. Offenbar war sie trotz schlechter Erfahrungen leicht entflammbar. Rolf und ich gaben uns da schon etwas zurückhaltender. Eigentlich schüchterte er mich auf eine mir unerklärliche Weise sogar ein. Er hatte eine dunkle, weiche Stimme, sprach sehr langsam, sehr prononciert, und was er so von sich gab, unterschied sich eindeutig von den Plaudereien, die ich von Ferdl gewohnt war.

Er studierte in München, jobbte bei den Amerikanern. In Schwabing war er bekannt wie ein bunter Hund. Allerdings hieß er dort Roger. Darauf bestand er. Er hatte schon mehrere Freundinnen gehabt. Mit einem Wort: Rolf stellte sich in meinen Augen als Mann von Welt dar. Er war drei Jahre älter als ich, und diesen Altersunterschied strich er mir bei jeder Gelegenheit aufs Butterbrot.

Renate bot mir stets Rückendeckung, wenn ich mit Rolf verabredet war. Wir vier hatten in Garmisch so viel Spaß miteinander gehabt, daß wir beschlossen, uns nicht aus den Augen zu verlieren. Werner und Rolf wohnten zwar in München, waren aber oft am Tegernsee. Dort betrieb Rolfs Mutter ein exklusives Internat für Schüler bis zur Mittleren Reife. Man machte sich zwar gegenseitig keine Konkurrenz, trotzdem war Direktor Brill auf Rolfs Mutter nicht sonderlich gut zu sprechen. Vermutlich hatte er gar nichts gegen die Mutter, eher schon gegen ihren Sohn. Der wilderte nämlich ab und zu in Brills Schülerherde, und das mißfiel dem ehrenwerten Hirten über hundert Mädchen von ganzem Herzen.

Jetzt also war ich dran. Rolf und ich trafen uns häufig. Bereitwillig überließ mir Renate den Schlüssel für das Schloßtor. Ich konnte kommen und gehen, wann ich wollte.

Eines Tages kehrte ich von einem Rendezvous gegen zehn Uhr zurück. Bevor ich mich in mein Bett schlich, schaute ich noch bei Renate vorbei.

»Seid ihr eigentlich immer noch brav?« fragte sie mich zum wiederholten Male. Weder sie noch Werner konnten glauben, daß Rolf und ich wirklich nicht miteinander schliefen. Rolf, der Schwabinger Mädchenjäger, hatte bei mir ganz offensichtlich Hemmungen, und ich war im Grunde auch nicht interessiert daran, mich in eine Kette von Freundinnen einhängen zu lassen.

Ich saß auf Renates Bett, rauchte eine Zigarette und erzählte ihr von dem Abend.

Rolf und ich waren in einer Tölzer Kneipe gewesen, die größtenteils von Farbigen besucht wurde. Dort konnten wir ohne Bedenken untertauchen. Die Gefahr von einer externen Lehrkraft erwischt zu werden, war gering.

An diesem Abend fand dort jedoch eine Razzia statt. Ich war völlig ahnungslos. Rolf hingegen merkte sofort, was gespielt wurde, als sich Zivilpolizisten an der Bar postierten.

»Verschwinde in der Damentoilette und klettere aus dem Fenster«, flüsterte er mir zu. »Wir treffen uns am Auto.«

Ich erstickte beinahe an meinem Herzklopfen, so aufgeregt war ich.

Doch ich hatte Glück. Unbemerkt erreichte ich unseren Wagen, zwanzig Minuten später war ich im Schloß.

Das alles berichtete ich Renate, als wir Schritte auf dem Gang hörten. Direktor Brill machte einen seiner Inspektionsgänge und hatte wohl unsere Stimmen gehört.

Es war absolut nicht verboten, daß Schülerinnen und Familienmütter am Abend noch miteinander ratschten, doch sollte das tunlichst vor zehn Uhr geschehen. Außerdem bedeuteten Zigaretten in Händen von Schülerinnen einen sicheren Verweis.

Nur um Renate zu schützen, warf ich die Zigarette unter ihr Bett, als es an der Tür klopfte. Fast gleichzeitig begann ich zu schluchzen. Dr. Brill stand im Türrahmen.

»Was hat sie denn?« wandte er sich fragend an Renate, die beim besten Willen keine Auskunft geben konnte.

»Das geht schon eine ganze Weile so. Keine Ahnung, was los ist. Ich wollte erst abwarten, bis sie sich beruhigt hat.«

Mein Weinkrampf ließ nach. Ich begann meine Leidensgeschichte.

»Wir haben gestern eine Matheschularbeit geschrieben, und da ist es mir hundsschlecht gegangen. Ich bekomme sicher einen Fünfer, und dann bin ich weg vom Fenster.«

Ich war selbst ganz begeistert von meinem Einfall, zumal wir am Vortag tatsächlich eine Schularbeit geschrieben hatten und ich eigentlich zuverlässig mit schlechten Mathematikzensuren rechnen konnte.

Dr. Brill, der seit seinem Verrat ständig ein schlechtes Gewissen mir gegenüber hatte, setzte sich neben mich aufs Bett und legte einen Arm um mich.

»Ich werde morgen gleich mit Herrn Bauer sprechen«, versprach er mir. »Er soll dich mündlich nachprüfen. Da hast du doch weit weniger Schwierigkeiten.«

Ich ließ vorsichtshalber noch ein paar Schluchzer aus meiner rabenschwarzen Mädchenbrust ertönen, zeigte mich schließlich getröstet und bereit, ins Bett zu gehen.

Dr. Brill schien beruhigt. Sicher war er kein unrechter Mensch, er war halt nur schwach und als Pädagoge gänzlich ungeeignet.

Kaum hatte er sich entfernt, huschte ich in Renates Zimmer zurück.

»Ich habe meine brennende Zigarette unter dein Bett geworfen«, sagte ich aufgeregt. »Die müssen wir finden, sonst brennt der ganze alte Kasten ab.«

Ich wohnte damals nicht im Hauptschloß, sondern in

einem Nebenbau, bei dessen Einrichtung sehr viel Holz verwendet worden war. Beide krochen wir unter Renates Bett. Wir hatten Glück. Die Zigarette war von selbst erloschen und hatte nicht einmal einen Brandfleck hinterlassen.

Drei Tage später prüfte mich Dr. Bauer. Da ich rhetorisch fit genug war, um in jedem Fach vorhandene Lükken wegzureden, bekam ich eine gute Note und damit eine Vier ins Osterzeugnis.

Dies alles, entsprechend höhnisch aufbereitet, erzählte ich Rolf in einem langen Brief, den ich noch absandte, bevor ich in die Osterferien fuhr.

Daß Rolf die Adresse gewechselt hatte und nun bei seinem Vater in dessen Schwabinger Haus wohnte, wußte ich nicht. Der Brief kam mit dem postalischen Vermerk »Adressat unbekannt verzogen« an die Schule zurück und geriet in die Hände meines aufmerksamen Direktors. Adresse und Absender genügten, um sein Interesse zu wecken. Er tat also, was er sehr häufig und bei vielen seiner Schülerinnen immer wieder gemacht hat: Er öffnete den Brief. Dort konnte er nun in epischer Breite nachlesen, wie ihn die Schülerin Ingrid Lembke an der Nase herumgeführt hat. Sein Zorn war dementsprechend. Er griff nach dem Telefonhörer und verständigte meinen Vater.

Der fiel aus allen Wolken. Ihm war nämlich entgangen, daß die Tochter sich einem anderen jungen Mann zugewandt hatte. Mit Ferdl war Schluß, das hatte er irgendwie am Rande mitbekommen. Daß jetzt Rolf dabei war, die Sinne seiner Tochter zu verwirren, war ihm neu. Irgendwie hatte er wohl gehofft, ich würde mich jetzt doch ausschließlich intellektuellen Übungen zuwenden, um irgendwann ein gutes Abitur zu schaffen.

Wutschnaubend kam er nach Hause.

»Bist du jetzt völlig übergeschnappt«, herrschte er mich an. »Die Verfehlungen, die du in deinem Brief so eindrucksvoll geschildert hast, bringen dir drei Verweise ein. Das heißt im Klartext, du fliegst von der Schule, mitten im Schuljahr!«

Mein Herz hüpfte vor Begeisterung. Ich flog von der Schule! Endlich!

Doch ich hatte mich zu früh gefreut. Natürlich schaffte es mein Vater spielend, den aufgebrachten Herrn Brill zu beruhigen. Er war schließlich prominent. Außerdem zahlte er pünktlich das Schulgeld. Man einigte sich darauf, daß ich noch einmal Bewährung bekommen würde. Durch gutes Verhalten konnte ich beweisen, daß ich doch noch nicht von allen guten Geistern verlassen war. Zur Strafe sollte ich Rolf weder schriftlich noch mündlich noch persönlich kontaktieren dürfen. Außerdem war mein Ausgang im Internat stark eingeschränkt. Ich durfte mich nur noch vom Schloßtor bis zur Linde frei und ohne Aufsicht bewegen.

Renate, meine Familienmutter, war weniger prominent, und Geld hatte sie auch keines. Sie wurde fristlos entlassen.

»Vati, hast du eigentlich immer noch nicht begriffen, daß ich in dieser Schule nicht mehr bleiben will?« begann ich mal wieder eines dieser hoffnungslosen Plädoyers für meine Freiheit. »Ich gehe in diesem Internat kaputt, verstehst du denn das nicht? Wir sind auch schon längst keine Freunde mehr. Das waren wir doch einmal. Hast du das vergessen? Mittlerweile habe ich überhaupt keinen Menschen mehr, der mich versteht. Die Mutti hat nie was begriffen, aber du, du warst für mich mal der beste Vater auf der ganzen Welt!«

»Da hatte ich auch eine andere Tochter«, bekam ich zur Antwort.

Mein Gott, bloß weil ich nicht mehr so funktioniere, wie er das gern gehabt hätte, gab er mich ganz einfach auf! Ich hielt den Mund. Gegenwehr hatte keinen Sinn.

Auch Dr. Brill war natürlich entsetzt, empört, gekränkt, enttäuscht.

Daß auch ich am Ende war, lange Zeit schon, das merkte er genausowenig wie mein Vater.

Selbstverständlich hielt ich mich an keines der Verbote. Ich rauchte in aller Öffentlichkeit vor der Linde. Eine Lehrerin erwischte mich dabei und setzte sich neben mich. »Ingrid, du mußt jetzt nicht dauernd in Opposition zu allem gehen«, begann sie ein seelsorgerisches Gespräch. »Du kennst deine Situation. Bei der kleinsten Verfehlung fliegst du endgültig raus. Rauchen zählt zu diesen Verfehlungen. Es ist bei uns verboten. Trotzdem werde ich ein Auge zudrücken«, fügte sie hinzu. »Du brauchst menschliche Wärme. Sonst verhärtest du.«

Sie hätte mich ruhig melden können. Um meine Seele brauchte sie sich auf jeden Fall nicht zu kümmern. Die menschliche Wärme holte ich mir bei Rolf. Ich traf ihn immer noch. Es war zwar ziemlich kompliziert, dem strengen Reglement zu entkommen, aber an guten Ideen hatte es mir eigentlich nie gefehlt.

Im Sommer sollte ich mit einer komplizierten Zahnbehandlung beginnen. Eine Reise mit meinem Vater war sowieso nicht vorgesehen. Ich zog die Zahnbehandlung ganz einfach vor.

Ziemlich bald, nachdem ich aus den Osterferien in die Schule zurückgekehrt war, simulierte ich Zahnschmerzen. Eine Fahrt nach München wurde notwendig. Mein Vater konnte mich nicht abholen, er war irgendwo auf Reisen. Also sollte ich mit dem Zug fahren und nach dem Zahnarztbesuch sofort wieder zurückkehren. Da meine Mutter nicht zum Bahnhof kommen wollte, witterte ich meine Chance. Rolf wartete dort auf mich. Er brachte mich auch brav zum Zahnarzt. Dieser klopfte an meinem Gebiß herum, konnte sich nicht erklären, warum ich solche Schmerzen haben sollte, und schickte mich wieder zurück.

»Im August sehen wir uns ja sowieso«, meinte er, als er sich verabschiedete.

Doch da sollte er sich täuschen. Er sah mich jede Woche einmal. Die unerklärlichen Schmerzen kamen selbstverständlich immer wieder zurück. Er röntgte mich, er bohrte zwei gesunde Zähne auf, weil er unter ihnen Eiterherde vermutete.

Mir war alles recht. Auf diese Weise kam ich einmal in der Woche nach München. Inzwischen fuhr ich schon längst nicht mehr mit dem Zug. Rolf wartete mit seinem Auto auf mich. Als wir eines Nachmittags von München zum Internat zurückfuhren und einen Umweg machten, um noch etwas schmusen zu können, fuhr uns ein Radfahrer von hinten auf das Auto. Er stürzte auf die Straße, blieb dort benommen liegen.

Entsetzt stiegen Rolf und ich aus und kümmerten uns um den Mann. Inzwischen hatte ein Autofahrer, der vorbeigekommen war, die Polizei verständigt.

»Ingrid, hau dich in die Büsche«, riet mir Rolf. »Wenn sie dich hier sehen, vernehmen sie dich, und du bist dran. Im Internat darf niemand etwas von unseren Ausflügen erfahren. Dein Vater bringt dich um.«

Doch es war schon zu spät. Der Streifenwagen bog um die Ecke, an ein Entkommen war überhaupt nicht zu denken. Ich wollte auch gar nicht verschwinden. Erstens brauchte Rolf einen Menschen, der bezeugen konnte, daß er an dem Unfall keine Schuld hatte, und außerdem war mir sowieso egal, ob ich nun endgültig aus der Schule flog oder nicht.

Rolf verhandelte mit den Beamten. Sie sollten mich tunlichst aus dem Spiel lassen, da ich mich unerlaubt aus dem Schloß entfernt hätte und mir eine harte Strafe drohte. Die beiden Polizisten waren verständnisvoll. Sie zwinkerten mir zu und versprachen, sich nur an mich zu wenden, wenn es unbedingt notwendig sei.

Es war notwendig! Eine Woche, nachdem sich der Unfall ereignet hatte, saß ich gerade am Fenster meines Zimmers, als ich die zwei sah. Sie standen im Hof und fragten nach dem Direktor.

Das Herz sank mir in die Hose. Was jetzt kommen würde, konnte ich mir lebhaft vorstellen. Dabei fürchtete ich weniger die Konsequenzen. Die konnte ich mir ohnedies ausrechnen. Mir graute lediglich vor dem Streß und den Standpauken, die jetzt auf mich niederprasseln würden.

Vorsichtshalber versteckte ich mich erst einmal in meinem Kleiderschrank. Er stand im Gang vor meinem Zimmer. Gyde, eine meiner Zimmergenossinnen, lehnte die Türe des Schrankes nur leicht an, damit ich Luft bekam, und stellte einen Stuhl davor.

Eingebettet in meine Kleider harrte ich der Dinge, die da kommen sollten. Die Schritte von Dr. Brill waren unverwechselbar. Er trabte den Gang entlang, im Schlepptau die beiden Beamten, die immer wieder eindringlich versicherten, daß ihnen das alles wahnsinnig leid täte, aber sie müßten ein Protokoll schreiben und dazu bräuchten sie nun mal die Aussage der Schülerin Ingrid Lembke.

»Hat jemand von euch die Ingrid gesehen?« fragte Dr. Brill Gyde und Martina, die auf ihren Betten saßen.

»Nein.«

»Wo kann sie sein? Sie darf doch nicht weiter als bis zur Linde gehen.«

»Vielleicht sitzt sie in der Bibliothek«, meinte Gyde. »Da ist sie sehr oft und liest.«

»Schau mal nach ihr und schick sie zu mir«, befahl ihr Dr. Brill. »Wir warten in meinem Zimmer auf sie.«

»Was ist denn eigentlich los?« erkundigte sich Gyde scheinheilig. Ihr schien die Rolle als meine Komplizin zu gefallen.

»Das geht dich nichts an«, war die patzige Antwort des genervten Heimleiters. Die Polizisten schwiegen.

Gyde wartete zehn Minuten, dann ging sie zum Direktoriat.

»Sie war in der Bibliothek«, log sie. »Von dort ist sie in den Garten gegangen.«

»Das durfte sie nicht«, keifte Dr. Brill.

»Ich weiß auch nicht, wo sie ist«, gab Gyde beleidigt zurück.

»Irgendwann mußt du aus dem Schrank doch raus«, meinte sie, als sie kam und mich informierte.

»Irgendwann schon, aber jetzt noch nicht.«

Als den Beamten die Wartezeit zulange wurde, verabschiedeten sie sich. Dr. Brill versprach, mich bei meinem Auftauchen höchstpersönlich zur Wache nach Dietramszell zu bringen.

Irgendwann ging mir in dem kleinen Versteck dann doch die Luft aus. Außerdem konnte ich den Vorhaltungen meines Direktors sowieso nicht entgehen.

Gyde begleitete mich auf dem Weg zu Dr. Brill. Sie fühlte sich ganz offensichtlich für mich verantwortlich. Ich klopfte zweimal. Das erste »Herein« hatte ich überhört. Langsam öffnete ich die Tür. Und hätte beinahe einen Lachkrampf bekommen. Der Herr und Gebieter über eine Horde junger Mädchen stand mir im Gartenarbeitsdress gegenüber. Er trug ausgewaschene, viel zu weite, um die Kniegegend rigoros abgeschnittene Hosen, ein enges Leibchen, klobige Schuhe, rutschende Wollstrümpfe und ein beiges Käppchen auf dem kahlen Kopf. Von Autorität keine Spur!

Diese Witzfigur blähte sich richtig auf, als sie mich sah.

»Wo warst du?« wurde ich angefahren.

Ich war etwas verdutzt. Als ob das jetzt noch eine Rolle spielte. Zum Glück dauerte das Gespräch nicht lange. Selbstverständlich bedeutete diese neuerliche Zuwiderhandlung gegen die bestehenden Auflagen meinen endgültigen Rausschmiß. das heißt, so endgültig war er dann auch wieder nicht. Ich konnte trotzdem bis zum Ende des Schuljahres bleiben. Nur das Schloß durfte ich jetzt überhaupt nicht mehr verlassen. Keinen Schritt mehr.

Der Abschied von diesem Haus nach acht Jahren fiel, was mich betraf, kühl und unbeteiligt aus.

Ich nahm nur meine persönlichen Dinge mit. Einen Schrank und das Bettzeug ließ ich zurück. Direktor Brill machte traurige Augen, als ich ihm die Hand gab. Einige Lehrer hatten ebenfalls betretene Gesichter, als ich mich verabschiedete. Könnte es sein, daß doch der eine oder andere von ihnen begriffen hatte, daß ich wirklich gelitten habe, daß viele meiner Verstöße gegen die bestehende Heimordnung Hilferufe waren, die sie aus Bequemlichkeit ganz einfach überhören wollten?

Nach den großen Ferien, in denen ich von Nachhilfelehrern auf das kommende Abiturjahr vorbereitet wurde, ging ich in ein nahegelegenes Gymnasium, lustlos und ohne einen Funken Hoffnung, einen akzeptablen Schulabschluß zu schaffen. Meine Wissenslücken waren inzwischen viel zu groß geworden. Außerdem hatte ich in all den verschlampten Internatsjahren auch das Lernen verlernt.

Nur ein einziges Mal holte ich mir noch einen Einser in Deutsch. Ich hatte ›Erich Kästner und sein Werk‹ als Referatsthema gewählt. Mein Vater, der sich nur mehr wenig um mich kümmerte, verschaffte mir immerhin einen Termin bei meinem damaligen Lieblingsautor, und ich hatte zwei Stunden Gelegenheit, ihn auszuquetschen. Am Ende hatte ich Material für einen einwöchigen Vortrag erfragt. Zur Verfügung standen mir hingegen nur knappe zwanzig Minuten. Während meiner Ausführungen erschien der Direktor mit einem Schulrat im Klassenzimmer, der die einzelnen Klassen inspizieren und dem Unterricht beiwohnen sollte.

»Lassen Sie sich durch uns nicht stören«, wandte er sich an mich.

Er hätte mich gar nicht stören können, so konzentriert war ich bei der Sache.

Ich merkte, daß ich auf dem besten Weg war, meine Redezeit zu überschreiten. Doch das war mir ziemlich egal. Einmal nur wollte ich diesen Lehrern und meinen neuen Mitschülern beweisen, daß in mir doch einiges steckte! Und das gelang mir auch. Kein einziges Mal wurde ich von meiner Lehrerin unterbrochen. Für gewöhnlich stand sie immer auf und deutete zunächst dezent, doch dann immer nachdrücklicher auf ihre Uhr. Doch jetzt blieb sie sitzen.

»Da habe ich es wohl mit der Meisterschülerin zu tun«, meinte der Schulrat, als ich am Ende war. Gespannt schaute ich den Direktor an, der genau wußte, daß ich in seiner Schule keinen Fuß mehr auf den Boden bekommen würde. Er verhielt sich perfekt.

»Deutsch ist ihre absolute Stärke«, sagte er diplomatisch, zwinkerte mir zu und verließ den Raum, den Schulrat im Schlepptau.

Das ansonsten erfolglose letzte Schuljahr endete mit einem katastrophalen Abitur.

Diskussionen, ob ich die Klasse wiederholen sollte oder nicht, blockte ich sofort ab.

»Ich habe riesige Lücken, die kann ich auch in einem weiteren Jahr nicht aufholen.

»Gut, mein liebes Kind«, bemerkte daraufhin mein Vater mit mahlendem Unterkiefer, »dann bemühst du dich eben um eine Lehrstelle als Verkäuferin irgendwo in einem Kaufhaus, wo man nicht gleich merkt, daß du stinkfaul bist.«

Zu meiner Überraschung bekam ich Schützenhilfe von meiner Mutter. Ihr war wohl die Aussicht, vor aller Welt eingestehen zu müssen, daß ihre Tochter eine Versagerin ist, ein Greuel.

»Laß sie halt ein Volontariat bei einer Zeitung machen«, setzte sie meinem Vater zu. »Sie will Journalistin werden. Das hat sie immer gesagt. Begabt genug ist sie. Gib ihr diese eine Chance.«

Dann ging alles ganz schnell. Mein Vater wandte sich an seinen Freund, den Chefredakteur, der ihm sowieso einen Gefallen schuldig war, und ich bekam am 1. September 1958 einen Stuhl in der Nachrichtenredaktion einer Münchner Tageszeitung zugewiesen.

Drei Monate wollte man mich dort arbeiten lassen, zwölf Wochen bei den Nachrichten – zwölf Wochen in der Lokalredaktion. Dann sollte über ein Volontariat entschieden werden.

Ich war glücklich. Jetzt endlich begann mein Leben.

Der erste Tag wurde zum Desaster. Um neun Uhr früh hatte ich mich in der Nachrichtenredaktion gemeldet und war einem witzigen Mann namens Conny zugeordnet worden. Er wollte mich in alle Aufgaben eines Nachrichtenredakteurs einweisen. Ich sollte ihm beim Redigieren der Agenturmeldungen über die Schulter schauen und schließlich ganz langsam in eigener Verantwortung arbeiten. Mit vier weiteren männlichen Kollegen und einer Sekretärin teilte ich das Redaktionszimmer. Oberste Instanz für mich war der Chef vom Dienst.

Bereits an meinem ersten Tag nahm mich Conny in die allgemeine Redaktionskonferenz mit.

Der Chefredakteur stellte mich offiziell vor.

»Diese junge Dame soll bei uns viel lernen«, sprach er in die Runde. »Zeigen Sie ihr alles, was sie wissen muß. Helfen Sie ihr, sich in einem Zeitungsbetrieb zurechtzufinden. Behandeln Sie sie liebevoll.«

Hatte ich bei seinen Begrüßungsworten schon einen roten Kopf bekommen, vertiefte sich meine Gesichtsfarbe noch um einige Nuancen, als er eine von ihm sicherlich charmant gemeinte Bemerkung hinzufügte: »Seien Sie allerdings nicht zu liebevoll. Dazu ist sie noch zu jung.«

Du lieber Himmel! Ich war völlig verschüchtert. Conny offenbar auch, denn er ließ mich allein zurück, als er mit den anderen in die Kantine zum Essen ging. Ich saß auf meinem Stuhl, blätterte in Agenturmeldungen, rauchte wie ein Schlot, hatte Hunger, war durstig und mußte vor allen Dingen auf die Toilette.

Schließlich machte ich mich auf die Suche nach einem Waschraum und folgte in meiner Not dem Redaktionsboten.

»Irgendwie wird der mich schon richtig führen«, dachte ich bei mir und wich nicht von seinen Fersen. Er schaute sich immer wieder nach mir um, sagte aber nichts.

Plötzlich verschwand er hinter einer Tür. Gerade noch rechtzeitig bemerkte ich, daß ich soeben dabei war, in die Herrentoilette einzudringen. Entsetzt wich ich zurück und schlich in das Redaktionszimmer zurück.

Noch heute ist es mir ein Rätsel, warum ich mich damals so idiotsch anstellte. Ich hätte lediglich die Sekretärin zu fragen brauchen, auch Conny wäre sicher nicht in Ohnmacht gefallen, hätte ich mich bei ihm nach dem Weg zur Damentoilette erkundigt. So nahm das Unheil seinen Lauf.

Am späten Nachmittag war meine zweite Schachtel Zigaretten leergeraucht, gegessen hatte ich noch immer keinen Bissen. Mein Mund war staubtrocken, so sehr plagte mich der Durst. In meinem Kopf hämmerte es. Trotzdem hing ich immer noch gespannt an Connys Lippen. Er nahm mich zum ›Umbruch‹ mit. Ich stand in dem stickigen Dachgeschoß mit den unzähligen hackenden Setzmaschinen, ließ mir die verschiedenen Schriftarten vorführen und begann, langsam hin und her zu schwanken.

Doch ich hielt eisern durch. Dr. Kovac, der inzwischen eingetroffene Nachtredakteur, zeigte mir schließlich noch die Druckerei.

Dort ereilte mich dann allerdings das Schicksal.

»Mir wird schlecht«, konnte ich ihn gerade noch vorwarnen, dann kippte ich ganz einfach um.

In der Portiersloge kam ich wieder zu mir. Dr. Kovac hatte mich auf eine Pritsche gebettet und strich über meine verschwitzten Haare.

Auch mein Körper war feucht, besonders mein enger Kostümrock fühlte sich klitschnaß an. Plötzlich erstarrte ich. Warum war der Rock so naß? Schlagartig wußte ich die Antwort und hätte mich am liebsten augenblicklich in Luft aufgelöst.

Als ich ohnmächtig auf dem Boden in der Druckerei lag, muß ich die Kontrolle über meine Blase verloren haben. Ich hatte vor den Augen dieses wildfremden Mannes, dessen Kollegin ich hätte werden sollen, in die Hose gemacht!

Es war fürchterlich! Nie mehr würde ich einen Fuß in diese Zeitung setzen! Nie mehr würde ich einem dieser Menschen hier in die Augen schauen können. Die kleine Schülerin Ingrid, die auszog, um eine berühmte Journalistin zu werden, war bereits an ihrem ersten Tag in einer Redaktion kläglich gescheitert. Ich war doch zu nichts nutze. Mein Vater hatte ganz recht!

Nachtportier und Kollege übergaben mich schließlich einem herbeigerufenen Taxifahrer.

»Was ist mit der Frau?« fragte dieser, als ich, gestützt auf die beiden Männer, seinem Auto entgegenwankte.

»Sie ist in der Druckerei umgefallen. War wohl zu heiß dort. Sonst ist alles in Ordnug«, sagte Dr. Kovac.

Von wegen, alles in Ordnung! Wie sollte ich mich mit diesem triefenden Rock in ein trockenes Taxi setzen!

Dr. Kovac bewies auch jetzt seine dezente Fürsorge.

»Ingrid, Sie wollten doch ein paar druckfrische Exemplare mit nach Hause nehmen«, sagte er. »Setzen Sie sich am besten gleich drauf, sonst vergessen Sie sie am Ende noch.«

Dr. Kovac gehörte in diesem Moment all meine Zuneigung.

Mit dem Taxifahrer sprach ich kein einziges Wort. Ich war zu kaputt, hatte Angst, ich könnte einen unangenehmen Geruch verbreiten, und außerdem kämpfte ich mit den Tränen.

Als ich unsere Wohnungstür aufsperren wollte, wurde sie bereits von innen geöffnet. Ich stand meinem Vater gegenüber.

»Wo warst du denn so lange?« fragte er mich. »Ich habe schon in der Redaktion angerufen, und dort sagte man mir, du seist mit Dr. Kovac in die Druckerei gegangen. Dort warst du aber auch nicht.«

Ich konnte ihm gar keine Antwort geben. Wie in früheren Zeiten fiel ich ihm ganz einfach um den Hals.

»Ich habe mich so auf die Arbeit in der Redaktion gefreut«, schluchzte ich, »und jetzt wird nichts draus.«

»Wieso denn nicht?« wollte er wissen.

Als er sich meine Gruselgeschichte angehört hatte, war er für einige wenige Minuten wieder mein Vater, wie ich ihn von früher kannte.

»Du bist ein dummes Schaf«, sagte er zärtlich und legte den Arm um mich. »Ich verstehe ja, daß dir das alles fürchterlich peinlich ist, aber wie ich den Kovac kenne, wird er niemandem ein Sterbenswörtchen darüber erzählen. Es liegt also an dir, ob daraus eine Affäre wird, oder ob die Sache ganz schnell in Vergessenheit gerät.«

Ich ging also tatsächlich am nächsten Tag wieder in die Redaktion. Alle waren völlig unbefangen. Keiner wußte, was am Vortag geschehen war.

Natürlich war es kein Problem, die Damentoilette zu finden, die sich ein Stockwerk höher befand, und es kostete mich auch keine große Überwindung, mich den anderen anzuschließen, als sie in die Kantine gingen.

»Hattest wohl gestern noch Angst vor uns?« scherzte Conny, als wir im Paternoster nach unten fuhren. Ich lächelte.

Jetzt begann eine aufregende Zeit für mich. Ich erledigte alle Aufträge gewissenhaft. Meine ersten Schreibübungen wurden anerkannt und sowohl von Conny, seinem Freund Meki und Dr. Kovac begutachtet. Conny weihte mich in die Fertigkeit ein, Schlagzeilen zu formulieren. Der Chef vom Dienst forschte unverdrossen nach Spuren von politischem Wissen bei mir, wurde aber in der Regel nicht fündig. Da rächten sich die langen Internatsjahre. Wir hatten hinter unseren Schloßmauern weder Radio hören dürfen noch gab es Tageszeitungen, geschweige denn ein Fernsehzimmer.

Doch anscheinend wurde meine politische Unwissenheit nicht weiter tragisch genommen. Vier Wochen, nachdem ich in der Nachrichtenredaktion angefangen hatte, bekam ich eine eigene Seite. Ich war verantwortlich für das ›Vermischte‹, das hieß, ich stellte bunte Meldungen aus aller Welt zusammen. Natürlich führte Conny Regie, aber er hielt sich im Hintergrund, so daß ich der Überzeugung war, alles selbst zu machen.

Nach zwölf Wochen verließ ich meine Kollegen von der Nachrichtenredaktion und wechselte in die Lokalredaktion. Wieder begann die strapaziöse Zeit der Eingewöhnung, doch diesmal war ich schon wesentlich selbstsicherer.

Außerdem hatte mich, seit ich die Schule nun endlich hinter mir wußte, großer Eifer gepackt. Nichts war mir zuviel. Gab mir ein Redakteur eine Meldung wegen ungenauer Formulierungen zurück, feilte ich so lange daran herum, bis sie saß. Ich meldete mich freiwillig zum Nachtdienst, und ich maulte auch nicht, als mich Albert, unser zweiter Redakteur, der von schicken Töchtern aus reichen Häusern absolut nichts hielt, zu Terminen schickte, die völlig unwichtig waren. Berichte darüber wurden nie gedruckt. Für mich sollten es lediglich Fingerübungen sein. Nur ein einziges Mal platzte mir beinahe der Kragen.

Albert schickte mich in die Tierkörperverwertungsanstalt. Ich sollte eine Reportage darüber schreiben, was mit toten Haustieren geschieht. Er kannte meine geradezu hysterische Liebe zu Tieren, wußte also ganz genau, was er mir mit diesem Termin antat.

Doch ich war, wie er es nannte, ›weisungsgebunden‹. Es blieb mir also nichts anderes übrig, als mir von ungerührten Sachbearbeitern den Weg vom Hofhund zur Kernseife genauestens erklären zu lassen. Angewidert kehrte ich an meinen Schreibtisch zurück. Als ich Tage nach Ablieferung des Artikels immer noch nichts von ihm gehört hatte, fragte ich Albert, ob er ihm denn nicht gefallen habe.

»Gefallen wäre maßlos übertrieben«, meinte er lachend, »die Geschichte ist ganz einfach unappetitlich und keinem Leser zuzumuten. Die können wir nicht drucken.«

Obwohl ich innerlich vor Wut kochte, blieb ich nach außen hin gelassen.

Nach diesen anfänglichen Schikanen entspannte sich die Atmosphäre spürbar. Selbst Sigi Sommer alias Blasius, der Spaziergänger, der unser Reporterzimmer fest im Griff hatte, unterließ seine giftigen Bemerkungen, wonach sich höhere Töchter ihre Ehemänner wohl besser im Ballsaal als in Zeitungsredaktionen suchen sollten. Irgendwann hatten sie sich alle dazu durchgerungen, mich ernst zu nehmen.

Ich schloß damals Freundschaften, die mir mein ganzes Leben erhalten blieben. Als ich Jahre später mein erstes Buch geschrieben und zu dessen Präsentation viele meiner damaligen Kollegen aus der Redaktion eingeladen hatte, sind sie allesamt gekommen.

Auch mein Vater und ich hatten jetzt wieder einen normalen Umgangston. Immer seltener warf er mir meine verpatzte Internatszeit und mein verschenktes Abitur vor. Er begutachtete meine Artikel, spürte meinen Eifer und war erfreut, als ihm der Chefredakteur am Ende meiner dreimonatigen Bewährungsfrist mitteilte, man würde mich als Volontärin einstellen.

Ich nutzte diese Entspannungsphase und bat meinen Vater, mich aus dem Elternhaus zu entlassen und finanziell zu unterstütztzten, damit ich ein kleines Apartment beziehen könnte. All meine weiblichen Kolleginnen wohnten allein. Warum also nicht auch ich? Nun, ich war damals erst neunzehn Jahre alt, also noch nicht einmal volljährig. Außerdem konnte ich von den 250 Mark Gehalt plus Spesen nicht leben. Ich brauchte also die Hilfe meines Vaters. Und die verweigerte er mir.

»Wenn du dich selbständig machen willst, mußt du das selbst finanzieren«, war seine prompte Reaktion. »Von mir hast du nichts zu erwarten.«

Also hatte ich mich doch getäuscht.

Mein Vater hatte mir nichts verziehen. Wir lebten nicht im Frieden miteinander. Es herrschte lediglich Waffenstillstand.

Wie hart er sein konnte, bekam ich zu spüren, als ich Franz kennenlernte. Franz war einer der ruhigsten und zurückhaltendsten meiner neuen Kollegen in der Lokalredaktion. In unser großes Reporterzimmer kam er nur selten. Er war verheiratet, hatte zwei kleine Buben und arbeitete, um seine Familie ernähren zu können, Tag und Nacht. Hatte er im Lokalen seine Artikel abgeliefert, ging er weiter zum Rundfunk. Er war freier Mitarbeiter eines Pressebüros und schrieb nebenher Kriminalromane. Er hatte einfach keine Zeit, mit uns nach Redaktionsschluß noch zu blödeln oder gar auf ein Bier mitzugehen.

Franz war sehr ernst, trug meistens einen dunkelblauen, leicht zerknautschten Anzug, und nur bei Sonntagsdiensten tauchte er bisweilen in Cordjeans und Pullover auf. Er hatte Sorgen, das merkte man ihm an, doch keiner von uns wäre auf die Idee gekommen, ihn danach zu fragen. Er hielt Distanz, und wir akzeptierten diese Zurückhaltung.

Eine Zeitlang war ich ihm zugeordnet und begleitete ihn regelmäßig in die Vollversammlung des Münchner Stadtrats. Während er die großen Artikel schrieb, hatte ich einspaltige Kurzmeldungen zu verfassen. Unter seiner Aufsicht, selbstverständlich. Franz war geduldig und vor allem diskret. Meine Fehler besprach er nur mit mir, nie stellte er mich vor den anderen bloß. Ich mochte ihn sehr gern. Auch er schien mich gut leiden zu können. Immer, wenn er sich doch einmal in unser Reporterzimmer verirrte, suchten seine Augen nach mir, und wir lächelten uns an.

An ihn wandte ich mich auch, als ich meinen ersten Zweispalter schreiben mußte. In der Weihnachtszeit veranstaltete unsere Zeitung unter dem Motto ›Adventskalender für gute Werke‹ große Hilfsaktionen, damit auch die Ärmsten der Stadt beschert werden konnten. Täglich schilderten wir in unseren Artikeln die Not dieser Menschen, die das Wirtschaftswunder ganz einfach vergessen hatte.

Ich mußte über das Schicksal eines alten Ehepaares schreiben, das in einer dunklen Kellerwohnung sein Dasein fristete. Mir fehlten zunächst die passenden Worte. Sowohl in der Nachrichtenredaktion als auch als zeitweilige Assistentin des Stadtrat-Reporters war ich zur Sachlichkeit erzogen worden. Jetzt sollte ich plötzlich gefühlvoll werden, mit Worten zu Tränen rühren, und da versagte ich zunächst völlig.

Etwas ratlos schlich ich zu Franz. Der telefonierte gerade mit einem seiner Söhne. Ich wollte das Zimmer schon wieder verlassen, doch er gab mir zu verstehen, daß ich bleiben sollte. Jetzt kam seine Frau an den Apparat. Sie war offenbar wütend über den Buben gewesen und hatte den Vater, der in der Redaktion zu arbeiten hatte, zum Fern-Erzieher gemacht. Das Gespräch war kurz. Franz knallte den Hörer auf die Gabel und warf einen Kugelschreiber quer durch den Raum.

Irgendwie tat mir diese offensichtliche familiäre Disharmonie gut. Ich wußte selbst nicht, warum.

»Können Sie mir bei dem Adventskalender ein bißchen helfen?« wandte ich mich fragend an meinen Mentor.

»Will nicht so recht klappen?« Er lachte mich an.

»Ich fürchte, daß ich zuviel schwätze und nicht auf den Punkt komme«, bekannte ich. »Die Geschichte läuft mir davon.«

»Okay, ich helfe Ihnen«, sagte er und machte einen grandiosen Vorschlag: »Ich habe heute keine Lust, in die Kantine zu gehen. Wir wär's, wenn Sie mich in den ›Weinstadl‹ begleiten? Wir trinken ein Glas Wein und dichten und denken gemeinsam.«

Ich war sofort dabei. Wie viele Gläser es insgesamt waren, weiß ich nicht. Der Artikel wurde auf jeden Fall ein Erfolg. Nach seiner Veröffentlichung gingen die meisten Spenden ein. Mein Chef lobte mich, Albert war zufrieden, und ich schwebte auf rosaroten Wolken.

Doch das lag nicht nur an meinen ersten Erfolgen als angehende Lokalreporterin.

Eines Abends saß ich noch in der Redaktion und blätterte eine Archivmappe durch. Ich hatte ein umfangreiches Reportagethema bekommen und wollte mich über den Stoff gründlich informieren. Noch immer hatte ich durch diese vielen zeitungslosen Jahre im Internat größte Wissenslücken, und die mußte ich schleunigst füllen, um mich nicht zu blamieren.

Guido hatte Nachtdienst. Er formulierte gerade eine Meldung, die das Polizeipräsidium durchgegeben hatte, als Franz zur Tür hereinspazierte.

Er schien überrascht, mich noch am Schreibtisch zu sehen.

»Kann es sein, daß wir uns da eine recht ehrgeizige Kollegin eingehandelt haben?« fragte er und zwinkerte mir zu.

»Ehrgeizig sicher nicht«, schränkte ich sofort ein. »Aber lernwillig. Das dürften Sie doch am besten wissen.«

»Wie wäre es, wenn Sie die Akten schließen und wir noch irgendwo etwas trinken?« fragte er mich. »Ich habe noch eine Stunde Zeit. Vorher kann ich meine Meldungen nach Hamburg nicht durchgeben.«

Franz belieferte dort schon seit geraumer Zeit ein Boulevardblatt mit Neuigkeiten aus München.

Ich schlug die Mappe zu, löschte meine Schreibtischlampe, warf Guido einen Gruß zu und folgte ihm.

Ich hatte erwartet, daß er mich wieder in den ›Weinstadl‹ lotsen würde, aber wir gingen bei eisiger Kälte Richtung Isartorplatz. Er hatte seinen Arm um mich gelegt, weil ich in meiner dünnen Wildlederjacke fürchterlich fror.

»Ich habe meine Stammkneipe in der Kanalstraße. Die muß ich Ihnen zeigen. Wir sind gleich dort.«

Dieses kleine Lokal entpuppte sich als rauchige Bar, in der vorwiegend Farbige und Prostituierte verkehrten. Inhaber war ein kleinwüchsiger Schweizer mit Namen Schipfli, den diverse Straftaten an der Rückkehr in seine Heimat hinderten.

Franz und er kannten sich. Nebenan betrieb ein gemeinsamer Freund, der sämtliche Geschäfte in diesem Etablissement abwickelte, ein kleines Pressebüro.

Als ich es gemeinsam mit Franz zum ersten Mal betrat, verschlug es mir die Sprache.

Franz schaute mich von der Seite an.

»Entsetzt?« erkundigte er sich.

»Nein, das kann ich nicht gerade sagen. Es ist nur ungewohnt. Ich war in Bad Tölz einmal in einer ähnlichen Kneipe, aber die war provinziell gegen das, was sich hier abspielt.«

»Dieser Platz hat so seine Vorteile«, meinte Franz und zog mich neben sich auf einen Stuhl. »Man trifft keine Kollegen und wird in Ruhe gelassen. Das ist ungeheuer wichtig.«

Wieso eigentlich?

Franz und ich tranken Whisky und waren mit einem Mal sehr schweigsam. Warum wollte er niemanden treffen? Eine Frage, die mich beschäftigte, als ich diesen ernsten Mann neben mir betrachtete.

Er hielt meinen Blick lange Zeit aus.

»Was denken Sie?« fragte er mich schließlich.

»Wollen Sie das wirklich wissen?« entgegnete ich.

»Sonst hätte ich nicht gefragt!«

»Stimmt was nicht mit Ihrer Ehe? Sie waren so schrecklich wütend, als sie mit ihrer Frau telefonierten.«

»Wir haben Probleme«, antwortete er knapp, »große Probleme sogar. Aber ich möchte jetzt nicht darüber sprechen.«

Irgend jemand hatte in der Musikbox ein gefühlvoller Liebeslied gedrückt. Das Licht wurde noch schummriger, die Paare schoben sich über die Tanzfläche.

Franz nahm meine Hand.

»Was dagegen, wenn ich mit Ihnen tanze?«

Ich schüttelte den Kopf. Mit einem Mal hatte ich schreckliches Herzklopfen. Dieser Mann hatte nichts von all den jungen Männern, die ich vor ihm kannte, an sich. Ich war mir plötzlich ganz sicher, daß sich unsere beiden Schicksale miteinander verknüpfen würden.

Franz hatte seine Hände um meine Hüften gelegt und ich meine Arme um seinen Hals geschlungen.

Wer wen zuerst küßte, weiß ich nicht mehr. Es ist auch ohne Bedeutung. Wir ließen uns einfach nicht mehr los, obwohl die Musik längst zu Ende war. Als wir zu unserem Tisch zurückkehrten, sprachen wir kein Wort, sahen uns immerzu nur an.

Der Zauber zwischen uns verflog auch nicht, als Franz zahlte und wir den Weg zur Redaktion zurückgingen. Am Marienplatz sollte ich in ein Taxi steigen.

»Ingrid, das ist keine momentane Stimmung von mir«, sagte er und hob mein Kinn nach oben, so daß unsere Augen in gleicher Höhe waren. »Ich bin verheiratet, und wie es aussieht, werde ich das auch noch eine Weile bleiben«, sagte er. »Wenn du es nicht ertragen kannst, mit einem verheirateten Mann zusammenzusein, dann vergiß diesen Abend ganz schnell wieder. Ich spiele nicht mit dir. Ich habe mich schon vor einiger Zeit in dich verliebt.«

»Ich werde aufpassen müssen auf mich«, murmelte ich. »Ich habe bisher nur junge Männer gekannt, mit denen ich machen konnte, was immer ich wollte. Bei dir ist das anders. Bei dir, fürchte ich, werde ich den kürzeren ziehen.«

Doch darin hatte ich mich getäuscht. Wir blieben schließlich beide auf der Strecke, gleichermaßen verwundet von scheinheiligen Moralaposteln.

In der Zeitung hielten wir unsere Beziehung geheim. Guido, der einzige, der wohl von Anfang an ahnte, daß Franz und ich nicht mehr nur Kollegen waren, schwieg eisern.

»Deine Frau hat angerufen«, teilte er Franz mit, als dieser an unserem ersten Abend in die Redaktion zurückkehrte.

»Ich habe ihr gesagt, du hast überraschend einen Nachttermin bekommen.«

Das war alles. Kein blödes Grinsen, keine aufdringliche Kumpelhaftigkeit.

Für uns beide begann eine herrliche Zeit.

Inzwischen wußte ich einige Einzelheiten über seine Ehe. Er und seine Frau hatten sehr jung geheiratet. Die beiden Söhne Franz und Robby kamen kurz hintereinander. Die Familie blieb zunächst in einer fränkischen Kleinstadt, Franz ging nach München. Als er Frau und Kinder nachholte, spürte das Paar, daß seine junge Ehe bereits einen Knacks bekommen hatte. Julia, seine Frau, war fasziniert vom Leben in der Großstadt. Sie geriet zusehends in einen Kaufrausch, erstand teure Möbel, elegante Kleider. Franz schwieg zunächst zu der Veränderung seiner Frau. Er kümmerte sich verstärkt um die beiden Buben, die er abgöttisch liebte, und hoffte insgeheim, daß das Großstadtleben für seine Frau bald an Faszination verlieren würde.

Doch in diesem Punkt irrte er. Julia blieb immer häufiger weg, an den Wochenenden reiste sie oft zu ihrem Vater. Daß dieser allerdings nur als Alibi diente, merkte Franz erst sehr viel später. Julia hatte sich einen Liebhaber zugelegt.

In dieser Zeit lernte er mich kennen. Erstmals kreisten seine Gedanken um eine mögliche Trennung.

Ich hörte mir, was Franz erzählte, nahezu kommentarlos an. Gewöhnt an eine schlechte Ehe, so wie ich sie im eigenen Elternhaus erlebte, glaubte ich ihm jedes Wort. Doch mein Entschluß stand fest: Ich wollte ihn zu keiner Zeit dazu animieren, sich scheiden zu lassen. Das war eine Sache, die das Ehepaar allein entscheiden mußte. Ich hatte mit dieser Ehe nichts zu tun, und dabei sollte es auch bleiben.

Es war mir klar geworden, daß meine Zuneigung zu Franz nichts zu tun hatte mit meinen üblichen Flirts. Ließe er sich scheiden, könnte das – vermutlich – eine Ehe von uns beiden bedeuten. Und davor hatte ich große Angst.

»Sag mal, was würde eigentlich dein Vater sagen, wenn wir zwei heirateten?« fragte er mich eines Abends, als wir wieder einmal an unserem kleinen Tisch im ›Weinstadl‹ saßen.

»Er würde entweder sich, mir oder dir die Kugel geben«, antwortete ich umgehend. »Vermutlich müßten wir alle drei dran glauben.«

»Warum eigentlich?«

Tja, warum eigentlich? Im Grunde wußte ich das auch nicht so genau zu sagen. Franz war ein Mann und kein ›unfertiger Bubi‹, wie er meine gleichaltrigen oder wenig älteren Verehrer zu nennen pflegte. Franz war ein anerkannter Journalist. Man sah ihn nie auf den üblichen Reporterfeten. Er verbrachte jede freie Minute an der Schreibmaschine, war brennend ehrgeizig. Die Kollegen mochten ihn nicht besonders, schätzten aber seine Arbeit.

Was also konnte eigentlich mein Vater gegen ihn haben? Die Tatsache, daß er verheiratet war, aber mit dem Gedanken spielte, sich scheiden zu lassen, dürfte ihn im Grunde auch nicht vor den Kopf stoßen. Schließlich wußte er ja selbst am besten, was aus einer Ehe werden kann. Und er wußte durch Irmgard, wie sehr Frauen leiden, die ein Leben lang als Geliebte versteckt und verleugnet werden.

Obwohl es in meinen Augen keinen vernünftigen

Grund gab, sich gegen eine Verbindung von Franz und mir zu sträuben, war ich mir vollkommen sicher, daß er alles daran setzen würde, uns zu trennen. Wie recht ich damit hatte, wußte ich ein Vierteljahr später.

Inzwischen feierte ich mit Franz meinen 20. Geburtstag. In einem kleinen Taschenkalender numerierten wir die Tage bis zu meinem 21. Geburtstag, den Tag meiner Volljährigkeit. Keiner hatte dann das Recht, uns zu trennen. Dachten wir zumindest.

Weihnachten stand vor der Tür. Für mich schmeckte das Fest diesmal besonders bitter. Franz feierte natürlich mit seiner Familie, ich mit meinen Eltern. Beide hatten wir uns freiwillig für den Sonntagsdienst am zweiten Feiertag gemeldet. Dann endlich würden wir uns wiedersehen.

Diesmal bekam ich von meinem Vater eine Woche Winterurlaub geschenkt. Ihm war nicht entgangen, daß ich in den letzten Wochen immer schmaler und stiller geworden war. Mein Verhältnis zu Franz quälte mich. So sehr ich die Zweisamkeit auch genoß, ich hatte zum ersten Mal in meinem Leben wirklich Zukunftsangst. All meine kleinen Liebesgeschichten hatte ich stets im Griff gehabt, doch diesmal war alles anders. Der Gedanke, ich könnte zwei Kindern ihren Vater wegnehmen, war mir schrecklich. Daran konnten auch alle Versicherungen von Franz, nicht ich sei der Störfaktor in seiner Ehe, sondern seine Frau, wenig ändern.

So war es mir nur recht, daß mir mein Vater diese einwöchige Fluchtmöglichkeit bot. Er führte meinen schlechten Gesundheitszustand auf Überarbeitung zurück. Ich war fast nicht mehr zu Hause, saß seiner Meinung nach Tag und Nacht in der Redaktion. Die Artikel gewannen an Substanz, die Themen wurden anspruchsvoller. Er war plötzlich wieder ganz zufrieden mit mir.

Als Franz und ich uns am zweiten Feiertag wieder begegneten, sanken wir uns in die Arme. Er wollte mich überhaupt nicht mehr loslassen.

»Es war fürchterlich«, sagte er zwischen zwei Küssen. Sonst nichts.

»Franz, ich werde am ersten Januar für ein paar Tage nach Partenkirchen fahren«, erzählte ich ihm. »Mein Vater hat mir diesen Urlaub geschenkt, und ich brauche ihn auch dringend.«

Franz schwieg und schaute mir in die Augen.

»Weißt du schon, wo du wohnen wirst?« wollte er von mir wissen.

»In einer kleinen Pension. Mein Vater kennt die Inhaberin. Sie soll wohl ein wachsames Auge auf mich werfen«, vermutete ich.

»In der Nacht auch?« fragte Franz und schmunzelte.

»Wie meinst du das?«

»Nun, ich meine, daß ich dich dort besuchen werde«, sagte er ganz einfach. »Ich habe über Weihnachten mit Julia gesprochen. Wir werden uns scheiden lassen. Ich habe ihr auch von dir erzählt. Sie will Franz behalten, Robby soll bei uns bleiben.«

Robby soll bei uns bleiben? Also doch, Franz rechnet offensichtlich ganz fest damit, daß wir heiraten, sobald er frei ist.

»Ich kenne deine Kinder gar nicht. Wie soll ich wissen, ob ich mit so einem kleinen Buben zurecht komme? Ich bin doch selbst noch nicht sonderlich erwachsen.«

»Julia fährt am siebten Januar zu ihrem Vater. Die Buben läßt sie bei mir. Du wirst ihnen also sehr bald begegnen.«

Ich gab mich geschlagen. Was hätte ich denn auch sagen sollen. Ich liebte diesen Mann inzwischen. Ein Entrinnen gab es nicht mehr.

Am 2. Januar rief er mich in meiner kleinen Pension an.

»Ich komme um zwanzig nach vier am Bahnhof an. Holst du mich ab?«

Es stand also fest. In dieser Nacht würde ich mit Franz schlafen. Er würde der erste Mann in meinem Leben sein.

Doch davon hat er keine Ahnung. Irgendwann einmal, als für mich diese Beziehung nach nicht mehr war als ein heißer Flirt, hatte ich ihm weisgemacht, ich hätte schon einige Affären hinter mir. Irgendwie brauchte ich das damals. Ich kam mir sonst in seiner Nähe immer wie ein kleines Mädchen vor.

»Bei deinem Temperament wundert's mich nicht, daß du schon einiges hinter dir hast«, meinte er nur dazu, und damit war das Thema für ihn erledigt.

Heute also würde er irgendwann merken, daß da eine unberührte Frau in seinen Armen lag, ein junges Mädchen mit großer Klappe.

Als er aus dem Zug stieg, war es für uns beide, als bliebe die Welt für einen ganz kleinen, ganz kurzen Augenblick einfach stehen. Endlich wußten wir uns befreit von neugierigen Kollegenblicken, von Stadträten, die irgendwo auftauchen und bemerken könnten, daß da der verheiratete Reporter mit seiner Assistentin turtelte. Kein Vater drohte. Wir waren ganz allein auf der Welt.

Vor dem Bahnhof stand ein Pferdeschlitten. Selbstverständlich winkte Franz den Kutscher heran. Auf Umwegen brachte er uns zu unserer Pension am Rande von Partenkirchen. Er hatte warme Pelzdecken über uns gebreitet. Ich lag in den Armen von Franz, hatte eine rote Nase und eiskalte Backen. Bevor wir uns am Empfang meldeten, um seinen Zimmerschlüssel entgegenzunehmen, kümmerte er sich noch um ein Detail, das ihm wichtig war: Er zog seinen Ehering vom Finger.

Während er seine Reisetasche auspackte, wartete ich in meinem Zimmer auf ihn. Mein Mund war ganz trokken, ich war ziemlich nervös. Wie sollte ich auf ihn reagieren? Alle romantischen Gefühle waren plötzlich wie weggeblasen. Ich hatte einfach nur Angst vor diesem fremden Mann.

Wie gut dieser mich einzuschätzen wußte, wurde mir erst viel später klar. Zunächst stürmte er in mein Zimmer, warf mir meinen Anorak zu und schlug einen Spaziergang vor.

»Die Luft draußen ist so herrlich. Wir müssen noch ein wenig spazierengehen.«

Franz, du bist ein Schatz!

Unsere Wanderung über tiefverschneite Wiesen war ein einziges Vergnügen. Wie die Kinder kugelten wir im Schnee, bewarfen uns mit Schneebällen, bauten kleine Schneemänner, versteckten uns hinter dicken Bäumen. Es war schon spät, als wir wieder zurückkamen. Franz hatte mich immer mal wieder in seine Arme genommen und mich fest an sich gepreßt. Obwohl wir in dicken Pullovern und Jacken winterfest verpackt waren, unsere Körper also keinerlei Hautkontakt hatten, begann ich langsam zu glühen. Seine Küsse wurden fordernder, seine Hände umfingen mein heißes Gesicht, er strich mir die vereisten Haarsträhnen aus der Stirn.

»Franz, ich muß dir was sagen«, murmelte ich.

»Du kannst mir nichts sagen, was ich nicht schon längst wüßte«, unterbrach er mich liebevoll.

»Was weißt du längst?«

»Na zum Beispiel, daß da ein Jung-Fräulein ganz schön vor seiner ersten Nacht mit einem Mann zittert«, meinte er lachend.

»Wie hast du denn das gemerkt?«

»Wärst du wirklich so erfahren, wie du versucht hast, mir weiszumachen, hätte ich dich vorhin wohl kaum zu einem Spaziergang überreden können. Als ich ihn vorschlug, hast du erleichtert aufgeatmet. Das genügte.«

Ich fiel ihm um den Hals. Mein Gott, wie sehr liebte ich diesen Mann!

Was ich damals mit Franz erlebte, hat mich an ihn gebunden, solange er lebte. Er war der rücksichtsvollste und einfühlsamste Liebhaber, den ich mir vorstellen konnte, ein Mann, den ich jedem jungen Mädchen wünsche, wenn es sich auf den Weg zur Frau begibt. Ihm danke ich meine völlig unkomplizierte Einstellung zur Sexualität, zu meinem Körper, zu Männern.

Wenn ich heute in Zeitungen, im Fernsehen oder wo auch immer von sexuellen Schwierigkeiten erfahre, mit denen sich meine Geschlechtsgenossinnen herumplagen, preise ich die glückliche Fügung, die mich Franz rechtzeitig begegnen ließ. Niemand konnte mich verkorksen. Er hat in mir eine Frau geweckt, die nie wieder zur Ruhe gekommen ist, weil sie das auch gar nicht wollte.

Vier Tage und Nächte gehörten uns beiden. Einmal täglich begaben wir uns ans Telefon. Ich rief meine Eltern an und meldete keine besonderen Vorkommnisse. Franz sprach mit Frau und Kindern und sagte seine Rückkehr für den 5. Januar zu. Dann wollte seine Frau verreisen. Ich sollte einen Tag später nach München kommen, um die Kinder kennenzulernen. Noch immer war Julia entschlossen, den älteren Buben zu behalten und den kleinen ihrem Mann beziehungsweise uns zu überlassen.

Innerhalb eines Tages waren Franz und ich die Lieblinge in der kleinen Pension. Jedermann lächelte uns an, unterhielt sich mit uns, lud uns zu einem Glas Wein oder einem Schnaps ein. Unsere Ausstrahlung muß unwiderstehlich gewesen sein. Man hielt uns für ein junges Liebespaar, das demnächst heiraten wollte und die Flitterwochen ganz einfach ein bißchen vorverlegt hat. Wir spielten eifrig mit.

Tagsüber tobten wir meistens im Schnee umher. Am Nachmittag wartete ein besonderes Vergnügen auf uns. Franz hatte mir Gabór von Vaszarys heiteren Roman ›Zwei gegen Paris‹ mitgebracht. Damit wir beide etwas von der Lektüre hatten, legten wir uns auf die kleine Couch, die in meinem Zimmer stand, und Franz las vor. Wir lachten, bis wir Tränen in den Augen hatten und keine Luft mehr bekamen. Irgendwann nahmen wir uns dann wieder in die Arme.

Es war eine wunderschöne Zeit, wohl die glücklichste in meinem ganzen Leben.

Am Tag, bevor Franz nach München zurück mußte, um am Dreikönigstag Redaktionsdienst zu machen, ließen wir uns von einer reichlich antiquierten Seilbahn auf das Kreuzeck befördern. Wir wollten uns die Welt von oben anschauen. Vorher hatte ich mit meinen Eltern telefoniert und einen Tagesausflug angekündigt.

»Kann sein, daß ich heute abend, wenn ihr mich anruft, noch gar nicht im Hotel bin. Dann melde ich mich halt morgen vormittag, wenn ich ausgeschlafen habe«, teilte ich meiner Mutter mit.

»Mit wem machst du den Ausflug?« wollte mein Vater wissen.

»Mit einer älteren Dame aus der Pension.«

Unsportlich, wie wir beide nun einmal waren, landeten wir zwei Seilbahn-Touristen sehr schnell in einer gemütlichen Almhütte. An einem kleinen Tisch, an dem sich ein Dutzend Skifahrer drängten, fanden wir noch Platz.

»Es wird zwar saueng«, meinte einer der Burschen, »aber des macht nix, ihr seid nette Leit, des paßt dann schon!«

Wie sehr das alles paßte, stellte sich bald heraus. Innerhalb einer Viertelstunde waren wir die dicksten Freunde. Wir aßen fetttriefende Röstkartoffeln, Eier mit Speck und tranken samtweichen Rotwein. Es war schon dämmrig, als die Skifahrer aufbrachen.

»Wir müssen abi, bevor es dunkel wird«, verkündeten sie.

»Geht's ihr auch?«

»Nein, wir fahren erst mit der letzten Bahn«, sagte Franz.

»Na, dann viel Glück.«

Es war still geworden in dem gemütlichen Gastzimmer. Nur zwei Tische waren noch besetzt. Die Wirtin begann, Gläser und Teller einzusammeln. Draußen wurde es immer finsterer.

»Da habt's ein Glück, daß noch ein Zimmer frei ist«, meinte sie schließlich, an uns gewandt.

»Wir wollen gar kein Zimmer«, antwortete Franz verdutzt. »Mit der letzten Bahn geht's wieder abwärts.«

Die Wirtin lachte.

»Die Bahn ist schon lang fort«, klärte sie uns auf.

»Und warum sagt uns das niemand?«

»Weil mich niemand danach gefragt hat.«

Da hatte sie recht. Uns blieb also gar nichts anderes übrig, als uns auf eine Nacht auf der Alm einzurichten.

»Franz, ich habe nichts dabei. Nicht einmal eine Zahnbürste.«

»Ich kann darin kein Drama sehen«, entgegnete er lächelnd, »bleiben unsere Zähne halt ungeputzt.«

»Was wird man im Hotel denken, wenn wir nicht erscheinen?« Mir kamen tausend Bedenken.

»Sie werden sich schon keine Sorgen machen«, beruhigte er mich. »Zwei Menschen, wie wir es sind, kann doch einfach nichts passieren.«

Damit war die Diskussion auch schon beendet.

Nachdem wir ja nun endlos Zeit hatten, bestellten wir noch eine Karaffe Rotwein.

»Ist es erlaubt«, fragte uns die Wirtin und setzte sich an unseren Tisch. Auch die anderen Gäste, die noch in der Stube waren, kamen zu uns.

Wir stellten uns als junges Ehepaar aus München vor, das Weihnachten in Garmisch verbracht hat. Zwei unserer Tischnachbarn, ein mittelalterlicher Herr und eine Dame, kamen aus Stuttgart, der einzelne Herr stammte aus Niedersachsen. Er hatte kürzlich seine Frau verloren und wanderte auf alten Wegen. In Garmisch hatte er sie vor fünfundzwanzig Jahren kennengelernt. Vor zwei Jahren war sie an Brustkrebs erkrankt. Im November war sie gestorben.

»Ich komme über ihren Tod nicht hinweg«, sagte der einsame Witwer mit Tränen in den Augen. »Jetzt, wo ich endlich in Rente bin, wollten wir noch soviel unternehmen.«

Franz und ich schwiegen. Es gab auch nichts zu sagen. Stumm prosteten wir ihm zu. Da war Rosa, die Wirtin, schon etwas rigoroser.

»Des ist schon hart, wenn man seinen Schatz verliert«, sagte sie, »aber trotzdem geht's Leben weiter.«

Das Paar, das noch an unserem Tisch Platz genommen hatte, gab sich zunächst etwas zurückhaltender. Vor allem der Mann, grauhaarig mit großen Tränensäcken unter den Augen und schmalen Lippen, machte einen recht unbehaglichen Eindruck. Insgeheim fragte ich mich, ob er freiwillig an unseren Tisch umgezogen war oder ob ihn die Wirtin hierher getrieben hatte. Seine weibliche Begleitung schien lockerer zu sein. Vor allem versuchte sie hemmungslos, mit Franz zu flirten. Immer wieder hob sie ihm ihr Glas entgegen. Ihre himmelblauen Augen strahlten ihn an, der Pferdeschwanz wedelte aufreizend hin und her.

Franz schien zunächst nichts davon mitzubekommen. Er unterhielt sich mit Rosa über die Probleme einer Almwirtin.

»Mir san zu zweit«, erzählte sie, »meine Schwester und ich. Das ist viel Arbeit. Wir haben die Wirtschaft am Hals. Außerdem müssen wir die Viecher versorgen.«

Nach dieser Saison wollten die beiden aufhören.

»Wir haben ein gutes Angebot«, sagte sie. Ein Gastronom aus dem Tal wolle die Alm kaufen und ein richtiges Ausflugslokal draus machen.

»Heut nacht könnt's noch in einem richtigen Bauernbett schlafen. Im nächsten Jahr wird's schon vornehmer. Und teurer bestimmt auch.«

»Was ist, lockt dich unser Bauernbett denn gar nicht?« flüsterte mir Franz ins Ohr.

Rosa erklärte uns den Weg.

»Ihr müßt durch den Stall gehen. Am Ende steht eine Leiter, die führt direkt rauf zu eurer Kammer. Und seid's leise, sonst wachen die Viecher auf und fangen zu schreien an.«

Wir müssen also eine Leiter hinaufklettern! Wieviel Wein haben wir schon getrunken?

Franz fing meinen verzweifelten Blick auf. Beruhigend legte er den Arm um mich.

»Schatz, sorg dich nicht, wenn wir den Aufstieg nicht schaffen, legen wir uns ganz einfach zu den Kühen in den Stall.«

Rosa bestand darauf, uns noch zu einem Abschiedsobstler einzuladen. Der Witwer war inzwischen ganz heiter geworden, auch der Grauhaarige hatte ein wenig Farbe im Gesicht. Mitterweile wußten wir, daß er Schmuckfabrikant war und aus Pforzheim stammte. Seine weibliche Begleitung war Designerin in seinem Unternehmen und noch einiges mehr. Kichernd ließ sie durchblicken, daß sie zwar nicht verheiratet, aber in Liebe verbandelt seien.

»Wir haben uns hier heroben versteckt«, verriet sie der Runde. »Mein Berti ist streng verheiratet. Uns darf niemand finden.«

Während sie das sagte, zwinkerte sie Franz zu. Doch dieser schaltete auf stur. Von Damen, die sich so eindeutig anboten, hielt er wenig. Außerdem störte ihn die Art, wie sie über ihr Verhältnis sprach.

»Wir leben schließlich in einer ähnlichen Situation«, sagte er später zu mir, als wir schon längst unter unserem dicken Federbett lagen, »aber so, wie die das darstellt, klingt alles nur billig. Damit will ich nicht verglichen werden.«

Mitten in der Nacht war es dann soweit! Ich mußte auf die Toilette. Der Weg dorthin schien mir unendlich weit und voller Gefahren. Also verwarf ich die Idee und versuchte, wieder einzuschlafen. Umsonst. Ich hatte die Wahl zwischen einer geplatzten Blase und einer nächtlichen Wanderung durch einen stockdunklen Kuhstall.

Franz mußte mir helfen.

Ich hielt ihm die Nase zu, damit er aufwachte.

»Was ist denn los«, er schreckte hoch, »willst du mich umbringen?«

Ich schilderte ihm meine Not.

»Kein Problem«, meinte er, »ich habe beim Hereinkommen irgendwo einen Nachttopf gesehen.«

»Franz, das hat gar keinen Zweck. Da geht gar nichts bei mir«, stöhnte ich.

»Ich schau bestimmt nicht hin«, versprach er.

»Das hilft nichts. Ich bin einfach zu g'schamig.«

»Ich schlüpfe unter die Bettdecke. Dann höre ich dich auch nicht.«

»Franz, glaub mir halt. Der Nachttopf ist keine Lösung. Ich brauche ein Klo, und das sehr schnell.«

Wir kletterten also gemeinsam die Hühnerleiter wieder nach unten. Franz entzündete sein Feuerzeug, um zu verhindern, daß wir im nächsten Kuhfladen landeten. Wir hatten schon fast die Stalltür erreicht, als der Hahn zu krähen begann. Innerhalb von wenigen Minuten war die ganze Tiermenagerie wach. Um uns herum krähte, gackerte, muhte und mähte es. Es war die Hölle.

Am liebsten wäre ich im Erdboden versunken. Und was tat mein Franz? Er bog sich vor Lachen.

»Was war denn heut nacht bei euch los?« erkundigte sich die neugierige Rosa, als sie uns das Frühstück servierte. »Ihr habt ja die ganzen Viecher aufgeweckt.«

»Soll ich es ihr erzählen?« fragte Franz.

Ein Protest wäre sinnlos gewesen. Er war schon mittendrin in der Geschichte.

Mit der ersten Gondel fuhren wir zurück ins Tal. Und dann ging alles ganz schnell. Wir stürmten ins Hotel, Franz packte seine Sachen. Wir mußten zum Bahnhof.

»Wo wart ihr denn heute nacht?« fragte uns die Dame am Empfang.

»Auf der Alm«, antworteten wir fast gleichzeitig.

»Ingrid, Ihr Vater hat schon zweimal angerufen und nach Ihnen gefragt.«

»Was haben Sie ihm gesagt?«

»Daß Sie heute ganz früh aufgestanden und in den Ort gegangen sind.«

»Danke.«

Auf dem Weg zum Bahnhof sprachen Franz und ich nur sehr wenig. Wir hielten uns an der Hand und hatten Herzen schwer wie Zentnersäcke.

»Vergiß nicht, deinen Ehering wieder anzuziehen«, erinnerte ich ihn.

»Warum? Ich brauche ihn nicht mehr. Es wäre eine Farce.«

Als der Zug einfuhr, klammerten wir uns aneinander. Die Türen öffneten sich wie gierige Mäuler. Sie schnappten nach Franz, verschluckten ihn. Der Zug wurde zum schnaubenden Drachen, feindselig und unbesiegbar.

»Ich rufe dich heute noch an«, hörte ich Franz rufen, als das Ungeheuer ihn endgültig verschlungen hatte. »Ingrid, ich liebe dich.«

»Setzen Sie sich zu mir«, sagte eine ältere Dame, als ich nach einem langen Fußmarsch wieder in unserer Pension ankam. »Sie sehen so traurig aus.«

»Das ist lieb von Ihnen«, entgegnete ich, »aber im Moment brauche ich das Alleinsein.«

Er war so unendlich weit weg, als er mich am Abend anrief. Seine Stimme klang deprimiert.

»Franz, was ist los mit dir?« fragte ich ihn.

»Nichts weiter«, kam seine Antwort. »Julia ist schon fort. Ich bin mit Franz und Robby allein. Morgen muß ich sie in die Redaktion mitnehmen. Ein Babysitter war nicht aufzutreiben.«

»Willst du immer noch, daß ich am Samstag nach München komme und die Buben kennenlerne?«

»Natürlich will ich das«, kam es umgehend zurück. »Ich habe ihnen schon gesagt, daß eine ganz tolle Frau kommt, um uns zu besuchen. Franz freut sich auf dich. Robby hat nichts begriffen. Dazu ist er noch zu klein.«

So setzte ich mich also zwei Tage später in den Zug, um Kinder kennenzulernen, deren Vater ich liebte und der wollte, daß ich ihn heiratete, wenn er von ihrer Mutter geschieden war.

Obwohl ich mich auf Franz freute, wuchs die Beklemmung mit jedem Meter, der mich weiter an München heranführte.

Wie würden die Buben reagieren? Würden sie mich mögen? Würde ich es überhaupt schaffen, mit Kindern umzugehen? Ich war selber noch nicht erwachsen.

Als ich die drei am Bahnhof stehen sah, erwog ich einen kurzen Moment zu fliehen. Franz hatte Robby auf dem Arm und Franz an der Hand. Obwohl er mich längst sah, blieb er stehen und wartete darauf, daß ich zu ihm kam. Sein Gesicht war ganz grau. Sein Mund war verkniffen und seine Augen schienen mich durchdringen zu wollen. Mit einem Mal packte mich ein grenzenloses Mitleid mit uns allen. Wir würden es schwer haben. Wir konnten nicht unbelastet anfangen, wie das andere junge Paare taten. Es würden viele Tränen fließen. Wir würden hohe Berge überwinden müssen. Wir würden viel Kraft brauchen.

Langsam ging ich auf die drei zu. Robby war auf dem Arm des Vaters eingeschlafen. Er schreckte hoch, als mich Franz zur Begrüßung küßte. Im selben Moment fing er zu schreien an, wild und untröstlich. Sein Bruder gab mir die Hand. Er war sehr ernst und sah seinem Vater sehr ähnlich. Zutraulich hielt er sich an meiner Jacke fest, als wir aus der Bahnhofshalle gingen. Robby hatte sich mittlerweile beruhigt. Zufrieden lehnte er den Kopf an die Schulter seines Vaters. Doch sobald er mich sah, begann sein Geschrei von neuem.

»Ich habe Windeln dabei. Wir müssen also nicht nach Hause gehen, wenn du nicht willst«, sagte Franz zu mir.

Nach einem Bummel durch die Innenstadt, der uns beiden nicht den geringsten Spaß machte, weil wir dauernd damit rechnen mußten, von Kollegen entdeckt zu werden, waren wir in einem kleinen Weinlokal gelandet. Während ich mit dem kleinen Franz die Speisekarte studierte, verschwand der große Franz mit seinem jüngsten Sohn auf der Damentoilette, um ihn dort zu wickeln.

Als sie zurückkamen, hatten sein älterer Sohn und ich endgültig Freundschaft geschlossen.

»Fährst du nachher mit mir Schlitten?« fragte er mich mit leuchtenden Augen. »Bei uns in der Nähe ist ein toller Berg.«

»Natürlich fahren wir miteinander Schlitten. Der Papa und der Robby müssen auch mitmachen.«

Ein Taxi brachte uns in die Wohnung von Franz. Es gab für mich noch keine zwingende Notwendigkeit, sie zu betreten. Franz wollte nur schnell den Schlitten holen. Dann sollte es losgehen.

Er packte den Kleinen in den Kinderwagen, ich zog seinen Ältesten im Schlitten hinter mir her. Robby protestierte noch immer lauthals, wenn ich mich ihm zuwandte.

Am Berg weigerte er sich, mit mir gemeinsam hinunterzufahren. Legte Franz den Arm um mich schrie er, gab mir sein großer Bruder ein Bussi, brüllte er ebenfalls.

»Er ist müde«, versuchte Franz das Verhalten seines Buben zu erklären.

»O nein, Franz, das stimmt nicht. Dieser kleine Mann spürt instinktiv die drohende Veränderung und hat Angst vor mir.«

Mag sein, daß ich von Kindererziehung noch nicht so

sonderlich viel wußte. Ihre Gedanken waren mir hingegen nicht fremd. Dazu war ich ihnen zu nahe.

»Bleibst du über Nacht hier oder fährst du heute noch nach Garmisch zurück?« fragte mich Franz, als ich nach der hundertsten Talfahrt mit Sohn Franz mal wieder neben ihm landete.

»Ich weiß es noch nicht«, gab ich wahrheitsgemäß zur Antwort.

Der kleine Franz hatte unseren Dialog mitgehört.

»Natürlich bleibt sie da«, meinte er. »Bitte, bitte, Ingrid, geh nicht von uns weg«, bettelte er mich an. »Du bist so lieb.«

Er schlang beide Arme um meine Hüften. Den blauen Augen in dem rotbackigen Bubengesicht war schwer zu widerstehen. Ich gab ihm keine Antwort. Was sollte nur werden? Alles lief schief! Robby, den seine Mutter hergeben wollte, hatte Angst vor mir, Franz, den sie mit sich nehmen wollte, hatte mich ins Herz geschlossen.

»Franz, meinst du, wir schaffen das alles?«

Ich saß mit ihm in seinem Wohnzimmer. Natürlich war ich nicht mehr zurück nach Partenkirchen gefahren. Es wäre eine Flucht gewesen, die uns vermutlich getrennt hätte. Außerdem hatte der kleine Franz Terror gemacht.

»Du mußt mit uns nach Hause kommen«, sagte er immer und immer wieder. »Ich möchte dir meine Autos zeigen. Außerdem hat die Mami gesagt, daß du bei uns schlafen wirst.«

Wieso kam Julia dazu, ihrem Sohn Versprechungen zu machen, die ich einhalten mußte? Würde ich künftig immer so leben müssen, mit der geschiedenen Frau im Hintergrund, die bestimmte, was zu tun ist? Würde Franz jemals ganz zu mir gehören? Was sollte ich mit dem kleinen Robby machen, der mich ganz offensichtlich ablehnte?

»Ich verspreche dir keine goldenen Zeiten«, sagte Franz niedergeschlagen. »Das einzige, was ich dir zusichern kann, sind meine Liebe und mein fester Wille, aus diesen Ruinen gemeinsam mit dir ein neues Haus zu bauen. Ich bin mir durchaus im klaren, daß in der nächsten Zeit viel Schlimmes auf dich zukommen wird. Es wäre wunderschön, du würdest bei mir bleiben. Trotzdem werde ich dich gehen lassen, wenn du das alles nicht mehr aushältst.«

»Ich kann dich gar nicht verlassen«, flüsterte ich und kuschelte mich in seinen Arm. »Du bist der erste Mann in meinem Leben. Du bist etwas Besonderes für mich.«

Das ist er auch geblieben. 35 Jahre nach meiner ersten Begegnung mit Franz sitze ich tagelang weinend an meiner Schreibmaschine und quäle mich mit den Erinnerungen an unsere wunderbare gemeinsame Zeit. Meinen Hunger nach Zärtlichkeit, nach ganz persönlicher Zuwendung, nach einem phantasievollen Zusammenleben hat er gestillt wie kein anderer. Obwohl man uns schließlich voneinander trennte, blieben wir miteinander verbunden. Wann immer wir uns in späteren Jahren begegneten, rannten wir zielstrebig aufeinander zu und ließen uns erst los, wenn die Zeit für uns mal wieder abgelaufen war. Als er starb, fühlte ich mich grenzenlos einsam.

Am Ende einer tränenreichen Woche, die ich nur in Gedenken an ihn verbracht hatte, plazierte ich eine kleine Todesanzeige in der Zeitung, bei der wir uns kennengelernt hatten: »Unser gemeinsamer Weg war stets kurz. Die Trennung schmeckte immer bitter. Ich bin sehr traurig. München, im Oktober. Deine Ingrid.«

Mein Vater rief mich damals an, um mir sein Mißfallen an dieser Geschmacklosigkeit kundzutun. Ich verzichtete darauf, ihm meine Motive zu erklären. Wortlos legte ich den Hörer auf die Gabel.

Das Unheil bahnte sich an, als Julia nach einer Woche zurückkam. Franz schilderte mir ihre Heimkehr, während er mich von Partenkirchen nach München zurückbrachte. Er hatte sich vom Verlag den ›Selbstfahrer‹ geliehen, einen alten klapprigen Volkswagen, den man von der Redaktion bewilligt bekam, wenn man kein eigenes Fahrzeug besaß und einen Termin außerhalb Münchens hatte. Eigentlich sollte ich mit dem Zug fahren, aber als ich meine Pension verließ, stand Franz überraschend vor der Tür. Er wollte die zwei Stunden, die wir brauchten, um nach München zu kommen, nützen, um mich auf die sich anbahnenden Schwierigkeiten vorzubereiten.

»Ich weiß nicht, was passiert ist«, sagte er kummervoll, »auf jeden Fall will sich Julia plötzlich nicht mehr scheiden lassen.«

Wir schlichen auf der Landstraße dahin. Es war spiegelglatt.

»Könnte es sein, daß ihr Freund nicht mitspielt? Vielleicht hat er Angst, er müßte sie heiraten, wenn sie erst einmal geschieden ist.«

»Das wäre möglich«, stimmte mir Franz zu. »Fest steht auf jeden Fall, daß sie sofort in die Luft geht, wenn der kleine Franz dich erwähnt. Den ganzen Tag erzählt er ihr, wie lustig du bist. Das ärgert sie natürlich. Wenn Mann und Sohn für dieselbe Frau schwärmen, ist das einfach zu viel.«

Ich blieb still. Was sollte ich auch dazu sagen? Außerdem war ich schrecklich deprimiert. Mir graute davor, wieder nach Hause zu kommen. Ich brauchte so dringend jemanden, mit dem ich hätte sprechen, dem ich von Franz hätte erzählen, der mir einen Rat hätte geben können. Meine Eltern schieden natürlich, wie so oft, aus.

Vor meinem Vater fürchtete ich mich inzwischen. Ich war überzeugt, daß sich meine Geschichte auch vor ihm nicht mehr länger verheimlichen ließ. Die Kollegen hatten feine Sensoren, wenn es darum ging, Affären innerhalb der Redaktion aufzuspüren. Hatten sie uns erst einmal in ihrer Witterung, würde das Gerücht weiterwandern. Davor hatte ich grenzenlose Angst.

Meine Schweigsamkeit machte Franz unruhig. Er steuerte das Auto in einen kleinen Waldweg und stellte den Motor ab.

»Ingrid, ich habe dich immer vor mir gewarnt«, sagte er und nahm mich in seine Arme. »Es warten harte Zeiten auf uns. Ich werde sie überstehen. Das steht fest. Ich bin hart im Nehmen. Aber was wird aus dir?

»Franz, ich traue mir so wenig zu. Mein übermächtiger Vater hat mir wohl so nach und nach doch meinen ganzen Schneid abgekauft. Wenn er dafür sorgt, daß ich aus der Zeitung fliege – und das wird er ohne Zweifel tun –, bin ich weg vom Fenster. Dann kann ich wirklich froh sein, wenn mich der letzte Laden als Hilfsarbeiterin einstellt.«

»Ich glaube nicht, daß sich dein Vater querstellen wird«, sagte Franz. »Ich habe da so einiges gehört. Der ist kein Kind von Traurigkeit. Soweit bekannt ist, läßt er nichts anbrennen.«

Franz grinste mich an.

Ich verstand nicht so recht. »Du meinst, mein Vater hat ein recht flottes Liebesleben?«

»O ja, das meine ich.«

»Weißt du Näheres?«

»Nein. Tratschereien haben mich noch nie sonderlich interessiert. Ich erwarte lediglich, daß man mir in mein

Leben auch nicht dreinredet. Außerdem bist du für mich nicht irgendein Verhältnis. Ich möchte dich heiraten. Und das so schnell wie möglich. Du mußt aufhören, ständig nur um die Anerkennung deines Vaters zu buhlen. Du brauchst dich nicht mehr wegen schlechter Zeugnisse beschimpfen zu lassen. Du solltest endlich erwachsen werden! Mach dich unabhängig von seinem Urteil!«

Er hatte sich in Rage geredet. Und er hatte recht.

Als er mich in sicherem Abstand von unserem Haus absetzte, damit wir nicht gesehen wurden, reckte ich meine Nase in die Luft, finster entschlossen, jeden Widerstand, der unser gemeinsames Leben gefährden könnte, gnadenlos zu brechen.

Franz hupte mir noch ein letztes Mal zu und wollte schon abfahren. Da lief ich ihm plötzlich nach, riß die Beifahrertür auf und stürzte mich in seine Arme.

»Wenn du mir jetzt auch noch den Weg zur Selbständigkeit zeigst, kannst du mich zeitlebens an der Leine spazierenführen.«

Franz lachte. »Ich will kein Schoßhündchen, sondern eine tolle Ehefrau, mit vielen Kindern und einer großen Schreibmaschine, auf der wir vierhändig wunderschöne Bücher schreiben können.«

Meine Augen glänzten immer noch, als ich die Wohnung betrat.

»Ein Gast, der zufällig nach München mußte, hat mich mitgenommen«, belog ich meinen Vater umgehend.

»Wie hieß der Gast?«

»Herr Sandmann.«

»Ich werde das nachprüfen.«

»Tu das.«

Das Lächeln in meinen Augen war längst erloschen.

Ich ging in mein Zimmer, dessen Tür ich nie zumachen durfte. Ich setzte mich auf das sorgfältig aufgeschlagene Bett und weinte. Meine Mutter packte meinen Koffer aus. Sie sortierte die schmutzige Wäsche. Mein Vater saß grimmig vor dem Fernsehapparat. Ich war wieder zu Hause.

Die Bombe platze Ende Februar. Franz und ich hatten beschlossen, uns in der Redaktion möglichst aus dem Weg zu gehen. Wir befürchteten, daß uns jeder ansehen mußte, daß da mehr war als nur kollegiale Freundschaft.

Wir trafen uns am Abend, vorwiegend in unserer Nuttenkneipe beim Isartorplatz. Alle Gäste kannten uns dort. Keiner würde ein Sterbenswort reden, wenn man nach uns fragte. Franz hatte inzwischen ein himmelblaues Auto gekauft. Von meinem Schreibtisch aus konnte ich den Parkplatz sehen. Stand es dort, wußte ich Franz im Haus, und mein Herz hüpfte vor Freude. Am Wochenende fuhren wir stundenlang spazieren und suchten uns versteckte Parkplätze im Wald.

Inzwischen drehte Julia durch. Abend für Abend diskutierte sie mit Franz, wollte von Scheidung nichts mehr wissen. Sie machte die Kinder rebellisch. Ihrem älteren Sohn redete sie ein, ich hätte mich in die Ehe geschlichen, wollte ihr gemeinsames Leben kaputtmachen.

Franz brachte viel Geduld auf, ihr klar zu machen, daß sie die Ehekrise herbeigeführt hatte, und zwar zu einem Zeitpunkt, als er mich noch nicht kannte. Doch das half wenig. Sie sah alles auf einmal ganz anders. Schließlich änderte Franz sein Verhalten. Er lehnte Diskussionen ab, bestand auf Scheidung, ging zum Anwalt.

Julia reagierte prompt. Sie rief in der Redaktion an, ließ sich mit dem Ressortchef verbinden. Er solle ihr helfen, bat sie. Ihr Mann hätte eine Affäre mit der Volontärin. Diese sei jünger als sie, hätte einen prominenten Vater. Ihr Mann sei ehrgeizig, gehe über Leichen für seine Karriere.

Der Skandal war perfekt.

Franz wurde zum Chef zitiert. Ich war auf einer Reportage und vorerst nicht erreichbar.

Als ich zu meinem Schreibtisch zurückkam, fiel mir sofort die gedrückte Stimmung im Redaktionszimmer auf.

»Was ist eigentlich los?« erkundigte ich mich bei Guido.

»Komm, wir gehen einen Kaffee trinken«, meinte er und schob mich aus dem Zimmer.

»Der Chef weiß, daß du und Franz ein Verhältnis habt«, begann er seinen Report. »Die Alte von Franz hat angerufen und Zirkus gemacht.«

»Wo ist Franz?« wollte ich wissen.

»Der sitzt seit einer Stunde beim Chef. Die beiden brüllen sich an, daß man es bis zu uns hören kann.«

Allerhand, dachte ich bei mir. Da ist immerhin noch ein Raum dazwischen.

»Sei nicht böse, Guido, trink deinen Kaffee allein«, sagte ich, »ich muß jetzt in die Höhle des Löwen.«

Als ich ins Vorzimmer kam, hörte ich unsere Sekretärin gerade noch sagen: »Natürlich gebe ich Ihrer Tochter Bescheid. Sie soll sofort nach Hause kommen.« Dann legte sie den Hörer auf.

Ich brauchte nicht zu fragen, welche Tochter da gemeint war. Ohne zu klopfen betrat ich das Zimmer des Chefs. Ich liebte diesen schmalen, dunkelhaarigen Mann mit der dicken Hornbrille auf der Nase und der qualmenden Pfeife in der Hand von ganzem Herzen. Er war stets rücksichtsvoll zu mir gewesen, hatte sich unendlich viel Zeit genommen, mir zu erklären, warum er was in einem Artikel von mir gut oder nicht besonders gut fand. Einen kompetenteren Lehrmeister hätte ich mir nicht wünschen können.

Doch jetzt war er mein Feind. Das sah ich sofort, als ich die Tür hinter mir schloß.

Franz saß rittlings auf einem Stuhl. Er hatte hektisch rote Backen und eiskalte Augen. Der Chef hielt sich in einer Rauchwolke verborgen. Seine Nase wirkte noch spitzer als sonst. Er war kalkweiß.

»Warum kommen Sie erst jetzt?« brüllte er mich an.

»Ich habe einen Artikel recherchiert.«

»Hätten Sie das nur immer getan.«

»Ich habe jeden Auftrag, den man mir gab, ausgeführt.«

»Habe ich Ihnen auch den Auftrag gegeben, sich mit einem verheirateten Kollegen ins Bett zu legen und dessen Familie zu ruinieren?«

Ich kam nicht dazu, eine Antwort zu geben.

Franz war aufgesprungen. Der Stuhl fiel um.

»Werden Sie nicht geschmacklos!« brüllte er. »Seit einer Stunde sitze ich hier und versuche Ihnen zu erklären, daß dieses Mädchen nichts mit dem Scheitern meiner Ehe zu tun hat. Sie waren auch schon bereit, mir zuzuhören, und jetzt fängt alles wieder von vorne an.«

Das Telefon läutete.

Der Chef nahm den Hörer ab.

»Selbstverständlich. Stellen Sie durch«, sagte er zur Sekretärin.

Ich vernahm die Stimme meines Vaters. Unverkennbar!

Er redete und redete. Der Chef versuchte ein paarmal, ihn zu unterbrechen. Doch ohne Erfolg.

Schließlich gelang ihm doch ein Satz: »Sie ist hier. Ich gebe sie Ihnen.«

Doch ich weigerte mich, den Hörer in die Hand zu nehmen.

»Sie will nicht an den Apparat.«

Ein erneuter Redeschwall folgte.

»Gut, ich richte es ihr aus. Nein, bei uns hat sie heute nichts mehr zu schreiben.«

»Sie sollen nach dieser Unterredung sofort nach Hause fahren. Ihr Vater wartet dort auf Sie«, sagte er. »Kann ich mich darauf verlassen, daß Sie heimfahren?«

»Nein, das können Sie nicht«, gab ich zurück. »Irgendwann fahre ich schon heim, aber nicht gleich.«

Ich hatte mich neben Franz gestellt, hoffte, daß er den Arm um mich legte, daß er irgendetwas unternehmen würde, das als Votum für mich gelten konnte. Doch er war zu aufgebracht. Er hatte im Augenblick keinen Sinn für ergreifende Szenen, wie sie sich in Jungmädchenköpfen abspielen. Er kämpfte um seine Ehre und um seine Existenz. Denn das hatte er inzwischen begriffen: Der Zorn des Ressortchefs, des Chefredakteurs und der Kollegen würde sich letzten Endes nicht gegen mich, sondern hauptsächlich gegen ihn richten.

Eine Weile hörte er sich noch die Vorwürfe an, die der Chef mir machte. Doch sie wurden immer milder. Er sah in mir wohl eher das beklagenswerte Opfer, das von einem Abenteurer aufs Kreuz gelegt wurde, so nach dem Motto: Zu Hause spielt er den liebevollen Ehemann und Vater, und in seiner Freizeit vernascht er ahnungslose Töchter aus gutem Hause.

Franz wurde es zuviel. Er ging zur Tür, riß sie auf.

»Ich wünsche nicht, daß über mein Privatleben gerichtet wird«, sagte er in einem schneidenden, mir bisher fremden Tonfall. »Das alles ist eine Sache, die nur meine Frau, mich und Ingrid etwas angeht, sonst niemanden.«

Dann war er verschwunden. Er hatte mich nicht einmal mehr angeschaut.

Ich mußte es noch eine Weile in dem Zimmer aushalten. Es nützte auch mir nichts zu erklären, daß wir keine miese kleine Affäre hatten, sondern daß wir heiraten wollten, und daß Franz' Frau längst zu einer Scheidung bereit gewesen war. Der Chef begriff das ganz einfach nicht.

Schließlich ging auch ich.

»Fahren Sie jetzt heim?« wurde ich noch gefragt, bevor ich das Zimmer verließ.

»Nein«, antwortete ich und knallte die Tür hinter mir zu.

Mit hängendem Kopf ging ich zu meinem Schreibtisch. Die Kollegen tippten ihre Artikel in die Maschinen. Es war bald ›Umbruch‹. Manuskripte mußten fertig werden. Ich packte meine Sachen zusammen. Ein Blick aus dem Fenster informierte mich, daß Franz bereits weggefahren war. Vielleicht wartete er in unserer Kneipe. Doch ich glaubte nicht so recht daran.

Ich hatte die Türklinke schon in der Hand, da drehte ich mich um und stellte eine Frage in den mit Schreibmaschinengeklapper gefüllten Raum: »Ist einer von euch auch der Meinung, der Franz und ich hätten nur eine kleine dreckige Geschichte miteinander?«

Sechs Augenpaare schauten mich verständnislos an.

»Spinnst du jetzt?« Schließlich bequemte sich unser Polizeireporter zu einer Antwort. »Wen interessiert's? Das ist doch eure Sache. Und überhaupt, merk dir eins: Schön dreckig ist auch schön.«

Sein Lachen hörte ich noch, als ich schon längst im Aufzug nach unten fuhr. Am Eingang traf ich Kurt, einen unserer Fotografen. Wir hatten viele Termine gemeinsam wahrgenommen. Er war mein Freund, und er war ein Freund von Franz. Er wußte von unserer Beziehung, schon seit geraumer Zeit.

»Was ist denn mit dir los?« wollte er wissen, als er mein trauriges Gesicht sah. Ich erzählte ihm alles in Kurzfassung. Zu mehr war ich nicht in der Lage. Außerdem verlor ich langsam meine bisher zur Schau getragene Selbstbeherrschung. Lange würde es nicht mehr dauern, dann würde ich anfangen zu weinen.

»Kann ich was für euch tun?« fragte Kurt und legte den Arm um mich.

»Kannst du. Fahr mich bitte schnell in die Pigalle-Bar. Vielleicht ist Franz dort. Und wenn nicht, dann mußt du mir deinen ganzen restlichen Tag schenken.«

»Wie meinst du das?« erkundigte er sich vorsichtig.

»Wir gehen in irgendeine Kneipe, und ich saufe mir den größten Rausch meines Lebens an. Und dann fahre ich nach Hause und kotze meinen ehrenwerten Eltern auf den frischgesaugten Teppich.«

Kurt schien reichlich verwirrt, aber er war eben unser Freund. Er fuhr mich erst in die Pigalle-Bar. Franz war nicht dort. Also nahm er mich in seine Stammkneipe mit. Sie entpuppte sich als ein urgemütliches Eckwirtshaus mit kleinen Holztischen, einer gutbürgerlichen Speisekarte und vor allem einem besonders guten Rotwein.

Und Kurt hörte mir zu. Es blieb ihm auch gar nichts anderes übrig. Mein ganzes Unglück breitete ich vor ihm aus. Ich weinte, ich lachte, ich legte meinen heißen Kopf in seine Hände, als er versuchte, mich zu trösten. Und ich trank ungeheure Mengen von diesem süffigen Rotwein. Die Wirtsleute, die anderen Gäste und die Kellner ließen uns absolut in Frieden. Sie kannten Kurts Beruf und wußten, daß er es manchmal mit recht eigenartigen Leuten zu tun hatte.

Irgendwann in dieser Nacht, brachte er mich nach Hause.

»Soll ich mit dir kommen?« fragte er mich.

»Um Himmels Willen, nein«, brabbelte ich. »Vielleicht meint mein Vater, du bist der Franz und haut dir eins über die Rübe.«

Als ich aussteigen wollte, hielt er mich zurück und küßte mich auf beide Backen.

»Mädel, eins sag ich dir: Der Franz hat ein Riesenglück mit dir. Du bist die netteste Kollegin, die ich kenne. Ich hätte mich beinahe auch in dich verliebt. Und jetzt geh rein und laß dir nichts gefallen.«

Das Haus war hell erleuchtet, als ich versuchte, den Schlüssel ins Schloß zu stecken. Doch das gelang mir nicht. Ich war zu betrunken. Der Vater, der ohnedies nur auf das Geräusch eines abfahrenden Autos gelauert hatte, nahm mir die Arbeit ab. Er riß die Tür auf. Wir standen uns wie zwei Kampfhähne gegenüber.

»Komm in mein Zimmer«, befahl er. »Putz dir aber vorher die Zähne. Du stinkst nach Alkohol.«

Ich ging folgsam ins Bad. Auf dem Weg dorthin forschte mein Blick nach meiner Mutter. Doch sie war nicht zu sehen.

Ich spülte nicht nur den Mund gründlich aus, sondern wusch auch noch das verquollene Gesicht. Dann begab ich mich in das Zimmer meines Vaters. Wie üblich lief der Fernsehapparat. Er wurde eigentlich nie ausgeschaltet. Auch zu Weihnachten nicht. Die Mutter saß im kurzen Nachthemd in einem Lehnstuhl, der säuberlich mit einem Tuch abgedeckt war. Das war immer so bei uns. Die Möbel mußten geschont werden, die Menschen nicht!

Mein Vater hatte – dem Ernst der Lage angemessen –

Hose und Hemd anbehalten. Gottlob fehlte wenigstens die Krawatte. Sonst trug er um diese Zeit längst seinen Bademantel und knabberte an einem Apfel, den ihm meine Mutter geschält und in mundgerechte Happen zerlegt hatte.

»Es ist dir also gelungen, auch jetzt wieder zu versagen«, eröffnete er die Verhandlung.

»In welchem Zusammenhang sprichst du jetzt von versagen?« wollte ich als Angeklagte wissen. »Habe ich in deinen Augen menschlich oder beruflich versagt?«

»Beides.«

»Das mußt du mir erklären.«

»Du hättest viel mehr schreiben können, wenn du dich nicht mit diesem Kerl ins Bett gelegt hättest. Auf meine Kosten, übrigens.«

Aha, er hatte also in der Partenkirchener Pension angerufen und erfahren, daß ich von Franz dort besucht worden war.

»Dieser Kerl hat sein Zimmer selbst bezahlt«, verbesserte ich ihn.

Ich wußte genau, daß dieser Einwand sinnlos war. Trotzdem legte ich Wert auf diese Feststellung.

»Ihr habt in dem Zimmer geschlafen, das ich bezahlt habe«, nahm er dieses kleinkarierte Gerede wieder auf.

»Wie kommst du darauf?«

»Es war das größere.«

»Glaubst du wirklich, daß uns das interessierte?«

Dieses Verhör glitt in niederste Banalitäten ab.

»Lassen wir das.« Mein Vater mußte ähnlich empfunden haben.

»Würdest du dich bitte daran erinnern, daß du mit meinen Artikeln durchaus zufrieden warst.« Ich nahm den Kampf wieder auf. »Und der Chefredakteur wohl auch. Schließlich hat er mir nach meiner Hospitanz ein zweijähriges Volontariat angeboten. Das hätte er nicht getan, wenn er nicht mit mir zufrieden gewesen wäre.«

»Als meine Tochter gehst du doch überall durch.«

Es war also soweit. Jetzt wurde scharf geschossen. Mein Vater kannte mich sehr gut. Er wußte, wo er mich am schmerzhaftesten treffen konnte.

»Dann werden sie aber froh sein, daß sie das unbegabte, faule und liebestolle Protektionskind wieder loswerden«, keifte ich zurück. Das fatale Gemisch aus blankem Haß und tiefer, verletzter Liebe, das sich da zwischen mir und meinem Vater zusammenbraute, stank zum Himmel!

Meine Mutter blieb stumm. Sie hatte auch nichts zu sagen.

»Du irrst«, kam es eiskalt aus seiner Richtung. »Nicht du wirst die Zeitung verlassen, sondern dein Liebhaber.«

»Das kannst du doch nicht machen«, brach es aus mir. »Du kannst doch einem Mann mit Familie nicht so einfach die Existenz nehmen!«

»Rührend, wie du dich um seine Frau und die beiden Kinder sorgst. Es hat, wenn ich mich nicht irre, sicherlich Momente gegeben, wo du dich nicht um sie geschert hast.«

»Das geht dich nichts an. Das geht euch alle nichts an!« brüllte ich so laut, daß der Hund vom Bett meines Vaters sprang und sich versteckte.

»Wie will denn der Chefredakteur diese Entlassung begründen?«

»Dein sauberer Freund wird nicht entlassen. Es wird ihm nur ganz einfach nahegelegt, die Zeitung zu verlassen. Der Chefredakteur wird ihm mitteilen, daß er solche Geschichten in seinem Haus nicht mag. Er wird ihm sagen, daß er es nicht gern sieht, wenn seine Reporter mit den Volontärinnen schlafen. Er wird diesem Franz auch klarmachen, daß er wenig Chancen hat, in einer anderen Münchner Zeitung unterzukommen, und ihm raten, sich in eine andere Stadt zu begeben. Es gibt so viele Illustrierte, die qualifizierte Journalisten suchen. Und begabt scheint der Herr ja zu sein.«

Das war's. Der Vater und sein Freund, der Chefredakteur, hatten schon alles miteinander besprochen. Der Lokalchef konnte an diesem Komplott nicht beteiligt gewesen sein. So durchtrieben war er nicht.

Da half ein Freund dem anderen. Vor Jahren hatte der jetzt so vehement für Sitte und Ordnung eintretende Chefredakteur eine Affäre mit einer jungen Reporterin aus der Lokalredaktion. Mein Vater sorgte damals dafür, daß sie im Rundfunk untertauchte, bis der Chefredakteur geschieden war und die Geliebte heiraten konnte. So ist das also! Jetzt zeigte sich der Chefredakteur für das damalige Entgegenkommen erkenntlich.

»Vati, wenn ihr den Franz fertigmacht, werde ich ihm helfen«, fauchte ich. »Ich werde zu irgendeinem der Schmierblätter gehen und denen erzählen, welch glückliches und harmonisches Familienleben wir hier führen. Ich werde ihnen sagen, daß ich lieber dein Hund wäre als deine Tochter. Dann hätte ich es bedeutend besser!«

Der Vater reagierte schnell.

Er stürzte auf mich zu und versetzte mir eine schallende Ohrfeige. Sie war so gewaltig, daß meine Brille durch den Raum segelte und gegen eine Schranktüre knallte.

Dann ging er zur Garderobe, riß seinen Mantel an sich und verließ wortlos das Haus.

»Das hättest du nicht sagen dürfen«, klang es aus dem Stuhl, in dem meine Mutter kauerte.

Stimmt, die war ja auch noch da!

»Der Vati hat ganz recht«, plapperte sie weiter. »Es gehört sich nicht, daß ein verheirateter Mann ein Verhältnis mit einem jungen Mädchen anfängt. Ehebrecher straft der Himmel.«

Und wer straft Eltern, die ihren Kindern die Hölle auf Erden bereiten? Ich war zu müde, um mit ihr zu diskutieren!

Mein Vater kam eine Stunde später wieder zurück. Ich hörte ihn die Haustür aufsperren und war im selben Moment eingeschlafen. Erst sehr viel später erfuhr ich, daß er damals mit Irmgard telefoniert hatte. Er war in größter Sorge, daß alles ans Licht kommen würde. Sie hatten ihr Geheimnis sorgfältig gehütet, aus Angst, seine Karriere könnte einen Knick bekommen, wenn die Zuschauer von seinem jahrelangen Doppelleben erfahren würden.

Mir ist es nie gelungen, ihn davon zu überzeugen, daß ich zu diesem Zeitpunkt gar nichts von diesem Verhältnis gewußt habe, es also auch nicht an die große Glocke hätte hängen können. Er glaubte mir auch nicht, daß ich damals nur aus Verzweiflung derart aggressiv reagierte, ohne die geringste Absicht, ihm wirklich schaden zu wollen. Er blieb auch in diesem Punkt unversöhnlich. Er beharrte eigensinnig auf seiner Version. Ohne sie wäre die Ohrfeige wohl noch weniger gerechtfertigt gewesen.

Als wir uns am nächsten Tag gegenüberstanden und in die Augen schauten, wußten Franz und ich, daß unser Traum vom gemeinsamen Glück ausgeträumt war. Wir gestanden uns das natürlich nicht ein. So weit waren wir noch nicht. Unsere Köpfe hatten das bereits begriffen, nur unsere Herzen wollten noch nicht so recht daran glauben. Franz schäumte vor Wut. Als er nach einer durchdiskutierten Nacht mit Julia und einer Pressekonferenz in die Redaktion gekommen war, hatte er die Nachricht vorgefunden, er solle sich umgehend in der Chefredaktion melden.

Der Chefredakteur forderte ihn auf, die Hände von der Volontärin zu lassen. Außerdem lege er ihm natürlich nichts in den Weg, wenn er den Verlag verlassen und sich einen neuen Arbeitsplatz suchen wolle. Junge, ehrgeizige Journalisten, wie er einer sei, hätten alle Möglichkeiten dieser Welt.

»Sie sind der geborene Reporter. Sehen Sie sich einmal in der Illustrierten-Landschaft um«, riet er ihm scheinheilig.

Franz war wütend, betonte aber, daß auch er keine Lust mehr habe, an dieser Zeitung weiterzuarbeiten. Er werde fristgerecht kündigen.

Der Chefredakteur war zufrieden. So einfach hatte er sich die Verhandlungen mit dem aufbrausenden und beinharten jungen Mann gar nicht vorgestellt.

Quasi als Versöhnungsgeste, um Franz zu zeigen, daß er durchaus Verständnis für ihn hatte, verabschiedete er sich besonders kumpelhaft von ihm.

»Im Vertrauen gesagt, ich versteh Sie ja. Die Kleine ist wirklich sehr appetitlich. Ich hätte sie mir früher vielleicht auch näher angesehen. Ihr Handicap ist halt der prominente Vater.«

Franz übersah sie ihm entgegengestreckte Hand. Wortlos verließ er die Chefredaktion.

Er schilderte mir die Szene. Ich war ebenso angewidert wie er.

»Man sollte diese Kreise wirklich meiden«, stieß er hervor. »Die Leute können die Unterschiede zwischen ihren miesen Geschichten und einer echten Beziehung gar nicht mehr erkennen. Macht spielt für sie eine Rolle, sonst gar nichts. Sie kotzen mich alle an.«

»Gehöre ich in deinen Augen auch zu diesen Kreisen?« fragte ich ihn.

»Irgendwie schon.«

Schweigend ging ich aus dem Zimmer. Nach Redaktionsschluß paßte er mich ab.

»Laß uns irgendwohin fahren und miteinander reden«, schlug er vor, »das kann es doch nicht gewesen sein.«

»Ich komme gern mit, aber ich muß um zehn zu Hause sein.«

Mein Vater hatte beim Ressortchef durchgesetzt, daß ich nur noch zu Abendterminen geschickt werden durfte, die nicht länger als 21 Uhr dauerten. Er bestand darauf.

»Die haben doch alle eine Knall. Wo gibt es denn das, daß eine Reporterin auf die Uhr schauen muß, um die väterliche Sperrstunde einzuhalten.« Franz war empört. »Ich muß hier weg, so schnell wie möglich.«

Wir mieden die ›Pigalle-Bar‹ und suchten uns ein ruhiges Lokal in der Innenstadt. Plötzlich konnten wir nicht mehr miteinander reden. Beide erwarteten wir vom anderen ein Höchstmaß an Solidarität. Dabei drehten sich die Gedanken in unseren Köpfen immer nur um das eigene Elend.

»Gehst du zu Julia zurück, ich meine, so richtig als ihr Ehemann?« fragte ich ihn, nachdem wir uns lange genug angeschwiegen hatten.

»Ich will das ganz und gar nicht. Aber ich könnte mir vorstellen, daß ich mich um eine entspanntere Atmosphäre bemühen werde. Meine beiden Buben tun mir unendlich leid. Vater und Mutter schleichen mit bitteren Mienen umher. Es wird überhaupt nicht mehr gelacht bei uns. Da muß sich was ändern, mit oder ohne Scheidung.«

»Wollen wir also Schluß machen?« bohrte ich weiter. Ich muß eine sadistische Ader in mir haben. Obwohl ich an diesem Satz fast zugrunde ging, formulierte ich ihn laut und deutlich.

»Was heißt hier Schluß machen?« fuhr Franz mich an. »Wir werden nie Schluß machen können. Es gibt etwas zwischen uns, das nicht enden wird. Ich liebe dich, wie ich noch nie eine Frau geliebt habe. Aber ich weiß auch, daß wir keine Zukunft haben, wenigstens nicht jetzt. Ich muß mich erst nach einem neuen Job umschauen. Ich muß dafür sorgen, daß es den Buben wieder besser geht, und ich muß erreichen, daß Julia nicht total durchdreht. Wenn einem das Wasser bis zum Hals steht, kann man einfach keine neue Verbindung eingehen. Ich muß wieder Ordnung schaffen in meinem Leben. Erst wenn das Fundament steht, kann ich drangehen, ein neues Haus darauf zu bauen. Vorher nicht.«

Ich hatte ihn kein einziges Mal unterbrochen. Mit beiden Händen umklammerte ich mein Weinglas, so, als hielte ich mich daran fest. Es stimmte alles, was er sagte. Wir hatten keine Chance, jedenfalls nicht zu diesem Zeitpunkt.

Es vergingen fünf Jahre, bis ich ihn wiedersah, für wenige schmerzhafte Minuten. Er hatte eine Stelle als Reporter bei einer großen deutschen Illustrierten gefunden, war mit Frau und Kindern nach Baden gezogen. Ab und zu erzählte man mir Geschichten über ihn. Er habe sich zu einem Himmelfahrtskommando nach Kuba schicken lassen, sei dort bei riskanten Recherchen über Fidel Castro im Gefängnis gelandet und mehrere Wochen eingesperrt worden. Er habe sich zum Sensationsreporter entwickelt. Über einen Kollegen erfuhr Kurt, daß Franz die Illustrierte wieder verlassen und einen

Chefredakteurposten in Hamburg angenommen habe. Außerdem sei er geschieden. Seine Frau habe sich mit einem Liebhaber nach Australien abgesetzt. Die beiden Buben seien beim Vater geblieben.

Ich saß mit dickem Bauch, in dem sich mein Sohn Florian breit machte, in der Redaktion und schrieb einen Artikel. Als die Tür geöffnet wurde, sah ich auf. Franz stand im Rahmen. Er schaute weder nach rechts noch nach links, seine Augen suchten nur mich. Ich war viel zu überrascht, um einen Ton sagen zu können. Langsam und schwerfällig stand ich auf und wollte auf ihn zugehen. Da drehte er sich um und schloß die Türe hinter sich. So schnell wie nur möglich lief ich ihm nach. Der Gang war leer. Der Liftpfeil deutete nach unten. Ich stellte mich an das Treppengeländer und wartete, bis er ausstieg.

»Franz, bleib stehen!« schrie ich durchs Treppenhaus. Er schaute nach oben, winkte mir zu und verschwand.

Weinend sank ich in die Knie. Warum hatte mich Franz nicht wenigstens begrüßt, warum ist er so schnell davongelaufen? Ich setzte mich auf die Treppe, legte meine beiden Hände auf den dicken Bauch und schluchzte. In sechs Wochen sollte mein Kind kommen. Seit vier Jahren war ich verheiratet. Wo war Franz?

Als ich mich einigermaßen beruhigt hatte, kehrte ich an meinen Schreibtisch zurück und rief Kurt an. Ich erzählte ihm, was sich ereignet hatte.

»Kannst du begreifen, warum er erst ins Redaktionszimmer kommt und dann plötzlich auf und davon läuft?« fragte ich ihn.

»Ich glaube schon«, sagte er.

»Ich möchte ihn so gern sehen. Hilfst du mir, ihn zu finden?«

»Hör zu, Ingrid, ich muß noch ein paar Bilder entwikkeln. Alles Termingeschichten. Ich melde mich bei dir, wenn ich geliefert habe. Dann klappern wir halt alle Lokale ab. Ich telefoniere schon einmal ein paar Redaktionen an, ob er dort aufgetaucht ist.«

Von Peter, meinem Mann, ließ ich mir für diesen Abend freigeben.

»Franz ist in der Stadt, war kurz in der Redaktion und ist dann wieder verschwunden. Kurt und ich wollen ihn suchen und mit ihm ein wenig ratschen.«

Er hatte nichts dagegen. Daß Franz und ich einmal ein Paar waren, wußte er. Niemandem aus der Branche war das damals verborgen geblieben. Wie eng meine Bindung an diesen Mann noch immer war, ahnte er hingegen nicht. So etwas hätte er wohl auch für ausgeschlossen gehalten.

Kurt und ich wanderten von Kneipe zu Kneipe. Wir fanden Franz nicht. Ich wurde immer niedergeschlagener. Kurt schaute mich von der Seite an.

»Wird dir das nicht zuviel? Immerhin ist dein Bauch gewaltig.«

»Nein, ich pack das schon«, entgegnete ich. Kurt warf mir einen seltsamen Blick zu, sagte aber nichts.

»Hattest du eigentlich in all den Jahren Kontakt zu ihm?« wollte ich wissen.

»Selbstverständlich. Er schanzte mir immer wieder Aufträge zu. Franz ist wirklich ein Freund. Er hat mich nie vergessen. Dich übrigens auch nicht. Immer wieder hat er sich nach dir erkundigt.«

»Wußte er, daß ich verheiratet bin?«

»Ja.«

»Wußte er, daß ich schwanger bin?«

»Ich glaube nicht.«

Warum er damals vor mir davongelaufen war, erzählte mir Franz, als ich ihn Jahre später an der Bar des Deutschen Theaters zufällig traf. Der Presseball hatte ihn nach München geführt. Er leitete inzwischen eine eigene Agentur und mußte sich hier sehen lassen, um Kontakte zu pflegen. Pflichtbesuche dieser Art hat er immer gehaßt. Offenbar mochte er sie immer noch nicht besonders. Seine Miene war jedenfalls griesgrämig. Er hielt ein halbgefülltes Whiskyglas in der Hand und redete mit einem mir unbekannten Herrn. Ich schlich mich an, gab seinem Gesprächspartner ein Zeichen, daß er mich nicht verraten sollte und legte von hinten meine Arme um seinen Hals.

Gelassen drehte er sich um und schaute mir direkt ins Gesicht.

»Hallo, Ingrid«, sagte er, »auf dich habe ich gewartet. Irgendwann mußtest du mir ja doch über den Weg laufen.«

Er entschuldigte sich nicht bei seinem Gegenüber, er schaute weder nach rechts noch nach links. Er nahm mich ganz einfach bei der Hand und stieg mit mir in den Weißwurstkeller hinunter. Mit sicherem Blick entdeckte er einen kleinen Tisch, abseits von dem übrigen Trubel.

Wir setzten uns. Er hielt immer noch meine Hand in der seinen. Wir sagten nichts, schauten uns immer nur an.

»Ein Glück, daß wir nicht geheiratet haben.«

Diese Bemerkung verblüffte mich dann doch etwas.

»Meinst du nicht, wir wären glücklicher geworden?« fragte ich ihn.

»Nicht so glücklich, wie wir jetzt sind.«

Es gab viel zu erzählen. Er wohnte jetzt in Hamburg. Geheiratet hatte er inzwischen auch wieder.

»Stell dir vor, eine Wienerin«, sagte er lachend.

Ich bin Österreicherin, habe bis heute keine deutsche Staatsbürgerschaft.

»Na, dann geht es dir ja prächtig«, konstatierte ich und merkte, daß mir seine neue Ehe nicht paßte.

»Was ist eigentlich damals Monströses in deinem Bauch gewachsen?« fragte er mich plötzlich und lächelte mich an. »Du hast ausgesehen, wie wenn du eine ganze Schulklasse austragen würdest.«

»Ach, deshalb bist du also vor mir weggelaufen«, bemerkte ich mit spitzer Zunge. »Ich habe dir wohl nicht mehr gefallen.«

»Da irrst du dich aber gewaltig. Du sahst besonders herzig aus. Wie eine trächtige Elefantenkuh, nur ohne Rüssel.«

Wenn er glaubte, er könnte mich mit diesem wenig charmanten Vergleich zum Lachen bringen, hatte er sich getäuscht. Ich fand ihn überhaupt nicht witzig.

»Warum bist du dann so plötzlich verschwunden?« Ich ließ nicht locker.

»Weil ich damals gekommen bin, um dich zu holen. Ich wußte, daß du inzwischen verheiratet warst. Mit einem Ehemann hätte ich den Kampf aufgenommen. Nicht aber mit einem Kind, das du von ihm erwartest. Das war mir zu viel. Verstehst du das?«

Ich ließ mir sehr lange Zeit für meine Antwort und schaute ihm dabei fest in die Augen.

»Ich wäre mit dir gegangen. Das Baby hätte mich nicht daran gehindert.«

Von diesem Zeitpunkt an trafen wir uns regelmäßig. Wann immer er nach München kam, meldete er sich bei mir und ich ging in sein Hotel. Er war mein Mann, ich war seine Frau. Wir verbrachten soviel Zeit miteinander, wie wir nur konnten.

Ich achtete darauf, daß meine Familie nicht unter unserer Beziehung litt. Er nahm auf seine neue Frau Rücksicht. Endlich war ich erwachsen geworden. Ich hatte keine Angst mehr, Zukunftspläne gab es nicht.

Da er mich auch beruflich beriet, hatte mein Mann nichts gegen unsere aufgefrischte Freundschaft. Daß da ganz andere Kontakte zwischen uns beiden glühten, merkte er nicht. Er war wohl selbst zu sehr mit seinen Freundinnen beschäftigt, um auf seine Frau zu achten.

Es gab eines Tages natürlich auch eine Begegnung zwischen meinem Vater und Franz. Linda hatte sich zu einem Einkaufsbummel und anschließendem Abendessen mit ihrem Großvater verabredet. Sie wollten sich an einer Straßenbahnhaltestelle Nähe Augustenstraße treffen und gemeinsam losziehen. Ich begleitete Linda. Franz wartete nämlich an eben dieser Haltestelle, um mit mir das Manuskript meines soeben fertiggeschriebenen Buches zu fotokopieren.

Ich sah die beiden von weitem. Sie sprachen miteinander.

»Was machst denn du da?« wurde ich von meinem Vater begrüßt. »Ich will die Linda alleine ausführen.«

»Das weiß ich«, antwortete ich reserviert. »Ich treffe mich hier mit diesem Herrn. Du scheinst dich ja blendend mit ihm unterhalten zu haben.«

Franz grinste. Mein Vater begriff nichts.

»Was schaust du so komisch?« fragte er mich.

»Wie habt ihr euch eigentlich kennengelernt?« wollte ich wissen.

»Nun, ich habe deinen Vater einfach angequatscht«, erklärte Franz. »Er sagte mir, das mache ihm nichts aus. Er sei daran gewöhnt«

»Dieser Fremde, mit dem du gerade gesprochen hast, ist Franz.«

Der Vater runzelte die Stirn, dachte nach: »Richtig,

ich erinnere mich. Ihr hattet doch mal eine Affäre miteinander.«

»So habt ihr das damals genannt«, antwortete ich. »Für uns war das Liebe.«

Franz befürchtete offenbar eine Szene und zog mich zu sich heran.

»Was willst du denn«, sagte er gutmütig. »Jetzt finden wir uns außerordentlich sympathisch.«

»Na, dann bin ich aber froh«, sagte ich und fand im Moment beide zum Kotzen. »Jetzt ist es zu spät.«

In der Nacht bricht die operierte Brust auf. Ich werde von einem penetranten Geruch geweckt, der unter meiner Bettdecke hervordringt. Mein Nachthemd fühlt sich naß an. Ich knipse meine Nachttischlampe an, gehe ins Bad und stelle mich dort vor den Spiegel. Meine linke Seite ist feucht. Blut und Eiter haben einen großen Fleck auf das lachsfarbene Seidenhemd gemalt. Ich knöpfe es vorsichtig auf. Der Verband ist durchgeweicht. Aus dem Spiegel sieht mich ein verschrecktes Gesicht an. Es ist schneeweiß, die Augen liegen in tiefen Höhlen. Es ist mein Gesicht. Ich sehe aus wie eine schwerkranke Frau. Ich sehe aus wie eine Krebskranke! Zum ersten Mal begreife ich meine Erkrankung in ihrem vollen Ausmaß. Ich werde daran sterben!

Auf schwankenden Beinen kehre ich zu meinem Bett zurück und suche nach der Schwesternglocke, kann sie ewig nicht finden. Im Schlaf muß ich sie unter das Bett geschleudert haben. Endlich halte ich sie in der Hand. Ich drücke sie und lasse sie überhaupt nicht wieder los.

Traudl stürzt in mein Zimmer. Sie bleibt noch auf der Schwelle stehen. Auch ihr ist der süßliche Eitergeruch in die Nase gestiegen. Dann kommt sie zu mir und streichelt mir über die Haare.

»Gott sei Dank, der Abszeß ist von alleine aufgegangen«, murmelt sie. »Wir müssen also nicht noch einmal schneiden.«

So positiv habe ich das Ganze noch gar nicht gesehen. Ich finde meine Situation so bedrohlich, daß es mir zunächst nicht gelingt, irgend etwas Gutes daran zu finden.

»Ich werde die diensthabende Ärztin verständigen«, sagt Traudl und verläßt den Raum. Eine Sekunde später kommt sie noch einmal zurück und öffnet das Fenster.

Ich bin ihr sehr dankbar dafür. Der Gestank ist wirklich unerträglich. Tagelang bringe ich ihn nicht aus der Nase. Er verstärkt sich noch, als die Ärztin schließlich den Verband abnimmt. Meine Brust sieht schrecklich aus. Alles ist voller Blut. Mir wird schlecht.

»Schauen Sie besser zur Seite«, rät sie mir. »Ich werde jetzt ein wenig an ihnen herumdrücken müssen, damit der Rest auch noch aus der Wunde kommt. Das tut weh, ist aber zum Aushalten.«

Ich lasse diese Tortur über mich ergehen, ohnen einen Klagelaut von mir zu geben. Ich fühle mich hilflos und schwach. Diese Empfindung kenne ich nicht an mir, sie ist mir absolut fremd. Bisher war ich stets optimistisch, meine Krankheit habe ich nie sonderlich ernst genommen. Krebs war für mich kein Thema mehr, seit ich vor acht Jahren erfolgreich operiert worden war.

Wenn ich dies hier alles überstanden habe, werde ich meine bunten Farben sorgfältig nachpolieren müssen. Das steht fest. Sie sind glanzlos geworden.

Nachdem sie die restliche Eiterflüssigkeit aus meiner Brust gepreßt hat, verbindet mich die Ärztin wieder sorgfältig.

»Versuchen Sie, noch ein wenig zu schlafen«, rät sie mir. »Morgen früh gebe ich Frau Dr. Georgiou und dem

Professor gleich Bescheid. Und machen Sie um Himmel willen kein so trauriges Gesicht. Sie hatten großes Glück. Wäre das hier jetzt nicht passiert, hätten Sie noch einmal unter das Messer gemußt.«

Ich setze ein artiges Lächeln auf und wünsche mir, daß sie das Zimmer verläßt. Der Schlaf will nicht zurückkehren. Ich liege mit weitgeöffneten Augen im Bett und starre auf die Decke über mir. Traudl schaut noch einmal vorbei.

»Frau Benedict, schlafen Sie?« flüstert sie, um mich nicht zu wecken. Ich gebe ihr keine Antwort.

Am nächsten Morgen geht es in meinem Zimmer zu wie in einem Taubenschlag. Pausenlos kommt jemand herein und versorgt mich, seelisch wie körperlich.

Dabei bräuchte ich eigentlich gar keine Fürsorge mehr. Ich habe mich wieder in den Griff bekommen. Es kann gar nichts passieren, wenn ich mich nur wieder mit der gewohnten Kraft gegen das Kranksein stemme. Der Krebs wird mich noch lange nicht besiegen. Ich muß erst einmal rauskommen aus diesem nach Blut und Eiter stinkendem Zimmer, aus diesem Krankenhaus, weg von den geschwätzigen Patienten, die mich auf Schritt und Tritt mit ihrer Krankengeschichte überfallen, weg von Infusionsschläuchen und Spritzen.

Als Frau Dr. Georgiou auftaucht, bin ich richtig aufgekratzt. Sie entfernt den Verband. Auch sie ist froh, daß der Abszeß von allein aufgebrochen ist und nicht geschnitten werden mußte. Für seine Entstehung hat sie auch eine Erklärung. Als ich in die Klinik gekommen bin, war meine Brustwarze offen. Irgendwie müssen Keime eingedrungen sein, die sich dann entzündeten. Sie nimmt mich mit in ihr Ordinationszimmer, drückt noch einmal Blut und Eiter aus der Wunde.

»Ich glaube, jetzt sind Sie das Fieber los«, meint sie.

»Kann ich morgen nach Hause?« will ich von ihr wissen.

»Nein, das wird nicht gehen. Wir müssen die Brust versorgen. Erst wenn sie zugeheilt ist, ist eine Entlassung möglich.«

Unerwartet kommt dieser Bescheid nicht. Trotzdem versetzt er mir einen Stich.

Enrico wollte mich morgen abholen. Hoffentlich meldet er sich heute noch bei mir, damit ich ihm absagen kann. Auch den Kindern muß ich eine Nachricht zukommen lassen. Sie alle haben mich für morgen erwartet.

Obwohl ich mich noch sehr schwach fühle, lege ich mich nicht mehr in mein Bett. Ich lasse mir Badewasser einlaufen und setze mich bis zum Bauch in die dampfende Wanne. Jetzt, wo alles überstanden scheint, habe ich nur noch einen Gedanken: Ich muß wieder auf die Beine kommen. Ich habe mich noch nie so elend gefühlt wie in den vergangenen Tagen.

Damit ist jetzt Schluß. Ich werde mich zum Essen zwingen, ich werde meine Spaziergänge wieder aufnehmen, und ich werde mich auf jeden Fall auf die Sonnenbank legen. Wenn ich nach Hause komme, soll mir niemand ansehen können, was ich hinter mich gebracht habe.

Bevor ich München verließ, hatte ich allen Bekannten gesagt, ich machte lediglich eine der gewohnten Hackethalkuren. Eine mögliche Operation habe ich nicht einmal andeutungsweise erwähnt. Die besorgten Blicke hätten mich umgebracht. Nur meine engsten Freunde wußten Bescheid.

Die Sonnenbank ist wie immer besetzt. Ich reihe mich in die Gruppe der Wartenden ein, gebe aber schnell wieder auf. Das Geschnatter um mich herum, geht mir gewaltig auf die Nerven. Gisela, eine der Krankengymnastinnen, kommt auf mich zu.

»Frau Benedict, gehen Sie zurück in Ihr Zimmer. Ich rufe Sie an, wenn der Trubel vorbei ist.«

Ich lächle sie dankbar an und gehe wieder nach unten. Obwohl mein frisch überzogenes Bett eine große Anziehungskraft auf mich ausübt, widerstehe ich der Versuchung, mich wieder hineinzulegen. Ich reiße das Fenster weit auf. Der üble Geruch hängt immer noch in der Luft. Wenigstens empfinde ich das so.

Fröstelnd kuschle ich mich in den Lehnstuhl. Schwester Marlies kommt ins Zimmer.

»Frau Benedict, Sie müssen sich die Suprefactspritzen zu Hause selbst geben«, sagt sie. »Ich habe gerade ein wenig Zeit und kann Sie anleiten.«

Mit zittrigen Händen greife ich nach der Spritze. Marlies zeigt mir den richtigen Winkel, und ich steche die Nadel in meinen Oberschenkel. Alles ist ganz einfach. Ich verstehe gar nicht, warum ich solche Angst davor hatte. Der Einstich schmerzt nicht mehr als bei der Schwester. Meine Sorge, ich könnte vielleicht aus Ungeschicklichkeit die Nadel abbrechen, erweist sich als absolut unbegründet.

Ich atme auf. Wieder ist ein Hindernis abgetragen. Meine Zuversichtlichkeit wächst. Obwohl ich weiß, daß mich diese Krankheit nicht mehr in Ruhe lassen wird, bin ich wieder voller Hoffnung.

Da schrillt das Telefon.

»Frau Benedict, die Sonne ist frei.«

Gisela, das Mädchen aus der Bäderabteilung ruft mich nach oben. Für einen Moment bleibe ich regungslos sitzen. Was für sie lediglich eine Mitteilung ist, klingt in meinen Ohren plötzlich wie eine Verheißung.

»Die Sonne ist frei« – was will ich mehr?

Wenn ich noch einmal die Kraft finden sollte, ein Buch zu schreiben, wäre das nicht ein wunderbarer Titel?

Als ich am Abend endlich im Bett liege und halbtot bin vor Überanstrengung, rufe ich Helga, meine Freundin aus früheren Jahren an. Sie ist das einzige weibliche Wesen aus meiner Generation, das mir wirklich nahe ist und das ich ertrage, ohne klaustrophobische Gefühle zu bekommen. Sie ist ungeheuer unterhaltsam, hat Charme und Witz und sie ist vor allem tolerant. Wir zwei verstehen uns prächtig.

Das war nicht immer so. Als wir uns vor langer Zeit in einer überaus noblen, aber durchaus gemütlichen Pension im österreichischen Kitzbühel kennenlernten, war zunächst wenig Harmonie angesagt. Wir ähnelten uns wohl zu sehr. Ich lehnte diese selbstbewußte Frau ab, die die Männer ebenso um die Finger wickelte, wie ich das eigentlich immer getan hatte.

Fast gleichzeitig erwarteten wir ein Baby. Helga bekam eine unkomplizierte, strahlende Tochter mit Namen Katrina und ich einen von Blähungen geplagten, schreienden Buben namens Florian. Als die beiden ein Vierteljahr alt waren, machten wir Sommerurlaub in Kitzbühel. Katrinchen lag auf einer Decke im Garten und strampelte vergnügt vor sich hin. Ich blieb mit meinem Sohn meist in unserem Zimmer. Er brüllte sich die Seele aus dem Leib, und ich saß weinend neben seinem Bettchen. Peter, der Kindsvater, war nur noch auf dem Tennisplatz zu finden. Er, der sowieso keine Kinder gewollt hatte, sah seine bösesten Ahnungen bestätigt: Dieser Knabe würde Unruhe in sein Leben bringen.

Schließlich erbarmte sich Helga unser.

»Ich will mich ja nicht einmischen«, sagte sie eines Tages zu mir. »Es muß doch Gründe geben, warum der Bub so weint. Vielleicht machen Sie alles zu perfekt. Beim ersten Kind ist man meist verunsichert, will alles besonders richtig machen. Das merken die Babies und werden unruhig. Bei Barbara, meiner älteren Tochter, habe ich Ähnliches erlebt.«

Ich war zu genervt, um mich ihren Argumenten zu widersetzen. Gemeinsam gingen wir in mein Zimmer. Sie nahm Florian auf den Arm.

»Die Windeln sind viel zu fest zusammengeschnürt«, bemerkte sie. »Das Kind bekommt ja überhaupt keine Luft.«

Ohne mich um Erlaubnis zu fragen, schälte sie meinen Buben aus seiner Verpackung.

»Hätten Sie etwas dagegen, wenn ich ihn mit hinunternehme und zum Katrinchen auf die Decke lege?«

Nein, ich war einverstanden. Sie nahm eine neue Windel, schlang sie locker um den kleinen Bauch und verschwand.

Ich blieb auf meinem Bett sitzen und war auf einen gräßlichen Entsetzensschrei meines Sohnes gefaßt. Doch der kam nicht.

Von diesem Zeitpunkt an war das Eis zwischen Helga und mir gebrochen. Wir wurden Freundinnen. Die wenigen Jahre Altersunterschied zwischen uns beiden nutzt sie indes heute noch hemmungslos und überaus charmant aus. Immer, wenn sie recht hat, und das hat sie oft, kommt der mittlerweise klassische Satz: »Ich, als die wesentlich Ältere, weiß das besser.« Dabei strahlt sie mich an, und ich lächle zurück.

Nach meiner Scheidung verloren wir uns eine Zeitlang aus den Augen. Ich hatte damals beschlossen, jeglichen Kontakt zu dem Bekanntenkreis meines Mannes zu meiden. Allzuoft mußte ich erleben, daß hinter geschiedenen Paaren schandbar hergetratscht wurde. Helga beteiligte sich zwar niemals an solchen Redereien, trotzdem hatten sie und ihr Mann mehr Kontakt zu den Kreisen meines Mannes als zu meinen neuen Freunden.

Außerdem ging ich – kurz nach meiner Scheidung – eine neue, in ihren Augen äußerst problematische Beziehung ein. Sie, als ›wesentlich Ältere‹, hatte mich zwar vor der Verbindung mit einem stark alkoholgefährdeten Mann gewarnt, doch ich hörte nicht auf sie, verließ mich darauf, daß ich stark genug sei, ihn aufzufangen. Ich war es nicht, und Helga zog sich zurück. Meine Selbstaufopferung war ihr unverständlich. Sie war zu sehr Realistin, um sich mit Unmöglichem aufzuhalten.

Jahre später, als ich mit Freunden ein Wochenende in Kitzbühel verbracht hatte, rief ich sie nach meiner Rückkehr an. Sie war zwar sehr erstaunt, meine Stimme zu hören, doch es dauerte nur wenige Minuten, bis wir zu unserem gewohnten Tonfall zurückfanden. Spontan verabredeten wir, ein gemeinsames Wochenende in Kitzbühel zu riskieren. Sie und ihr Mann hatten dort inzwischen ein Haus gebaut. Obwohl ich davon wußte, zog ich ein Zimmer in unserer ehemaligen Pension vor. Ich konnte mir zwar nicht vorstellen, daß wir uns nicht mehr vertragen würden, trotzdem wollte ich die Rückzugsmöglichkeit in ein Hotelzimmer haben.

Diese Überlegung hätte ich mir sparen können. Das stellte sich sofort heraus, als wir uns nach so vielen Jahren wieder gegenüberstanden. Helga war noch genauso attraktiv und liebenswürdig wie früher, sie lachte immer noch gern, sie konnte immer noch stundenlang erzählen, ohne daß man sich auch nur eine einzige Sekunde in ihrer Gesellschaft gelangweilt hätte.

Wir verbrachten drei lustige Tage zusammen. Tagsüber gingen wir spazieren. Helga hatte eine panische Angst vor Eisplatten. Wann immer wir auf eine gerieten, klammerte sich ›die wesentlich Ältere‹ an die standfeste Jüngere. Unsere Abende fanden stets im Gastzimmer meiner Pension statt. Wir hätten natürlich auch die wenigen Schritte bis zu ihrem Haus gehen können, aber die Wirtsleute genossen die Renaissance längst vergessener Zeiten und ließen uns einfach nicht gehen.

Als Helga eines Tages von Menorca erzählte, spitzte ich die Ohren. Sie hat dort ein Haus am nördlichen Zipfel der Baleareninsel, am Rande einer kleinen Stadt. Früher fuhr sie mit ihren Kindern in den Ferien dorthin. Mittlerweile ist Katrina mit einem Menorciner verheiratet. Helga fliegt regelmäßig alle sechs bis acht Wochen auf die Insel. Ihr Leben teilt sich nunmehr zwischen Menorca und München. Manchmal nimmt sie Freundinnen mit, häufig ist sie auch allein dort und widmet sich mit größtem Vergnügen ihrer kleinen Enkeltochter Julia.

»Meinst du, ich könnte auch einmal mitkommen?« fragte ich sie an unserem letzten Abend in Kitzbühel.

»Jederzeit«, war ihre spontane Antwort. »Ich fliege im Oktober.«

Als wir am Ende dieser Tage nach München zurückfuhren, war ich sehr glücklich. Jetzt erst merkte ich, wie sehr mir diese Freundin gefehlt hatte. Sie ist nicht aufdringlich, sie ist nicht betulich. Sie ist ganz einfach ein gleichwertiger Partner. Wir können uns stundenlang unterhalten, ohne daß wir auch nur ein einziges Mal Hausfrauenthemen streifen oder Kochrezepte austauschen. Mit ihr läßt es sich wunderbar leben.

Nur eine Schwachstelle hat sie. Ich hatte sie vergessen. Helga ist eine Kümmerin, wenn es darum geht, ihre Lieben medizinisch ausreichend zu versorgen. Ständig verordnet sie einem irgendwelche Tropfen, Medizin aus der Natur, selbstverständlich. Als ich ihr von meiner Krebserkrankung erzählte, von der sie im übrigen längst wußte, holte sie tief Luft und hob an, mir eine Fülle an Therapien zur Stärkung meines Immunsystems zu empfehlen. Man braucht Durchhaltevermögen, wenn man sich ihren medizinischen Ratschlägen widersetzen will. Sie ist durchdrungen davon zu heilen.

Selbst die vielen Katzen, die sie in ihrem Haus in San Leuis betreut, sind nicht sicher vor ihr. Sie bekommen allesamt aufbauende Vitamine in ihr Trinkwasser getröpfelt, trächtige Katzen erhalten zusätzlich Milch, die mit einem Eigelb versetzt ist, und Charly, der heißgeliebte Hauskater, wird demnächst ein allgemeines Stärkungsmittel von ihr erhalten. Er ist schon uralt, hat keine Zähne mehr und bedarf Helgas besonderer fachärztlicher Fürsorge. Meint sie.

Es dauerte ein wenig, bis ich ihr klarmachen konnte, daß ich mich von Professor Hackethal ausreichend versorgt fühle.

»Du könntest aber doch noch zusätzlich ...« hörte ich sie manchmal sagen.

Inzwischen weiß ich auch, daß sie mit meiner Diagnose nur schwer zurecht kommt. So kleine Wehwehchen, das sind ihre Sachen, aber wirklich ernsthafte Erkrankungen, lähmen sie und machen sie im Grunde sprachlos und unsicher.

Am 3. Oktober flogen wir zusammen nach Menorca – zum ersten Mal. Sie hatte mir während unserer langen Ratschabende viel erzählt von dem Leben, das sie dort führt, von Maria, der nahezu zahnlosen Hausverwalterin, die sich für die Señora aus Deutschland zerreißen ließe, von Rafaela, deren politisch ambitionierten

Freundin. Aus ihren Schilderungen kannte ich Paco, ihren spanischen Schwiegersohn, ich kannte alle ihre Lieblingskneipen, und ich kannte ihre Freunde.

Am blitzsauberen Flughafen wurden wir von Katrina und Julia abgeholt. Katrina überließ uns ihr Auto, damit wir beweglich waren. Die Fahrt unter einem strahlend blauen Himmel führte an vertrockneten Wiesen vorbei. Der Sommer war wie immer glühend heiß gewesen, das Land fast verdurstet. Auch die Menschen sehnten sich nach Regen und Kühle.

Helgas schneeweißes Haus lag am Rande von San Leuis, einem kleinen Städtchen. Als wir dort ankamen, erwarteten uns bereits ein Dutzend laut schreiender Katzen. Sie müssen eine innere Signalanlage haben. Wann immer Helga auftaucht, eilen sie aus allen Ecken und Winkeln herbei, um sie zu begrüßen. Während ihres Aufenthaltes bleiben sie in der Nähe des Hauses, werden regelmäßig gefüttert. Fährt Helga ab, und sie sehen die erste Reisetasche auf dem Fußboden stehen, verschwinden sie wieder.

Ich war sofort begeistert von der Atmosphäre, die von dem Haus ausging. Es war sparsam und ungeheuer geschmackvoll möbliert. Helga und ihr Mann Wolfgang hatten bei der Einrichtung sorgsam darauf geachtet, den Charakter des ehemaligen spanischen Bauernhauses zu erhalten.

Es gab keinen Flur. Man befand sich sofort im Eßzimmer, wenn man das Haus betrat.

Eine rote Steintreppe mitten im Raum führte in den ersten Stock, zu Helgas Schlafzimmer, zu einem kleinen Gästeraum, der meist zum Ankleidezimmer umfunktioniert wurde, und zu einem geräumigen Bad.

Ich bezog im Parterre ein Doppelzimmer. Im Nu hatte ich meine Reisetasche geleert und meine Kleidungsstücke in einem geräumigen weißen Wandschrank mit Lamellentüren verstaut. Durch eine Glastür direkt neben meinem Bett fiel mein Blick auf den Garten. Er war klein, vier Palmen spendeten Schatten. Efeu kletterte am Haus entlang. Direkt vor mir blühten Blumen in allen Farben. Helga hat eine englische Gärtnerin, die sich in ihrer Abwesenheit um den Garten kümmert.

Mein Zimmer öffnete sich auf eine Terrasse, die einen weiten Blick in das Land ermöglicht. Menorca läßt sich nicht mit ihrer großen Balearenschwester Mallorca vergleichen. Die Insel ist nur fünfzig Kilometer lang und etwas über 25 Kilometer breit. Sie wirkt wesentlich herber als die Blumeninsel Mallorca. Das Land ist hügelig, die Grundstücke werden durch halbhohe Steinzäune abgegrenzt. Der einzige Berg ist hundert Meter hoch. Man kann ihn von jeder Stelle der Insel sehen.

Mein erster Urlaub auf Menorca war traumhaft. Nach dem Frühstück, das wir mit den Katzen teilten, fuhr Helga täglich mit mir über die Insel. Sie zeigte mir Sand- und Felsbuchten. Wir setzten uns auf die Klippen und schauten den tanzenden Wellen zu. Das Meer war blitzsauber. Man konnte die Fische auf ihren Wegen durch das Wasser mühelos verfolgen. Ein frischer Wind vertrieb die Hitze und sorgte für angenehme Temperaturen. Wir erholten uns prächtig.

Wo immer wir auftauchten, trafen wir auf Freunde. Helga hatte wirklich nicht übertrieben. Sie wurde von allen stürmisch begrüßt. Ich konnte sehr gut verstehen, daß es sie von München immer wieder hierher zog. Ihr Spanisch war mittlerweile perfekt. Ich hingegen hatte enorme Verständigungsschwierigkeiten. Zwar versuchte ich, mich mit meinen Italienischkenntnissen über Wasser zu halten, doch gelang mir das nur selten. Obwohl akustisch ähnlich, sind die beiden Sprachen doch sehr verschieden. Meine Flucht ins Englische war auch wenig erfolgreich. Es wohnen zwar zahlreiche Engländer auf der Insel, viele verbringen sogar ihren Lebensabend dort, trotzdem ist das Verhältnis der Menorciner zur englischen Sprache eher gestört. Vor allem ihre Aussprache ist problematisch. Ich zumindest verstand fast noch weniger, wenn sich einer von Helgas Freunden dazu verpflichtet sah, mich auf englisch zu unterhalten.

Die vorhandene Sprachbarriere bereitete mir ohnehin keine Schwierigkeiten. Ich genoß die freundschaftliche Atmosphäre, die uns überall umgab.

Als ich eines Abends mit Helga in einer Pizzeria am Hafen saß, erzählte ich ihr von Enrico. Seit Tagen träumte ich davon, mit ihm hier einen Urlaub zu verbringen. Helga hörte mir aufmerksam zu.

»Du sagst mir da nichts Neues«, meinte sie schließlich. »Ich habe damals dein Buch gelesen. Es wundert mich sowieso, daß du erst jetzt mit mir über diesen Mann redest.«

»Würdest du mir einmal dein Haus überlassen, damit ich mit ihm hier Urlaub machen könnte?« fragte ich sie.

»Selbstverständlich könnt ihr hierher kommen. Ich habe nichts dagegen.«

Inzwischen sind drei Jahre vergangen, seit ich mit Helga zum ersten Mal auf Menorca war. Ich liebe diese Insel ebenso wie sie. Auch ich habe inzwischen dort Freunde gewonnen. Und sie hat noch eine besondere Bedeutung für mich. Endlich gibt es auf der Welt einen Platz, wo ich mich mit Enrico treffen kann, ohne jemandem zu begegnen, der uns nicht sehen soll. Dort spürt uns keiner auf, weil uns dort keiner kennt oder gar besucht.

Helga ist nicht weiter überrascht, als ich ihr sage, daß ich nicht wie vorgesehen am Dienstag, sondern erst gegen Ende der Woche entlassen werde, Linda hat es ihr bereits erzählt.

»Soll ich dich besuchen, um dich zu trösten?« erkundigt sie sich vorsichtig. Ich weiß viel zu gut, daß ihr diese Fahrt zu mir schwerfallen würde.

»Helga, du brauchst nicht zu kommen«, sage ich. »Und Trost brauche ich auch keinen mehr. Den habe ich mir selbst gespendet. Du kennst mich doch. Ich werde mit harten Schlägen am besten allein fertig. Da kann mir keiner helfen. Ich war heute den ganzen Tag über damit beschäftigt, mich wieder aufzupäppeln. Es hat geklappt.«

Helga lacht am anderen Ende der Leitung.

»Ich habe eine gute Idee. Wenn sich dein Enrico freinehmen kann, soll er mit dir ein paar Tage nach Menorca fliegen. Das wird dir endgültig über den Berg helfen.«

Ich kann Enricos Anruf gar nicht abwarten, so begeistert bin ich von diesem Vorschlag. Obwohl ich den ganzen Abend über mit klopfendem Herzen darauf warte, daß das Telefon läutet, meldet er sich nicht. So ist er halt. Er hatte sicher keine Zeit. Also meldet er sich eben morgen oder übermorgen. Ich muß warten können!

Nach meiner Trennung von Manuel hatte es noch ein ganzes Jahr gedauert, bis ich wieder mit Enrico zusammentraf. Die telefonische Verbindung war allerdings nie ganz abgerissen. Wir redeten halt Belangloses, und das stundenlang. Unsere Stimmen klangen gepreßt und unnatürlich. Wir erzählten uns Geschichten aus dem Alltag. Er wollte wissen, wie es mir geht, ich fragte ihn, ob er sich noch einmal einen Ausflug in seine Traumwelt erlaubt habe oder ob er nur noch Generalmanager seiner Hotelkette sei.

Darauf gab er mir keine Antwort.

Wir hätten uns soviel zu sagen gehabt. Doch wir sprachen nicht miteinander, nicht wirklich. Ich hätte ihn so gern darum gebeten, zu mir nach München zu kommen. Ich wollte ihm meine Geschichte mit Manuel erzählen, ihm noch einmal erklären, wie sie überhaupt geschehen konnte.

Als schon zu befürchten war, daß sich unser gemeinsames Leben nur noch auf Telefonate beschränken würde, kam uns der Zufall zu Hilfe. Enrico startete eine große Werbekampagne für seine Hotelkette. Er bereitete Prospekte in mehreren Sprachen vor, natürlich auch in deutsch.

»Ingrid, ich brauche deine sprachliche Hilfe«, teilte er mir eines Tages mit. »Du mußt mir eine pefekte Übersetzung für Deutschland liefern.«

»Mache ich gern«, sagte ich. Unvermittelt bekam ich heiße Backen. »Schickst du mir die Unterlagen?« wollte ich wissen.

»Nein, ich komme.«

Endlich! Wenn wir uns erst einmal wieder gegenüberstünden, würde sich der Graben zwischen uns zuschütten lassen. Davon war ich überzeugt. Ich mußte ihn sehen. Ich hatte die Farbe seiner Augen vergessen.

Eine Woche später war er bei mir.

Als die Glocke läutete, pochte mein Herz wie bei einem ganz kleinen Mädchen, das auf das Christkind wartet.

Ich drückte auf den elektrischen Knopf, der ihm die Gartentür öffnete, ging ihm entgegen.

Sein dichtes schwarzes Haar war inzwischen von einigen Silberstreifen durchzogen, die tiefblauen Augen hielten mich fest. Er kam auf mich zu. Seinen Trenchcoat hatte er über die Schulter geworfen. In der einen Hand hielt er eine schwarze Aktentasche aus weichem Leder, die andere zerquetschte einen Blumenstrauß aus weißen Nelken, Rosen und Chrysanthemen. Er konnte mich also gar nicht umarmen, selbst wenn er das gewollt hätte. Er hatte einfach keine Hand frei.

Doch er wählte den Gruß, den ich so viele Jahre lang von ihm gewohnt war.

»Ciao, bella«, sagte er, ging an mir vorbei und stieg die Treppe hinauf in meine Wohnung.

Ich blieb stumm, beobachtete ihn, wie er seinen Mantel an den Kleiderständer hängte, die Blumen umständlich auswickelte. Das feuchte Papier ließ er in der Aktentasche verschwinden.

»Hast du vergessen, wo der Papierkorb ist?« fragte ich und hätte mich für diese Banalität ohrfeigen können.

»Nein. Aber ich hatte vergessen wie groß der Zauber zwischen uns beiden ist!«

Er breitete die Arme aus, und ich fiel ihm ganz einfach entgegen. Wir klammerten uns aneinander, sagten kein Wort, doch unsere Herzen schlugen Purzelbäume, das war unüberhörbar. Und während wir uns wiedererkannten, während wir den Geruch des anderen wieder in uns aufnahmen, während unsere Hände nacheinander tasteten, lösten sich alle Kümmernisse, die uns in den beiden Jahren unserer Trennung gequält hatten, ganz einfach in Luft auf.

Wir waren so froh, diese Fremdheit zwischen uns langsam wieder verschwinden zu sehen. Wir verloren kein einziges Wort mehr über Manuel. Ich mußte ihm nichts mehr erklären, er wollte nichts wissen. Wichtig war, daß wir wieder zusammenwaren.

Wie die Kinder tanzten wir in der Wohnung herum. Die hatte sich sehr verändert. So nach und nach waren meine alten und teilweise doch recht ramponierten Möbel durch neue ersetzt worden. Attraktiver Mittelpunkt im Wohn- und Eßzimmer war ein alter Schrank, den ich von Büdi gekauft hatte. Eine Couchgarnitur aus weichem Leder, das Florian und ich bei künstlichem Licht für auberginefarben gehalten hatten und das sich bei Tageslicht erbarmungslos als lila erwies, machte das frischgestrichene Wohnzimmer ungemein gemütlich.

Im Schlafzimmer fand er nichts mehr an seinem gewohnten Platz. Dort gab es ein neues Bett, etwas zu groß für mich allein, gerade recht, wenn man zu zweit drinliegt. Ein Kleiderschrank war ganz verschwunden, der andere hatte weiße Lamellentüren bekommen. Der bemalte Bauernschrank aus dem ehemaligen Büro meines Vaters bot einen attraktiven Kontrapunkt zu dem nüchternen Weiß.

»Da hast du ja viel zu tun gehabt«, meinte er, als wir Arm in Arm in die Küche wanderten, um etwas zu trinken zu holen.

»Das war nicht sehr schlimm«, entgegnete ich. »Pino und die Kinder haben mir sehr geholfen.«

»Wer ist Pino?« wollte Enrico wissen und ließ seinen Arm von meiner Schulter gleiten.

»Ein feuriger Neapolitaner, genauer gesagt, ein San-Alpiner. Ich habe ihn durch die Schierecks kennengelernt. Er lebt seit Jahren hier und ist unheimlich hilfsbereit.«

»So, so. Wobei hat er denn noch geholfen?«

»Enrico, hör auf«, ich lachte, »eine Affäre war vollkommen genug.«

»Na, hoffen wir's«, entgegnete er.

Wir packten Käse, Brot und Wein auf ein Tablett und

gingen ins Wohnzimmer zurück. Er wollte mir die Unterlagen für den Prospekt zeigten. Ohne einen Blick auf die einladende Couch zu werfen, steuerte er den gläsernen Eßtisch an.

»Hast du Angst, wir kommen dort auf dumme Gedanken?« fragte ich und zwinkerte ihm zu.

»So dumm wären die Gedanken gar nicht«, antwortete er, »aber erst die Arbeit, dann das Vergnügen.«

Wir verbissen uns sofort in den Text, suchten beide sehr sorgfältig nach den besten Formulierungen. Ich war sehr froh, daß wir miteinander arbeiten konnten und uns auch dabei gut verstanden. Wir waren also nicht nur ein total verrücktes Liebespaar. Das war gut zu wissen.

Unsere Köpfe rauchten. Ich fuhr Enrico mit der Papierserviette über die Stirn. Sie war feucht. Nachdenklich schaute ich auf den dunklen Flecken in der hellblauen Serviette.

»Enrico, für mich sind das keine Schweißtropfen. Das sind Liebesperlen.«

Er lächelte mich an, zärtlich, liebevoll und sehr glücklich. An diesem Tag begann für uns beide der zweite Teil unseres gemeinsamen Lebens.

Er kam so oft wie möglich zu mir, kurbelte das Deutschlandgeschäft intensiv an. Die neuen Bundesländer öffneten für ihn interessante Perspektiven. Keiner in seiner Florentiner Umgebung wunderte sich darüber, daß der Chef mindestens einmal im Monat für einige Tage nach Deutschland flog. Auch Laura, seine Frau, und die mittlerweile fast erwachsene Tochter akzeptierten die Geschäftsreisen Enricos. Laura ging es gesundheitlich hervorragend. Nach ihrer Krebsoperation, ein Jahr nach meiner, hatte sie keinerlei Beschwerden. Sie lehnte es ab, in Enricos Betrieben mitzuarbeiten, war viel auf Reisen, kam stets gutgelaunt zu Mann und Kindern zurück. Das Ehepaar hatte sich kräftig auseinandergelebt. Trotzdem war der Umgangston freundlich und zuvorkommend. Man ließ sich gegenseitig leben. Eine Trennung kam indes für beide nicht in Frage. Damit hatte ich mich längst abgefunden.

Mein schlechtes Gewissen verflüchtigte sich so nach und nach. Ich nahm Laura nichts mehr weg. Enricos Liebe hatte sie längst nicht mehr. Die Fassade ihrer Ehe blieb nach außen hin unversehrt. Darauf bestand sie.

Helgas Vorschlag, nach meiner Entlassung aus dem Krankenhaus mit Enrico nach Menorca zu fliegen, war also durchaus realisierbar.

Am nächsten Morgen meldet sich Enrico endlich bei mir im Krankenhaus. Er will sich auf den Weg machen, um mich abzuholen.

»Enrico, heute nacht ist der Abszeß aufgebrochen. Ich darf noch nicht heim. Du brauchst also nicht zu kommen.«

»Was ist los, Ingrid, geht es dir schlecht?«

»Nein«, sage ich beruhigend, »im Grunde ist alles bestens. Ich muß nicht mehr unters Messer. Der Abszeß hat sich von allein geöffnet. Die Wunde muß nur täglich versorgt werden, deshalb entläßt man mich nicht.«

Enrico ist enttäuscht. »Ich hätte bis übermorgen in München bleiben können«, sagt er. »Dann besuche ich dich wenigstens.«

»Nein, Enrico, tu das bitte nicht.«

Ich habe große Angst, er könnte bei meinem Anblick dann doch erschrecken. Seit wir uns kennen, habe ich noch nie so elend ausgesehen. Ich bin mager geworden, unter den Augen liegen tiefe Ringe. Die leichte Bräune, die ich der Sonnenbank verdanke, kann auch nicht darüber hinwegtäuschen, daß es mich diesmal wirklich erwischt hat.

Und dann erzähle ich ihm von Helgas Vorschlag, nach meiner Rückkehr für eine Woche nach Menorca zu fliegen.

Er ist sofort begeistert.

»Cara, die Idee ist prächtig. Ich verbinde damit eine Reise nach Barcelona.«

Die vier Tage, die ich noch im Krankenhaus bleiben muß, vergehen wie im Flug. Ich fühle mich von Tag zu Tag besser, die Wunde heilt.

»Sie hatten trotz allem noch riesiges Glück.« Frau Dr. Georgiou freut sich mit mir. Sie nimmt sich viel Zeit für die Abschlußuntersuchung. Der medizinische Plan, das heißt, mein Selbstversorgungsprogramm, steht fest. Um sieben Uhr in der Früh und um fünf Uhr am Nachmittag muß ich Suprefact spritzen, um 13 Uhr und um 21 Uhr verwende ich Suprefact nasal, sprühe es in die Nase. Ich muß Magnesium einnehmen, Misteltabletten und Lebertran. Auf die operierte Brust kommen sterile Verbände. In sechs Wochen soll ich in die Sprechstunde kommen. Vorher muß mein Arzt in München die Blutwerte bestimmen.

»Frau Benedict, eines ist Ihnen hoffentlich klar: Wenn Sie noch einmal so schlampen mit Ihrer Gesundheit, kann ich für nichts garantieren.«

Ähnlich strenge Töne höre ich am selben Tag noch vom Professor. Obwohl ich mich sehr darum bemühe, unseren alten Blödelton wieder aufleben zu lassen, bleibt er zunächst unnahbar und verschlossen.

»Diesmal hat es nicht so besonders gut ausgeschaut«, sagt er sehr ernst. »Ich bin ja auch dafür, daß man sich nicht voll und ganz in eine Krankheit hineinfallen läßt, aber so locker, wie du die eindeutigen Hinweise auf den Rückfall genommen hast, darf man auch nicht sein. Zum Glück hat das Suprefact wenigstens den Knoten unter dem Arm verschwinden lassen.«

»Julius, du brauchst keine Angst zu haben. Ich bin in den Wochen hier vernünftig geworden«, entgegne ich ihm, ebenso ernsthaft. »Die Tatsache, daß ich erstmals zu den Bettlägrigen gehörte, hat mir ganz schön zugesetzt. So was muß ich nicht noch einmal haben.«

Zum Abschied nimmt er mich in seine Arme.

»Du warst für Li und mich und für unser ganzes Krankenhaus immer so etwas wie ein Hoffnungsträger. Sieben Jahre hattest du keine Beschwerden. In deinem Fall waren wir uns sicher, daß nichts mehr zurückkommt. Also halte dich wenigstens jetzt an die Anweisungen.«

Als er mich wieder losläßt und in Richtung Tür schiebt, schaue ich ihn mir noch einmal genau an.

»Julius, du bist viel ruhiger und ausgeglichener. Ich hatte dich anders in Erinnerung.«

»Schreibe diese Reife meinem zunehmenden Alter zu«, meinte er scherzend. Aber ich lasse mich nicht so schnell abspeisen. Ich kenne ihn zu gut.

»Dafür muß es andere Gründe geben«, widerspreche ich ihm.

»Stimmt. Ich bin ziemlich dünnhäutig geworden. Die klischeehaften Vorurteile gegen mich, die mich noch vor ein paar Jahren zum Lachen gebracht haben, verletzen mich plötzlich. Meine medizinischen Wege in der Krebsbekämpfung werden mittlerweile von so vielen Ärzten eingeschlagen. Sie brüsten sich damit und vergessen dabei, daß ich sie als erster gegangen bin. Sie haben mich in ein Schema gepreßt, und da lassen sie mich nicht mehr raus. Ich kann machen, was ich will. Sie fallen bei jeder Gelegenheit über mich her, meine Herren und Damen Kollegen, und deine Kollegen tun das auch.«

Wir sind wieder zu seinem Schreibtisch zurückgegangen.

»Ich erzähle dir mal eine Geschichte, die sich vor drei Wochen ereignet hat. Dann brauchst du dich nicht mehr zu wundern, warum ich so deprimiert bin.«

Der Schweizer Porträtist und Graphiker Hans Jörg Limbach sei ein besonders lieber Freund von ihm gewesen. »Im März vor zwei Jahren hat er sich umgebracht. Mit zwei Schüssen, wohlgemerkt. Das bedeutet, daß der erste nicht richtig getroffen hat und er noch einmal nachsetzen mußte. Obwohl die Hintergründe nie vollständig geklärt werden konnten, nimmt man an, er habe befürchtet, an einer schweren Krankheit, also sprich Krebs, zu leiden. Vierzehn Tage bevor er sich tötete, waren wir locker verabredet. Es gab keinen besonderen Grund dafür. Er wollte einfach nur, daß ich komme. Irgendwie konnte ich dann nicht und vertröstete ihn auf später.«

Als er die Nachricht vom Tod des Freundes erhalten habe, sei er erst einmal zusammengebrochen. Gerade er, der vielleicht hätte helfen können, als Freund und als Mediziner, hatte keine Zeit gehabt.

»Ich habe unter diesem Tod sehr gelitten. Deshalb bemühte ich mich bei der Intendanz des Züricher Bernhardt-Theaters, wo ich schon mehrmals Vorträge gehalten habe, auf einer Matinee mit Werken von Hans Jörg Limbach die Laudatio halten zu dürfen. Irgendwie sah ich darin eine Möglichkeit, mein damaliges Versäumnis gutzumachen.«

Die Veranstaltung sei ein voller Erfolg gewesen. Er habe einer Reporterin aus St. Gallen ein Interview gegeben, habe ihr von seiner Freundschaft zu Limbach erzählt.

»Was am übernächsten Tag in ihrer Zeitung stand, war eine einzige Unverschämtheit. Wieder einmal konnte ich lesen, wie publicity-geil ich sei, daß ich keine Gelegenheit ungenützt ließe, um mich zu produzieren und und und.«

Solche Ereignisse hätten ihn früher kaltgelassen. Jetzt würden sie ihn zutiefst verletzen.

»Ich kann den Ton, in dem man über mich und meine Arbeit schreibt, immer schwerer ertragen.«

Ich bin betroffen, als ich ihm zuhöre. Obwohl ich ihn sehr gut verstehe, hätte ich ihm einiges entgegenhalten können. Ich hätte ihn zum Beispiel daran erinnern können, daß er diese Mißverständnisse und Vorurteile mitverschuldet hat in den Jahren, als er noch Amok lief gegen alles und jedes. Doch ich sage es nicht. Ihm nützt es nichts mehr, und mir tut der Mann, der mir da gegenübersitzt, ein wenig leid.

Ich stehe auf, gehe um den Schreibtisch herum und gebe ihm einen Kuß auf die stets leicht gerötete Stirn. »Ich habe dich sehr gern, Julius«, sage ich.

»Das weiß ich«, antwortete er, »und darüber bin ich sehr froh.«

Und dann ist es endlich soweit. Alex fährt mit meinem weißen Golf die Ausfahrt entlang und holt mich nach Hause. Ich fahre zu meinen Kindern, zu meinen Katzen, zu meinen Freunden. Mit ihrer Hilfe werde ich wieder ganz gesund. Da bin ich mir sicher.

Doch zunächst einmal krieche ich am Boden entlang. Meine Zugehfrau hat geplaudert. Halb Harlaching weiß, daß ich einen Rückfall hatte und wieder operiert worden bin. Mein Aussehen tut das übrige. Die zwar wortlose, doch unübersehbare Anteilnahme erdrückt mich. Schließlich weigere ich mich, zum Einkaufen zu gehen. Ich will sie alle nicht sehen, diese lieben Mitmenschen mit ihrer Neugierde und ihrer Aufdringlichkeit.

Meine längst gegebene Zusage, für die Osterausgabe des Gemeindebriefes ein Interview mit unserem Krankenhauspfarrer zu machen, zwingt mich zur Räson. Obwohl ich am liebsten flüchten würde, wanke ich durch die langen Gänge des Harlachinger Krankenhauses und suche nach seinem Amtszimmer.

Glücklicherweise ist das wenigstens hell und freundlich. Eine breite Fensterfront neben dem Schreibtisch ermöglicht den Blick in einen wunderschönen, blühenden Garten. Der Pfarrer ist rücksichtsvoll genug, kein Wort über mein schlechtes Aussehen zu verlieren. Im Gegenteil, er ist wohltuend sachlich, berichtet über seine Arbeit als Begleiter schwerkranker und sterbender Menschen, schildert seine Ohnmacht, wenn ihn Menschen in den letzten Stunden ihres Lebens nach dessen Sinn befragen, bekennt, daß auch er manchmal vor seinem Gott steht und ihn nach dem Warum fragt.

Ich habe längst das Mitschreiben vergessen. Block und Kugelschreiber liegen auf meinem Schoß. Das alles klingt so überzeugend, da brauche ich nichts zu notieren. An diese Worte werde ich mich erinnern, nicht nur beim Verfassen meines Artikels.

Weil er meine Animosität gegen sein Krankenhaus, wo man mir vor acht Jahren die Brust amputieren wollte, kennt, bietet er mir an, mich auf dem kürzesten Weg zurück zu meinem Auto zu bringen.

»Willst du mir auch noch etwas sagen?« fragen mich seine Augen, als wir uns erheben und in Richtung Tür gehen.

»Nein«, antworten ihm meine Augen. »Es geht schon wieder.« Es ist gut, ihn zum Freund zu haben.

Bevor ich endlich mit Enrico nach Menorca fliegen

kann, erreicht mich eine schmerzliche Todesnachricht. Mein ehemaliger Lokalchef ist wenige Wochen nach seinem Geburtstag gestorben. Zum ersten Mal nach siebenundzwanzig Jahren werde ich also keinen Gruß von ihm vorfinden, weder unter meiner Geburtstags- noch unter meiner Weihnachtspost. Obwohl wir schwere Zeiten miteinander hatten, und ich ihm sein Sich-Einmischen in das Leben von Franz und mir lange nicht vergeben konnte, sind wir Freunde geblieben. Er hat die Geburt meines ersten Buches mitgefeiert, ich durfte bei ihm sein, als er zu seinem 80. Geburtstag seine liebsten Ehemaligen zu einem Essen lud und mit seinem Du beschenkte. Ich werde ihn vermissen.

Menorca bringt dann endlich die seelische und körperliche Entspannung, die ich so dringend nötig hatte. Es regnet, als Enrico und ich in München abheben. Über den französischen Alpen wird die Wolkendecke dann endlich dünner. Über dem Mittelmeer verschwindet sie schließlich ganz. Menorca liegt im strahlenden Sonnenschein. Und der bleibt uns erhalten, eine ganze Woche lang.

Enrico hat sich verändert. Er war – wann immer wir uns sahen – stets liebenswert, phantasievoll, voller Witz und Unsinn im Kopf. Doch jetzt hat er dieser Mischung, die mich immer wieder aufs Neue in seinen Bann zog, einen Schuß Fürsorge und Rücksicht beigefügt. Er errät einfach meine geheimsten Wünsche, gestaltet unsere Tage zwar völlig in eigener Regie und trifft doch jedesmal mit meinen Gedanken zusammen.

Als ich mich das erste Mal nach meiner Operation im Badezimmer vor ihm ausziehe, steht er unter der Dusche und schaut mich an. Ich will mich betont unbefangen benehmen, merke aber an meinem wild klopfenden

Herzen, daß da doch eine gewisse Hemmschwelle in mir ist. Dabei kann sich die Narbe durchaus sehen lassen. Sie ist inzwischen völlig verheilt. Der Schnitt hat meine Brust endgültig in zwei Hälften geteilt. Von der Warze ist nicht sehr viel geblieben, eine kleine Andeutung höchstens, die darauf hinweist, daß diese linke, krebsgequälte Brust früher auch einmal ganz hübsch aussah.

Ich merke, daß mich Enrico genau betrachtet, nicht neugierig, aber interessiert. Ich halte seinen Blick aus. Er dreht die Dusche ab, nimmt das Handtuch vom Halter und kommt auf mich zu. Die Tropfen laufen noch an seinem Körper entlang, als er mich in seine Arme nimmt.

Tagsüber sind wir am Strand. Er ist menschenleer, windgeschützt und ganz in der Nähe von Helgas Haus. Die Bar ist bereits geöffnet. Wenn wir Hunger haben, holen wir uns dick belegte Bogadillos, die spanische Version der französischen Baguettes.

Wir trinken kühlen Rosado und sehr häufig eiskalten Champagner. Uns ist einfach danach, und die braungebrannten Spanier an den Bar lachen uns an. Das Wasser wird täglich wärmer. Tauchten wir anfangs noch zähneklappernd in ein Eismeer, gehen wir in der Mitte unserer Ferienwoche schon recht tapfer in das tiefblaue Wasser.

In unserer Badetasche stecken neben Tageszeitungen und den üblichen Cremes, die wir beide nie benutzen, da wir grundsätzlich keinen Sonnenbrand bekommen, ein Notizblock und einige Kugelschreiber. Hier in Menorca will ich mein zweites Buch beginnen.

Um die Weihnachtszeit war mir die Idee gekommen, dem Verlag eine Fortsetzung meiner »Bunten Farben« anzubieten. Ich saß damals an einem eiskalten Wintertag an meiner Schreibmaschine und beantwortete Leserbriefe. Immer wieder stieß ich auf die Frage, ob ich nicht daran dächte, ein weiteres Buch zu schreiben. Viele Leser wollten wissen, ob ich geheilt sei, wie es meinen Kindern gehe, ob Enrico und ich noch ein Paar seien. Meine Antwort darauf war bisher immer gewesen, daß mein Leben nach wie vor bunt und aufregend sei, es allerdings keinen wirklichen Grund gäbe, darüber ein zweites Buch zu verfassen.

Jetzt allerdings hatte sich einiges geändert. Schließlich mußte aller Voraussicht nach wieder operiert werden. Warum also sollte ich nicht in mich gehen und überprüfen, ob mir dieser Rückfall nicht doch einiges von meinem im ersten Buch so laut proklamierten Optimismus genommen hat.

Dem letzten Leserbrief folgte also eine Anfrage an den Verlag, ob man überhaupt ein neues Buch von mir wolle. Die Antwort kam prompt. Natürlich sei man interessiert.

»Schicken Sie uns eine Leseprobe, wenn Sie die ersten Seiten fertig haben«, lautete der Auftrag.

Ich bin froh, daß Enrico bei mir ist, als ich die Gedanken zu Papier bringe. Seine Anwesenheit erleichtert mir vor allem den Einstieg in das Buch. Es ist so deprimierend, daß ich die Nähe des Mannes, der mir nun schon seit so vielen Jahren vertraut ist, notwendig brauche. Immer häufiger ertappe ich mich dabei, daß meine Gedanken abgleiten und ich schon fest beim Schreiben bin.

Wenn wir am Abend in unserer Stammkneipe im Hafen von Mahon sitzen, reden wir über das Buch, frischen alte Erinnerungen auf, klären einige Ungereimtheiten, die unser gemeinsames Leben manchmal doch etwas erschwert haben.

Ich weiß, daß ich, will ich die Jahre vor meiner ersten Krebsoperation schildern, an meinem Vater nicht vorbeikomme. Ich fürchte mich davor, über unsere komplizierte Beziehung zu schreiben. Ich habe Angst, man könnte mir Indiskretion vorwerfen, könnte mir unterstellen, ich würde mit einem Menschen abrechnen, der sich nicht mehr zur Wehr setzen kann.

Dabei kann Enrico mir auch wenig helfen. Selbstverständlich kennt er weit mehr Details aus diesem Leben von Vater und Tochter, Einzelheiten, über die ich nie eine Zeile schreiben würde.

»Ingrid, ich habe dir immer besonders genau zugehört, wenn du von deinem Vater gesprochen hast. Eines weiß ich sicher: Im Grunde habt ihr euch sehr geliebt.«

Ich lasse Enrico ausreden, schaue in seine Augen, schaue auf seinen Mund. Sein Gesicht verschwimmt, nimmt langsam die Züge meines toten Vaters an. Man liebt niemanden auf dieselbe Weise, das weiß ich. Ich habe drei Männer geliebt in meinem Leben: Franz, der nun schon seit einigen Jahren tot ist, Enrico, der mich am Leben hält, und meinen Vater, der mir mit seiner Unversöhnlichkeit so viele Jahre meines Lebens schwergemacht hat.

Zurück in München, stürze ich mich förmlich in die Arbeit. Da mich die kleine Schreibecke im Schlafzimmer beengt, verlege ich meinen Arbeitsplatz ins Wohnzimmer. Ich brauche die Sonne, die durch die Balkontür scheint, ich brauche meine Musik, die das Klappern meiner Schreibmaschine begleitet, ich brauche einen Arbeitsplatz, an dem ich alles liegen- und stehenlassen und meine Arbeit jederzeit wieder aufnehmen kann.

Von Büdi kaufe ich einen wunderschönen englischen Sekretär. Die Resonanz auf die ersten vierzig Seiten ist vielversprechend. Gisela Günther, die mein Buch lektorieren wird, kommt eines sonnigen Sonntags zu mir, blättert in meinem Manuskript, und ich sitze auf einem Hocker vor meinem Sekretär. Die Finger tanzen Walzer auf meiner Schreibmaschine. Ich bin wieder glücklich.

Die Raserei, die mich beim Schreiben gepackt hatte, unterbrach ich nur einmal für längere Zeit, um mit Linda nach Israel zu fliegen. Wir hatten ein Jahr vorher Inbal, eine Austauschschülerin aus Jerusalem, bei uns aufgenommen. Im August darauf stattete ihr Linda einen Gegenbesuch ab und gewann dort so viele Freunde, daß wir spontan beschlossen, Ostern und das jüdische Pessachfest in Jerusalem zu verbringen.

Linda war mit ihrer Freundin Martina schon eine Woche vorher geflogen, ich kam mit Frank, Martinas Vater, und Stefan, ihrem kleinen Bruder, nach. Die Abfertigung am Flugplatz war für uns alle ungewohnt und eine einzige Tortur. Polizisten, bis an die Zähne bewaffnet, verstärkten unser Unbehagen. Bevor wir einchecken konnten, galt es, endlose Befragungen über sich ergehen zu lassen. Warum flogen wir nach Israel? Zu wem? Hatten wir unsere Koffer selbst gepackt? Waren sie seitdem auch nur für Sekunden aus unserem Gesichtskreis entschwunden? Ich verlor langsam die Geduld, zumal sich die Fragen ständig wiederholten.

»Unsere Vorsichtsmaßnahmen sind nicht unbegründet«, entschuldigte sich mein penetranter Großinquisitor. »Sie kennen die Situation. Haben Sie dies hier erst einmal überstanden, nehmen Sie an einem sicheren Flug teil. Wir müssen vorsichtig sein.«

Ich bemühte mich also um Gelassenheit, als meine sorgfältig eingepackte Reisetasche von behandschuhten Polizistinnen bis auf den Grund ausgeräumt wurde.

Hinter mir stand ein Beamter, der sein Maschinengewehr genau auf mich gerichtet hatte. Ich wußte, daß er nicht mich persönlich meinte, trotzdem verursachte mir sein Anblick Gänsehaut.

Wir kamen mitten in der Nacht in Tel Aviv an. Die Luft war feucht und samtweich, als wir das Flughafengebäude verließen. Von Linda gewarnt, lehnte ich eine teure Taxifahrt nach Jerusalem ab, sondern suchte nach einem Sammeltaxi, das uns für zehn Dollar pro Kopf bis zum Hotel fuhr.

Als wir dort ankamen, sprangen uns Linda und Martina entgegen. Sie strahlten vor Freude, hatten für die nächsten Tage bereits ein volles Programm gemacht.

»Bist du auch so richtig schön müde?« erkundigte sich meine Tochter, als wir unser Zimmer ansteuerten. Wir hatten das Hotel von München aus gebucht. Es gehörte dem weltweit verbreiteten YMCA und war verhältnismäßig preiswert.

»Wir haben natürlich kein Luxuszimmer«, beugte Linda vor, »aber das machte nichts. Wir werden ja sowieso dauernd unterwegs sein.«

Ich gab keine Antwort. Mir schwante Übles.

Richtig, das Hotelzimmer, das ich betrat, war auf den ersten Blick so ziemlich das Trostloseste, was ich jemals gesehen hatte. Drei Betten, die durch Nachtkästchen getrennt wurden, füllten den Raum fast vollständig aus. Ein schmaler Gang führte an einer klapprigen Kommode und einem wenig einladenden Sessel vorbei zu einem Schrank mit Schiebetüren, die sich nur mit Brachialgewalt öffnen ließen. Es gab nur einen einziges Bügel und eine Reihe von Brettern, die mit einer dicken Staubschicht bedeckt waren. Vier kleine Fenster, nur durch Fliegengitter verschlossen, waren so hoch angebracht, daß man durch sie nur den tiefschwarzen Nachthimmel sah. Ein Blick auf die menschenleere Straße war unmöglich. Tiefrote Leinenvorhänge hingen von der Decke bis zum Boden. Aus demselben Stoff und in der gleichen Farbe, waren auch die Überdecken auf den Betten.

Bad und Toilette waren getrennt. Eine unbeschirmte Glühbirne, die von der Decke baumelte, setzte das ganze Interieur noch in das passende, trübe Licht. Sprachlos ließ ich mich auf eines der Betten fallen.

»Linda, das ist ja fürchterlich«, stöhnte ich.

Meine Tochter lachte mich ganz einfach aus.

»Mami, du wirst schon sehen, das ist gar nicht so schlimm. Man kann sich sogar wohlfühlen hier.«

Allerdings, räumte sie ein, habe sie eine ähnliche Reaktion von mir erwartet.

Plötzlich wurde ich aktiv. Mit einem Handtuch, das ich mir aus der Badekabine geholt hatte, wischte ich den Schrank aus. In einer knappen halben Stunde war alles verstaut. Linda beobachtete mich vom Bett aus.

»Bist du sauer?« wollte sie von mir wissen.

»Nein, Linda, eigentlich nicht. Der Schock über dieses Zimmer hat mich nur überrumpelt. Morgen gehe ich ins ›King David‹ hinüber und miete uns dort ein«, sagte ich gelassen. Beim Aussteigen aus unseren Sammeltaxis hatte ich dieses renommierte Hotel entdeckt. Ich blieb ganz ruhig. Mir konnte gar nichts passieren, ich würde das Hotel wechseln. Das war alles. Lindas Blick sprach Bände.

»Meine liebe Mutter, wenn wir dort wohnen wollen, kannst du dein Konto plündern. Dieses Hotel ist unbezahlbar.«

Nachdem ich geduscht hatte, kroch ich in mein Jerusalemer Bett. Es war erstaunlich bequem und roch sehr sauber.

»Trotzdem ziehe ich um.« Ich hatte es fest vor, als ich in einen tiefen Schlaf fiel.

Es dämmerte schon, als ich aufwachte. Durch die schlafende Stadt hallte der Singsang des Muezzins. Ich blieb bewegungslos liegen, wagte fast nicht zu atmen, um die eigenartige Stimmung, die mich erfaßt hatte, nicht zu zerstören. Mir war, als hätte ich mich immer nach dieser Stadt gesehnt, als hätte ich immer auf diesen Ruf gewartet. Auf eine eigenartige Weise fühlte ich mich daheim. Dieses Empfinden verließ mich in dieser Woche kein einziges Mal.

Immer wieder zog es mich zur Klagemauer. Von einer Bar-Mizwa-Feier, die in ihrer unmittelbaren Nähe stattfand, konnte ich mich erst nach einer Stunde lösen. Ich stand auf einer Steiltreppe, blickte hinab auf die bunt gekleidete, tanzende Gruppe, wiegte mich im Rhythmus dieser fremdartigen und mitreißenden Melodien und konnte einfach nicht weggehen. Ich lächelte Soldaten zu, denen wir immer wieder begegneten, und fühlte mich durch sie beschützt. Kurzum, ich entdeckte an mir Züge, die ich bisher nicht kannte. Ich wechselte auch das Hotel nicht. Wie hätte ich das Zimmer verlassen können, in dem ich zum ersten Mal den Ruf eines Muezzins gehört habe!

Außerdem stellte sich sehr bald heraus, daß dieses Hotel zwar starken Qualitätsschwankungen unterlag, hygienisch aber einiges zu bieten hatte. Die Bettwäsche und die Handtücher wurden täglich gewechselt. Der arabische Zimmerboy, dem ich am ersten Morgen nach dem Frühstück auf dem Gang begegnete, schleppte einen Arm voller Bügel an. Ich konnte meine Kleider also aufhängen und mußte sie nicht in die Fächer stopfen. Wir hatten reichlich Wasser, konnten duschen, so oft wir wollten. Tagsüber beschritten wir touristische Wege.

Linda und Martina schleppten uns zu all den Plätzen, die sie mit ihren offiziellen Führern besichtigt hatten. Am Abend trafen wir uns mit Freunden.

Ich lernte Liz und ihre Familie kennen. Sie wohnte auf einem der sieben Hügel Jerusalems in einem ehemaligen Stall, den ihre Großmutter zu einem Wohnhaus umfunktioniert hatte. Der Ausblick war prachtvoll. Liz ist Jazzpianistin, stammt eigentlich aus Amerika. Sie gehört zu den Liberalen ihres Landes, hat kein Verständnis für die Orthodoxen, die keine Annäherung an die traditionellen Feunde Israels zuließen. Sie hatte Anne Ponger, die Israel-Korrespondentin der Münchner Zeitung, bei der ich einst arbeitete, eingeladen. Sie wußte allerdings nichts von meiner früheren Tätigkeit dort, sondern wollte lediglich, daß ich auch eine deutschsprachige Gesprächspartnerin vorfinden würde.

Wir aßen gedünstetes Huhn, tranken fruchtigen Wein aus der Nähe von Haifa und trennten uns als Freunde.

Wir trafen Aviva und ihren 17jährigen Sohn Yftach. Beide wohnten in der Nähe eines arabischen Dorfes. Ihr Haus war gesichert, ihr Leben war es weniger. Da flogen schon mal Steine in ihre Richtung. Aviva ist Sängerin, eine wunderschöne Frau mit lockigem Haar. Vor Jahren starb ihr Mann. Sie hat nie mehr geheiratet. Verehrer, die sich ihr nähern wollten, wurden mit einem vernichtenden Blick zurückgewiesen.

»Die besten Männer sind tot«, sagte sie. Mehr nicht.

Inbals Familie lud uns ein. Wir versanken in einem Meer von Pessach-Spezialitäten. Die Gastfreundschaft war unbeschreiblich.

Nur ein einziges Mal bekamen wir zu spüren, daß wir aus Deutschland stammten. Im Bus fuhren wir von Yad Vashem, dem Denkmal für sechs Millionen ermordeter Juden, zurück in die Stadt. Linda und ich sprachen

Deutsch. Eine alte Frau schreckte aus ihrem Halbschlaf hoch. Sie betrachtete uns aus weit aufgerissenen Augen, stand auf und suchte sich einen Platz am anderen Ende des Busses.

Den Ostermontag verbrachten wir am See Genezareth. Wir aßen Petersfisch und schauten nachdenklich auf die leise plätschernden Wellen. Biblische Geschichten nahmen plötzlich Gestalt an.

Am Toten Meer holte sich Frank den Sonnenbrand seines Lebens. Er hatte in München einen Bericht über das Tote Meer gelesen und ihn wohl gründlich mißverstanden. Auf jeden Fall hatte er ihm entnommen, daß man sich an dessen Ufer dank einer besonderen Sonnenkonstellation keinen Sonnenbrand holen könne. Das reichte ihm. Ungeschützt legte er sich in die Sonne. Als ich zu ihm hinschaute, traf mich fast der Schlag. Er war überall krebsrot.

»Frank, bist du wahnsinnig geworden!« Unsanft riß ich ihn aus seinen gefährlichen Sonnenträumen. »Geh um Himmels willen in den Schatten. Du kannst dich heute Abend vor lauter Schmerz sicher nicht mehr bewegen.«

Wieder zitierte er den Artikel, legte dann aber doch das T-Shirt über seinen verbrannten Körper. Stefan und Martina sahen auch nicht viel besser aus.

Am besten hatte es mit Sicherheit Linda getroffen. Sie war bei Tamar in Jerusalem geblieben. Tamar ist ihre Freundin. Die schwarzhaarige Jüdin und die braunlockige Christin haben sich auf Anhieb gemocht, als sie sich zum ersten Mal begegneten. Tamars Onkel war im KZ gewesen. Linda sah seine Nummer, als er die Hemdsärmel hochkrempelte. Sie war betroffen, bekam plötzlich ein schlechtes Gewissen, obwohl sie mit diesem Teil der deutsch-jüdischen Vergangenheit nichts zu tun hat.

Auf dem Rückweg vom Toten Meer wollten wir dieselbe Straße benützen, auf der wir hingefahren waren. Sie war hermetisch abgeriegelt. Ein Trupp schwerbewaffneter Soldaten leitete uns um. Was war geschehen? Die Straße führte durch arabisches Gebiet. Die Araber hatten sie jetzt gesperrt. Eine Bombe war gefunden worden. Wer hat sie gelegt?

In Bethlehem, einer rein arabischen Stadt, gerieten wir dann beinahe in Panik. Unsere israelischen Freunde hatten uns vor einem Ausflug dorthin gewarnt, doch wir ließen uns von diesem Plan nicht abbringen. Unser Leihwagen war deutlich gekennzeichnet. Obwohl wir ein israelisches Nummernschild hatten, waren wir für jeden Araber als Touristen erkennbar.

Als wir nach Besichtigung der Geburtskirche wieder einsteigen wollten, sprang unser Auto plötzlich nicht mehr an.

Eine Gruppe von Arabern näherte sich uns. Die Männer gestikulierten wild. Wir verstanden zwar kein Wort. Daß sie uns behilflich sein wollten, war indes eindeutig. Ein besonders wild wirkender Mann drängte Frank aus dem Auto. Fast gleichzeitig verließen Linda und ich das Fahrzeug. Martina und Stefan blieben auf ihren Plätzen. Einer der Männer setzte sich hinter das Steuer, ein anderer nahm auf dem Beifahrersitz Platz, die anderen schoben. Das Auto setzte sich in Bewegung, bog um die Ecke, entschwand unserem Blickfeld. Frank und ich schauten uns an, sprachen nicht aus, was wir dachten. Was geschah mit seinen beiden Kindern? Wurden sie entführt?

Da kam das Auto um die Kurve geschossen, der Motor war angesprungen. Der Fahrer klärte Frank in tadellosem Deutsch auf: »Der Wagen hat einen Choke, den müssen Sie ziehen, wenn Sie starten.«

Wir bedankten uns überschwenglich. Woher konnte er so gut Deutsch?

Wir wollten ihm einige Schekel zustecken.

»Nein, wir bekommen nichts«, wehrte er sofort ab. »Das ist arabischer Service!«

Als wir am letzten Tag unser Hotel bezahlen wollten, bemerkte ich, daß keine Ortsgespräche berechnet waren. Ich machte den Mann am Empfang darauf aufmerksam.

»Das Telefon brauchten Sie doch, um Ihre israelischen Freunde zu erreichen«, meinte er und lächelte uns an. »Das müssen Sie nicht bezahlen.«

Wortlos ging ich in unser Zimmer zurück. Inbal hatte uns vor einigen Tagen einen Strauß von bunten Nelken gebracht. Ich nahm die schönste heraus.

»For you«, sagte ich und legte die leuchtendrote Nelke auf die Theke vor ihn.

»Thank you«, entgegnete der Mann und steckte sie in sein Knopfloch.

»Wir kommen wieder«, versprach ich ihm. »Shalom, Israel.«

Wir kehrten nach Deutschland zurück.

Während ich vor meiner Schreibmaschine sitze und mir meine Probleme von der Seele schreibe, hat sich der Krebs in eine meiner Freundinnen gekrallt, ohne daß ich die Gefahr zunächst erkannte. Vor einem Jahr war bei Gisi Brustkrebs festgestellt worden.

Sie ist Mitglied einer großen Familie, die mir lange Jahre Zuflucht geboten hat. Das immer stärker werdende Bedürfnis, mein eigenes Leben zu leben und meine innersten Gedanken eigentlich mit niemandem zu teilen, hatte mich dort etwas ins Abseits getrieben. Der Kontakt war loser geworden, die Zuneigung zu einzelnen Mitgliedern hingegen erhalten geblieben.

Kurz vor einer Reise nach Menorca erfuhr ich mehr durch Zufall, daß Gisi beim Abtasten ihrer linken Brust einen Knoten gespürt hatte und jetzt eine Mammographie vornehmen ließ. Das Röntgeninstitut verwies sie umgehend an ihre Frauenärztin und legte ihr einen Klinikaufenthalt nahe.

Ihre Ärztin war der gleichen Meinung. Gisi mußte zur Operation ins Krankenhaus, und zwar so schnell wie möglich.

Wie sollte ich mich verhalten? Nach Bekanntwerden meiner Krebserkrankung durch Zeitungen und Frauenzeitschriften bekam ich sehr viele Leserbriefe oder Anrufe von Frauen, die selbst von der Diagnose Brustkrebs überfallen worden waren und nun Rat bei mir suchten. Bisher war mir eine gewisse Zurückhaltung gegenüber anderen Brustkrebspatientinnen immer leichtgefallen.

Ich habe niemandem meine damalige Entscheidung, nicht amputieren zu lassen, aufgedrängt. Dazu fühlte ich mich nicht berufen. Mein Rat ging stets in die Richtung: Suchen Sie mehrere Ärzte auf. Lassen Sie sich gründlich beraten, lassen Sie sich vor allem nicht bedrohen, und entscheiden Sie selbst. Es ist Ihr Leben. Sie müssen es aushalten.

Doch bei Gisi empfinde ich zunächst völlig anders. Am liebsten würde ich sofort zu ihr laufen und ihr tausend Eide abnehmen, daß sie sich nicht amputieren lassen, daß sie Bestrahlung und Chemotherapie ablehnen wird. Ich warte auf ein Zeichen von ihr, bin voller Hoffnung, daß sie sich an mich wenden und mich um Rat fragen wird. Doch das tut sie nicht. Sie ruft mich nicht einmal an, um mir die Diagnose mitzuteilen.

Allmählich wird mir klar, daß sie ihren Ärzten vertraut, daß sie meine Therapie durch Professor Hackethal zwar akzeptiert, soweit sie mich betrifft, für sich selbst aber ablehnt.

Ich habe schwer daran zu schlucken. Vor allem muß ich mich davor hüten, eingeschnappt oder gar beleidigt zu sein. Gisi praktiziert lediglich das, was ich anderen auch immer rate: Sie hat die Entscheidung, wie sie sich behandeln lassen will, selbst getroffen.

Als ich das endlich begriffen habe, gehe ich zu ihr. Gisi freut sich, daß ich zu ihr komme. Trotzdem belauert sie mich. Offenbar erwartet sie, daß ich zumindest einen schwachen Versuch unternehmen werde, sie auf meine Seite zu ziehen. Doch ich habe mich jetzt wirklich in der Hand. Wir vereinbaren, daß mich ihre Schwester Helga verständigen wird, wenn das histologische Ergebnis vorliegt. Ich hinterlasse meine Nummer in Menorca und verspreche, mich bei ihr zu melden, wenn sie das will.

Fünf Tage später steht fest: Der Knoten in Gisis linker Brust war bösartig, die Brust ist abgenommen. Ihre Schwester hat es mir am Telefon mitgeteilt. Ich höre gar nicht, was sie noch sagt. Ich fühle mich, als hätte man mir mit dem Hammer eins über den Schädel geschlagen. Das passiert mir immer, wenn ich erfahre, daß jemand Krebs hat. Stets verhalte ich mich so, als sei ich nicht auch davon betroffen.

Ich habe mir bisher noch nie wirklich leidgetan. Höre ich hingegen von anderen, daß sie an Krebs erkrankt sind, vergieße ich bittere Tränen. Also fürchte ich mich schon auch vor dieser Diagnose. Nur – ich habe keine Angst um mich. Ich habe Angst um andere.

Gisi ist aus dem Krankenhaus entlassen, als ich aus Menorca zurückkomme. Wenn die Narbe verheilt ist, sollen die Bestrahlungen beginnen. Zwanzig werden es sein. Während dieser Zeit darf sie nicht in die Sonne, sie darf keine Feuchtigkeit an die bestrahlte Haut bringen, darf weder duschen noch baden. Der Sommer 1991 ist sonnig. Gisi liegt im Schatten.

Im übrigen verträgt sie die Bestrahlung ganz gut. Und vor allem: Sie ist voller Zuversicht. Sie klagt nie. Im August nimmt sie ihre Arbeit als Krankengymnastin wieder auf. Sie ist Chefin der physiotherapeutischen Abteilung in einem Münchner Krankenhaus. Ich bin eine ihrer ersten Patientinnen nach der Krebsdiagnose. Das Schultergelenk in meinem rechten Arm schmerzt bei jeder Bewegung teuflisch. Ich kann den Arm nicht mehr nach oben bewegen. In der Nacht wache ich auf, so stark sind die Beschwerden.

Gisi bearbeitet mich hingebungsvoll. Sie ist mit Leib und Seele bei der Sache, hat zahlreiche Sonderkurse gemacht, um ihren Patienten mit immer neuen Methoden zu helfen. Die Behandlung ist derart schmerzhaft, daß ich ab und zu um eine Pause bitte, weil mir schlecht wird. Sie ist ratlos.

»Ich behandle eigentlich viel lieber Fremde«, sagt sie, als ich wieder einmal um eine kleine Unterbrechung bitte. »Da ist man ganz anders bei der Sache und hat nicht so viel Mitleid.«

Mitleid – das ist ein gutes Stichwort. Sie tut mir von Herzen leid. Gisi macht keine halben Sachen. Das heißt, daß meine Behandlung einfach an ihren Kräften zehren muß. Immer öfter dränge ich auf einen frühzeitigen Abbruch, doch sie ist eisern.

Wenn wir gemeinsam nach Hause fahren, ist sie bleich und schweigsam.

Im November macht sie eine Kur in einem Krankenhaus in der Nähe von Berchtesgaden. Sie wohnt privat, weil ihr laut Versicherung nur ein Mehrbettzimmer zusteht. Gisi ist Individualistin. Sie hat einen Horror davor, das Zimmer mit Menschen zu teilen, die den halben Tag über ihre Krankheiten reden und die andere Hälfte vor dem Fernsehapparat verbringen.

Das Zimmer in Sichtweite der Klinik simuliert einen Hauch von Heimat, macht aus ihr eine ambulante Patientin, die zu den Behandlungen kommt und dann wieder gehen kann.

Wir telefonieren in dieser Zeit mehrmals, besuchen will ich sie hingegen nicht. Meine Berührungsängste werden immer größer. Gisis Therapie unterscheidet sich so grundsätzlich von der meinen, daß es einfach keine Gemeinsamkeiten gibt. Dieses Fremdsein wird im übrigen bleiben – bis zu ihrem Tod, der mich zunächst völlig aus der Bahn wirft.

Sie kommt im Dezember wieder nach Hause. Im Januar werden Metastasen in der Leber festgestellt. Wohl mehr durch Zufall stößt sie in dieser Zeit auf eine Ärztin, die ihr die makrobiotische Ernährung nahebringt. Gisi ist sofort Feuer und Flamme. Sie sucht sich spezielle Läden und kauft nur noch neue Gewürze, unbehandeltes Obst und Gemüse, und jede Art von Getreide. Diese Ernährungsumstellung erspart ihr eine chemotherapeutische Behandlung, der sie sich eigentlich Ende Januar unterziehen sollte. Als sie dem Arzt von der neuen Ernährung erzählt, will er erst einmal abwarten, bevor er seine chemischen Waffen einsetzt. Sie soll sich weiterhin an die Makrobiotik halten. Er werde sie in einigen Wochen wieder untersuchen.

Ob er damals schon die Hoffnung auf Rettung aufgegeben hatte, weiß ich nicht. Gisi vertraute auf jeden Fall voll auf ihre neue Kost. Nach der Arbeit in der Klinik, die sie plötzlich wieder weniger anstrengt, grast sie ihre Spezialgeschäfte ab, kauft alles, was sie braucht. Dann fährt sie nach Hause und stellt sich in ihre Küche. Nichts ist ihr zuviel. Ihrem Schwager Uli, ihrer Mutter und ihrem älteren Sohn Frank schmeckt das, was da auf den Tisch gebracht wird. Die anderen Familienmitglieder sind skeptisch. Auch ich bin einige Male bei Gisi eingeladen. Ihre Küche ähnelt ein wenig einer Hexenküche. Überall sprießt es, in kleinen Schüsselchen werden geheimnisvolle Körner eingeweicht. Es ist eine schöne Zeit, voller Hoffnung für uns alle, voller Betriebsamkeit für Gisi, die fest daran glaubt, daß es aufwärts geht.

Doch dann kommt der Schock. Eine weitere Untersuchung ergibt, daß sich die Leberwerte verschlechtert haben. Auch die Blutwerte verheißen nichts Gutes. Darüber hinaus teilt ihr eine neue Expertin mit, daß sie die makrobiotische Ernährung viel zu leichtgenommen hätte. Sie müsse sich nach viel strengeren Rezepten richten. Außerdem dauere es mindestens ein Jahr, bis sich erste Erfolge zeigten.

Da läßt Gisi erstmals wirklich los. Sie war der Meinung gewesen, daß sie sich dank dieser Ernährug sehr viel schneller erholen würde. Was sie jetzt essen muß, schmeckt überhaupt nicht. Alles ist total verkocht. Sie bekommt keine Vitamine mehr. Die Familie hat immer stärkere Bedenken gegen diesen neuen Speiseplan. Nur die Mutter ißt noch mit ihr. Alles, was auf den Teller kommt, ist ein einziger langweiliger Matsch. Gisi nimmt ständig ab. Plötzlich sieht sie schwerkrank aus.

Eines Abends, als ich die Sorge um sie nicht mehr aushalte, rufe ich sie an und lade sie für den nächsten Tag zu mir ein. Ich will für sie kochen. Sie freut sich auf den Abend. Von ihrer Mutter lasse ich mich informieren, was ich an Zutaten verwenden darf und was ich unbedingt weglassen muß.

Als sie gegen sieben Uhr bei mir läutet, ist alles fertig. Aus einem kühlen, regnerischen Tag war ein milder Frühlingsabend geworden. Ich habe auf dem Balkon gedeckt. Neben dem Heilwasser steht auch eine Flasche Rotwein.

Ich serviere grüne Bohnen, in etwas Wasser gedünstet, und ungeschälten Naturreis. Auf frische Kräuter habe ich verzichtet.

Wir essen selbstverständlich das gleiche. Gisi schmeckt es. Als ich mir ein Glas Wein einschenke, lächelt sie mich plötzlich an: »Es spricht doch eigentlich nichts dagegen, daß ich mein Wasser zumindest mit einem kleinen bißchen Wein spritze.«

Ich bin sehr froh über diese kleine ›Sünde‹. Manchmal denke ich mir, ich müßte mich klammheimlich in ihre Küche schleichen und alles wegwerfen, was nur annähernd an makrobiotische Kost erinnert. Mag ja sein, daß sie seit neuestem von manchen als Allheilmittel gepriesen wird. Für Gisi ist sie das nicht. Sie nimmt ihr sämtliche Freude am Leben, sie kann nichts mehr genießen. Und das hat Gisi früher mit wahrer Leidenschaft getan. Sie aß gern, sie trank gern, sie kochte gern.

Nach diesem Abend, der bis halb elf Uhr dauert und wohltuend harmonisch verläuft, sehe ich sie zunächst nicht wieder. Wir telefonieren häufig miteinander. Was ich höre, klingt nicht gut. Sie hat starke Atembeschwerden. Ihre Wohnung im zweiten Stock des Hauses, das sie mit ihrer Mutter und Schwester samt deren Familie teilt, erreicht sie nur mit Mühe. Ich höre mir das alles eine Weile an. Inzwischen bin ich an Klagen gewöhnt.

Doch ganz plötzlich, während eines unserer Telefongespräche, bekomme ich fürchterliche Angst um sie. Noch am selben Tag gehe ich zu ihr. Vorher habe ich ihre Mutter beim Einkaufen getroffen. Die ›Oma‹, wie sie von allen, auch von Linda und mir, genannt wird, sieht sehr bekümmert drein. Sie war in der Stadt, um Gisi frischen Fisch zu kaufen.

»Sie will nur weißen Fisch essen«, sagt sie. »Die Makrobiotik haben wir inzwischen weitgehend aufgegeben. Die hilft ihr auch nicht mehr. Ingrid, meinst du, es wird noch einmal alles gut?« fragt sie mich plötzlich.

Ich kann dieser Frau, die schon ihren Mann an Leberkrebs hat sterben sehen, nichts vormachen. »Oma ich weiß es nicht. Ich würde es mir so sehr wünschen, aber ich glaube eigentlich nicht, daß die Gisi noch einmal auf die Beine kommt«, antworte ich dann auch wahrheitsgemäß.

»Ich glaub auch nicht dran«, sagt sie seufzend und schleicht nach Hause.

Gisi liegt noch im Bett, als ich komme. Sie ist zu schwach zum Aufstehen. Außerdem muß sie Kräfte sammeln. Am Nachmittag fährt sie mit ihrer Schwester Helga zu Hetty, ihrer Ärztin. Diese will ihr eine Infusion geben. Ich bleibe ein bißchen an ihrem Bett sitzen. Die Oma kommt, macht sich Sorgen, daß Gisi bisher noch nichts zum Frühstück wollte.

»Oma, tu, was du nicht lassen kannst.« Tapfer versucht Gisi zu scherzen. »Mach mir mein Müsli, misch die frischen Erdbeeren aus dem Garten drunter, aber schimpf nicht, wenn ich dann doch nichts essen kann.«

Noch steht Gisis Bett auf der Galerie in ihrem Wohnzimmer, doch der Oma und uns allen ist diese schmale Treppe, die in ihren Schlafraum führt, ein Dorn im Auge.

Was ist, wenn sie auf die Toilette muß, ihr vor Schwäche schwindlig wird und sie hinunterfällt? Die Oma hat schon einige Versuche unternommen, die kranke Tochter ins Wohnzimmer oder noch besser in ihre Wohnung zu locken. Doch bisher blieben ihre Bemühungen ergebnislos.

»Gisi, warum magst du eigentlich gar nichts mehr essen, jetzt, wo du endlich wieder Vitamine zu dir nehmen kannst und die Diät nicht mehr so streng ist?« will ich von ihr wissen.

»Ich habe Schmerzen«, antwortet sie. Es ist das erste Mal, daß sie das zugibt.

»Welche Art von Schmerzen?«

»Die Leber ist so groß geworden, daß überall Druck entsteht. Habe ich etwas im Magen, ist der Raum zu klein.«

Wir sind alle erleichtert, daß sie endlich über ihre Beschwerden spricht. Am nächsten Tag soll Helga sie nach Steingaden bringen. Dort hat Hetty einen Arzt gefunden, der in der Krebsbehandlung neue Wege geht. Außerdem macht er die Sauerstofftherapie.

Als ich merke, daß mein Besuch sie anstrengt, verabschiede ich mich von ihr. Sie scheint erleichtert darüber, obwohl sie sich über mein Kommen sichtbar gefreut hat.

Am Abend erreicht mich ein Anruf von Lilo, ihrer heißgeliebten Schwester, die in Köln lebt und endlich nach langer Arbeitslosigkeit wieder eine neue Stelle gefunden hat. Sie ist jetzt einfach noch nicht abkömmlich, nicht ohne triftigen Grund, und dieser ›triftige‹ Grund schien bisher noch nicht eingetreten zu sein. Um sie nicht zu belasten, hat ihr die Familie über Gisis wahren Gesundheitszustand nichts erzählt. Irgendwann wurde sie mißtrauisch und rief Hetty an.

Die ließ keine Zweifel daran, daß ihre Schwester sterben muß, und das sehr bald.

Lilo weint am Apparat.

»Ingrid, geh rüber zu Gisi, nimm sie in die Arme, kümmert euch um die Oma, um den Frank und den Mark. Ich kann hier doch nichts tun. Sie lassen mich jetzt noch nicht weg.«

Als ich einhänge, packt mich endlich das Entsetzen,

das ich bisher unterdrückt habe. Gisi hat Brustkrebs und wird bald sterben. Ich habe Brustkrebs, gerade war meine zweite Operation! Wann sterbe ich?

Um nicht in einem Meer von Tränen zu versinken, zwinge ich mich dazu, eine Verabredung im Biergarten wahrzunehmen. Linda geht zu Gisi, kommt dann aber doch nach.

Eines ist klar: Ich will mich vor dem entsetzlichen Sterben von Gisi keineswegs drücken. Ich muß nur sehr aufpassen, daß ich meine Tapferkeit dabei nicht verliere. Zuversicht oder Hoffnung, daß es mir nicht ebenso ergehen wird, habe ich im Moment nicht. Ich muß auf Distanz gehen, wenn Gisi stirbt, sonst sterbe ich mit ihr!

Mit einem Mal geht alles sehr schnell. Am Samstag reden wir noch miteinander. Die Oma ist in die Küche gegangen, um Gisi eine Forelle zuzubereiten, die sie sich gewünscht hat. Helga kocht Salzkartoffeln dazu. Gisi und ich sind allein. Sie hat endlich nachgegeben und ihren Hochsitz verlassen. Jetzt liegt sie auf einer Matratze im Wohnzimmer. Immer wieder fallen ihr die Augen zu. Das Gesicht ist gelb. Offenbar hat sie jetzt auch noch eine Gelbsucht bekommen. Ganz zart nehme ich ihre linke Hand. Gisis Hände sind eindrucksvoll schmal und weich. Eigentlich verwunderlich. Sie hat zeitlebens gegen ihre Pfunde gekämpft. Außerdem forderte ihr Beruf als Krankengymnastin viel Kraft. Trotzdem blieben ihre Hände klein und zerbrechlich, so, als hätten sie mit ihrem Körper nichts zu tun.

Ich streichle sie.

»Eigentlich wollte ich heute in Urlaub fahren. Vor vier Wochen fühlte ich mich noch kräftig genug. Heute kann ich mir das gar nicht mehr vorstellen«, sagt sie plötzlich. »Seltsam, seltsam.«

Dann ist sie wieder ruhig.

»Jetzt bist du wieder öfter bei uns«, fährt sie plötzlich fort. »Das ist gut so. Kommst du gerne?«

»Natürlich«, presse ich aus mir heraus. »Ich bin immer gern gekommen. Nur halt nicht mehr so oft.«

Wir schweigen wieder und halten uns an den Händen.

Oma und Helga servieren das Essen. Es dauert unendlich lange, bis Gisi endlich am Tisch sitzt, und noch viel länger, bis sie ein winziges Stück Fisch und eine kleine Kartoffel gegessen hat. Zwischendurch schläft sie immer wieder ein. Als Trixi, Helgas Tochter, und wenig später auch Linda, zu ihr kommen, wird ihr das zuviel. Sie wolle jetzt bitte schlafen, meint sie, essen könne sie auch nichts mehr.

Linda und ich gehen nach Hause. Und dann endlich kommen die Tränen. Ich sitze mit ihr auf einer Steinstufe im Garten und schluchze.

»Linda, ich kann das Buch nicht mehr weiterschreiben. Ich kann doch nicht Optimismus verbreiten, wenn ich zuschaue, wie ein Mensch, den ich sehr gern habe, ganz elendig verreckt.«

Linda sagt gar nichts darauf. Was sollte sie auch entgegnen. Ihr geht es ja selbst dreckig.

Mein Ausbruch dauert nicht lange. Ich stehe auf und setze junge Triebe, die ich von meinen Pflanzen abgenommen habe, in neue Töpfchen. Ich habe das noch nie gemacht. Ich bin keine Gärtnerin. Trotzdem hole ich Blumenerde aus der Garage und bepflanze gemeinsam mit Linda, die mir Anweisungen gibt, zwei Blumenkästen. Ich stelle sie im Treppenaufgang auf die Fensterbretter und bin plötzlich getröstet.

Ich will nicht so sterben, nicht vor allen, nicht in dieser Öffentlichkeit. Ich will dabei nicht beobachtet werden. Lieber bringe ich mich um!

»Woher nimmst du eigentlich deine Lebenskraft, deinen Humor, deinen Optimismus, deinen Schwung?« bin ich einmal auf dem Rückweg von einem wunderschönen Ausflug nach Österreich von Brigitte, der Frau des Krankenhauspfarrers, gefragt worden.

»Ich glaube, das war Gottes Geschenk an mich«, gebe ich zur Antwort. »Er hat mir eine Menge zugemutet. Mit jedem Schlag, der mich getroffen hat, bin ich kräftiger und widerstandsfähiger geworden.«

Sie ist still, weiß darauf nichts zu entgegnen. Jetzt sollte sie mich sehen, denke ich bei mir. Ich bin ein Häufchen Elend, sonst nichts!

Am Sonntag sitzen Linda und ich bei Gisi, als Frank von einer kirchlichen Freizeit zurückkommt. Sohn Mark ist wieder in seinem Internat.

»Hallo, Sohn«, begrüßt die sterbende Mutter ihren Ältesten.

»Hallo, Mutter«, antwortet dieser.

»Was machen wir jetzt?« fragt Gisi.

Frank versteht nicht. Die Frage kam aus einem Zusammenhang, den er nicht kennt. Er weiß nichts darauf zu sagen.

Die Mutter erwartet auch gar keine Antwort von ihm. Sie hat die Augen wieder geschlossen und scheint eingeschlafen zu sein.

Er steht auf und geht.

Endlich erscheint Hetty, die eigentlich gemeinsam mit Gisi und Oma Urlaub machen wollte. Sie wird statt dessen jeden Tag kommen und Gisi Infusionen geben.

Linda und ich suchen nach Frank. Er sitzt bei Helga in der Küche und weint. Ich nehme ihn in den Arm. Dann gehen wir heim. Der Schmerz in seinen Augen macht sprachlos.

Der Montag darauf ist schwül. Gewitter liegen in der Luft, entladen sich aber nicht.

Linda hat bis drei Uhr Unterricht. Ich werde warten, bis sie nach Hause kommt, und dann mit ihr gemeinsam zu Gisi gehen. Bis dahin will ich an meinem Buch weiterschreiben. Da läutet es. Eigentlich will ich gar nicht aufmachen. Mir ist nicht nach Besuch. Ich will arbeiten. Ich will allein sein. Irgend etwas treibt mich dann doch in Richtung Türöffner. Enrico steht vor mir. Strahlend, voller Freude, mich zu sehen. Und ich falle ihm um den Hals, bin so unendlich glücklich, ihn gerade jetzt bei mir zu haben.

Von Gisis nahem Tod sage ich kein Wort. Wir trinken ein Glas Sekt miteinander, streicheln uns, erzählen uns, was wir in den letzten Tagen erlebt haben, halten uns an den Händen. Wieder einmal zeigt es sich, wie tief unsere Verbindung ist. Er konnte wirklich nicht ahnen, wie schlecht es mir zur Zeit geht. Das letzte Mal, als wir miteinander telefonierten, deutete nichts darauf hin, daß meine Seele um Hilfe schreit.

Bis morgen ist er in München, dann muß er zurück nach Florenz. Sein Kalender quillt über vor Terminen. Irgendwann heute Nacht, wenn er alles Geschäftliche erledigt hat, wird er zu mir kommen. Morgen früh muß er wieder fort. Aber heute werde ich nicht allein sein. Und das ist gut so.

Als Linda heimkommt, ist er schon gegangen. Sie will nichts zu essen, sondern lieber gleich zu Gisi.

Ohne sich aufhalten zu lassen, geht sie die Treppe hinauf. Ich spreche noch ein paar Worte mit Trixi. Sie sitzt mit leeren Augen vor dem Fernsehapparat, weiß vermutlich gar nicht, was sie sieht. Ein Blick in Omas Wohnzimmer zeigt ein ähnliches Bild. Die alte Frau hockt zusammengesunken in ihrem Stuhl und ist eingenickt. Auch bei ihr läuft der Fernseher. Als sie mich hört, zuckt sie zusammen.

»Es geht ihr schlecht«, sagt sie. »Wir haben heute die ganze Nacht und den ganzen Tag bei ihr gewacht.«

Ich biete Lindas und meine Dienste an, doch ich weiß im selben Moment, daß sie sie nicht annehmen werden. Jetzt, in ihren letzten Tagen, gehört ihnen Gisi ganz allein. Da lassen sie nur ungern jemanden dazwischen, auch wenn dieser Jemand jahrelang praktisch zur Familie gehört hat.

Zusammen gehen wir die Treppen zu Gisis Wohnung hinauf. Linda und Helga knien auf einem Polster. Gisi ist nicht bei Bewußtsein, aber sehr unruhig. Immer wieder wirft sie den Kopf hin und her. Sie stellt die Beine hoch, überkreuzt sie, streckt sie wieder aus. Einmal suchen ihre Hände eine andere Hand, dann zieht sie ihre wieder zurück, verschränkt sie unter ihrem Kopf.

Mühsam zieht sie die Luft ein. Manchmal sind ihre Augen halboffen. Helga befeuchtet Stirn, Arme und Beine mit einem nassen Waschlappen. Außerdem träufelt sie mit einer Pipette Flüssigkeit in den trockenen, halboffenen Mund.

Ich sitze dabei, präge mir alles genau ein. Langsam werde ich von der mitleidenden Freundin zur sachlichen Beobachterin. Und das ist gut so. Meine Tränen versiegen, meine Augen sehen wieder klar. Ich werde sterben, sicher, aber solange ich den Zeitpunkt noch nicht weiß, muß ich meine gebückte Haltung wieder aufgeben. Sonst verschwende ich wichtige Zeit, die ich eigentlich zum Leben brauche.

Am nächsten Morgen kurz vor halb acht – Enrico hat gerade seine Tasse Kaffee eilig in sich hineingeschüttet und ist nach einem flüchtigen Bussi auf meine zerstrubbelten Haare in das wartende Taxi gesprungen – läutet das Telefon. Ich bräuchte den Hörer gar nicht abzunehmen. Ich weiß ohnedies, wer am anderen Ende der Leitung ist.

»Ingrid, guten Morgen«, vernehme ich Helgas klare Stimme. »Ich wollte dir nur sagen, daß die Gisi heute Nacht ruhig eingeschlafen ist.«

Ich bedanke mich für ihren Anruf, vergesse, mich nach Einzelheiten zu erkundigen, krieche zurück in mein Bett. Gisi ist tot. Bin ich die nächste?

Brigitte, meine Freundin von nebenan, muß meine Gedanken erraten haben. Als sie mir im Laufe des Tages begegnet, nimmt sie mich in die Arme.

»Ingrid, ich weiß ganz genau, wie dir zumute ist. Man sieht es dir an.«

Ich lehne mich ganz fest an sie und bin ihr so unendlich dankbar, daß sie an mich gedacht hat.

Alle anderen lassen mich in diesem Niemandsland zwischen trotzigem Lebenswillen und Todesangst allein. Schlimmer noch, sie merken gar nicht, in welcher Verzweiflung ich mich momentan befinde.

Mittags kommt Enrico schnell bei mir vorbei. Er hat gerade noch Zeit, schnell ein Gulasch mit Semmelknödel zu essen. Ich berichte ihm von Gisis Tod und gebe mich betont gelassen. Er schaut mich von der Seite an, ist wohl auf einen Ausbruch von mir gefaßt. Doch der kommt nicht.

Wir sind uns einig, daß ich keinen Kranz schicken werde, sondern einen Strauß Margeriten. Gisi liebte diese Blumen. Ich liebe sie auch. Man hat immer das Gefühl, als lachten sie einen an. Auf mich wirken sie wie große strahlende Sonnenaugen mit wunderschönen weißen Wimpern.

Zum Abschied drückt Enrico mich fest an sich. Sicher fühlt er meinen Kummer. Wir wollten halt nur nicht darüber sprechen. Die Vertrautheit zwischen uns beiden, die mit den Jahren immer noch zu wachsen scheint, ist im Grunde Trost genug.

Ich habe den Wunsch, mich von der toten Freundin allein zu verabschieden. Als ich das Haus betrete, ist die Familie ausgeflogen. Nur Nada, die jugoslawische Putzfrau, steht im Gang und bügelt.

Mitteilungsbedürftig, wie sie nun einmal ist, will sie mir alles erzählen. Ich winke ab, drehe mich wortlos um, und steige die Treppe hinauf.

Gisi liegt mit gefalteten Händen in ihrem Bett. Eine Mullbinde, die man ihr umgebunden hat, verhindert, daß der Mund aufklafft. Auf der Decke liegen Blumen aus dem geliebten Garten. Neben ihr auf einem kleinen Tischchen stehen Kerzen. Die Vorhänge sind zugezogen und lassen nur wenig von den Sonnenstrahlen herein, die draußen den Tag aufheizen.

Ich wage es nicht, mich auf den Stuhl zu setzen, der neben dem Sterbebett steht. Gebannt bleibe ich am Kopfende stehen und betrachte die tote Frau. Sie trägt einen schwarzen Pullover mit eingestickten Herzen. Manchmal hat es den Anschein, als hebe und senke sich ihre Brust, als atme sie. Die Vision ist so perfekt, daß ich erschrecke. Ich stehe am Bett und kann einfach nicht glauben, daß ich mit Gisi nie mehr ein Wort werde reden können, daß sie nie mehr lachen wird, daß vor mir ein eiskalter Körper liegt, den kein Streicheln und keine Liebkosung mehr ins Leben zurückholen wird.

Ich flüchte mich ins Vaterunser. Mit gefalteten Händen murmele ich das Gebet vor mich hin. Es gibt mir gar nichts. Ich hätte genauso gut irgendein Gedicht aufsagen können. Der Effekt wäre der gleiche, lediglich Gemurmel in einem totenstillen Haus.

Mein fast kindlicher Glaube an Gott hat mir in meinem Leben schon sehr oft geholfen, hat mich aufgefangen, wenn ich mich nicht mehr auskannte. Hier und heute ist er mir vorübergehend abhanden gekommen.

Dieser Abstand zu Gott und sämtlichen kirchlichen Ritualen, die so ein Tod mit sich bringt, wird mir in den nächsten Tagen erhalten bleiben.

Gisi, vor Jahren zum katholischen Glauben übergetreten, war tief gläubig. Das wußte ich, das wußten wir alle. Die Beerdigung war für mich eine einzige Katastrophe. Hat ihr der Pfarrer tatsächlich helfen können, als sie sich – wie er in seiner Predigt immer wieder betonte – in manchen Notlagen an ihn wandte? Ich kann mir das nicht vorstellen. Zu nichtssagend wirkt das, was er in der Aussegnungshalle und am Grab vor sich hinleiert. Ein Schicksal, das mich zutiefst erschüttert hat, das uns alle, die wir uns zu ihrem Begräbnis eingefunden haben, quält und peinigt, degradiert er mit seiner kirchlichen Routine zur Alltäglichkeit. Um meine Beherrschung nicht zu verlieren und mich seiner Ansprache zu entziehen, versuche ich mich an lustige Situationen zu erinnern, die ich mit Gisi erlebt habe. Das lenkt vorübergehend ab.

Ich versenke mich derart intensiv in unsere Vergangenheit, daß ich im wahrsten Sinn den Boden unter den Füßen verliere. Als die Reihe an mir ist, ans Grab zu treten und meine Blumen in das dunkle Erdloch zu werfen, schwanke ich und wäre beinahe gestürzt, hätte mich Linda nicht rechtzeitig zu fassen bekommen.

Das Bild wäre makaber gewesen. Die krebskranke Gisi ist tot, die ebenfall krebskranke Ingrid stolpert ihr nach. Als ich am Spalier der trauernden Familienmitglieder vorbeigehe, wanke ich noch einmal. Doch diesmal fange ich mich selbst auf.

Mein endgültiger Zusammenbruch kommt dann in der Kirche bei der Seelenmesse. Zur Kommunion gehe ich noch aufrecht und tränenlos. Doch dann sinke ich auf meine Knie und stehe nicht mehr auf. Wie ein Faustschlag trifft mich plötzlich das Wissen um meine Krankheit und ihre zu erwartenden Folgen.

Nach Jahren ist der Krebs zurückgekehrt, hat sich tiefer hineingefressen in meine Brust. Wo sitzt er noch? Wann komme ich dran? Wie werden sie gekleidet sein, wenn sie mich zum Grab begleiten? Ist es ein warmer Tag, sehen sie vermutlich genauso aus wie heute? Sterbe ich im Winter, werden die dunklen Blazer wohl durch warme Wintermäntel ersetzt sein? Sie werden Pelzstiefel tragen, damit sie keine kalten Füße bekommen.

All diese Gedanken fahren mir durch den Kopf, und ich kann und kann mich nicht dagegen wehren.

Was hat der Pfarrer gerade gesagt? Von Sündern und Sünden war die Rede. Bin ich eine Sünderin, weil ich seit so vielen Jahren einen verheirateten Mann liebe und ohne ihn nicht leben kann? Bin ich eine Sünderin, weil ich keinen Zugang zu meiner Mutter finde? Bin ich sündig, weil ich bisher nur ein einziges Mal am Grab meines Vaters war und mich mit ihm noch immer nicht versöhnen kann? Bin ich unwürdig, weil ich mich mit meiner Krebserkrankung im Grunde immer noch nicht wirklich identifiziere? Gebe ich meiner Lust am Leben zu bedenkenlos nach? Fällt das alles unter die Kategorie Sünde?

Ich weiß es nicht. Ich weine und weine, finde kein Ende. Es ist fürchterlich, daß mir dieser Ausbruch ausgerechnet in dieser Kirche vor all diesen Menschen passiert. Aber ich kann es nicht ändern.

Der Gottesdienst geht zu Ende. Aus weiter Ferne höre ich mein Lieblingslied: »Großer Gott, wir loben Dich«. Nein, großer Gott, loben kann ich Dich nicht,

nicht jetzt. Vielleicht kann ich Dich lieben. Jetzt wieder. Die vielen ungeweinten Tränen hatten mir vorübergehend die Sicht versperrt. Jetzt sind meine Augen wieder frei. Der seelische Hausputz war notwendig.

Im Arm von Linda verlasse ich die Kirche. Draußen empfangen mich einige Trauergäste, die mir etwas Tröstendes sagen wollen. Doch ich mache ein abweisendes Gesicht. Ich will nichts hören. Gar nichts!

Linda geht zu Fuß nach Hause, obwohl ein Gewitterregen ihr die Wassermassen ins Gesicht peitscht. Es ist ihr egal. Ich verschwinde schleunigst im Auto von Freunden.

»Willst du noch ein wenig zu uns kommen?« werde ich gefragt.

»Lieb von euch, aber ich will jetzt allein sein«, gebe ich zur Antwort.

Ein Blick auf die Uhr zeigt mir, daß die Sprechstunde von Pfarrer Söllner schon vorüber ist. Soll ich ihn privat anrufen und ihm von meinem Kummer erzählen? Schließlich sind er und seine Frau Hanne seit vielen Jahren meine Freunde. Ich unterlasse es dann doch. Hanne muß ein Frauentreffen vorbereiten. Ich will lieber nicht stören.

Wie zwei entwurzelte Bäume sitzen Linda und ich im Wohnzimmer und wissen einfach nicht, wie wir mit unserem Leid fertig werden sollen.

Enrico, wo bist du? Warum kannst du jetzt nicht bei mir sein, um mich zu trösten? Solche Momente sind schrecklich. Er ist in Florenz, bei seiner Familie, ich sitze in München und habe nur den einen Wunsch, mich an ihn anzulehnen.

Linda ist schon im Bett und hat sich den Kopfhörer über die Ohren gestülpt, um ihre Musik zu hören. Ich sitze noch im Wohnzimmer, habe eine Zeitung in der

Hand, versuche im Sportteil Florians Artikel über Wimbledon zu lesen und komme über die ersten Zeilen nicht hinaus.

Es läutet. Ganz leise nur, sehr zaghaft. Die Haustür ist schon verschlossen. Ich stecke den Schlüssel zurück ins Schloß und öffne die Tür. Ich weiß nur, daß solche Ereignisse auf der absoluten Plus-Seite in meinem jetzigen Leben zu verbuchen sind. Enrico steht vor mir.

Zunächst bin ich fassungslos. Er hat in Florenz eine Münchner Zeitung in die Hand bekommen und den Todesanzeigen entnommen, daß Gisi heute begraben wird.

Arm in Arm gehen wir die Treppe hoch, setzen uns auf die Couch, ohne uns loszulassen. Und dort bleiben wir sitzen. Engumschlungen, wortlos.

»Enrico, es war so schrecklich«, sage ich schließlich.

»Ich weiß«, antwortet er mir.

Dann kehrt wieder Ruhe ein zwischen uns.

»Ich bin richtig daheim in deinen Armen«, sage ich nach einer Weile.

»So soll es auch sein«, meint er und drückt mich noch ein wenig fester an sich.

Irgendwann stehe ich auf und hole uns eine Flasche Rotwein. Wir nippen an den Gläsern, eigentlich ohne Verlangen nach Alkohol.

»Enrico, ist das Sünde, was wir erleben?« Plötzlich sind die Gedanken aus der Kirche wieder ganz präsent.

Enrico schweigt. Der praktizierende Katholik aus Italien weiß einfach keine Antwort, mag diese Art von Überlegungen auch nicht sonderlich.

»Wir dürfen niemanden verletzen. Das ist wichtig.« Das ist ein Programm, aber keine wirkliche Reaktion auf meine Frage.

Doch ich bin zufrieden damit. Seine Anwesenheit heute ist so unheimlich wichtig für mich.

Das erste Mal, seit wir uns kennen, gehen wir in mein Bett, nur um einander nahe zu sein. Zwischen uns ist im Moment keine Leidenschaft, sondern ganz einfach nur Liebe, Verständnis füreinander, Verbundenheit, Freundschaft. Ich habe mir das immer gewünscht, mein Leben lang. Ich wollte mit dem Mann, den ich liebe, auch befreundet sein. In den langen Jahren, die wir nun miteinander verbunden sind, ist mir Enrico auch zum Freund geworden. Und dafür bin ich unendlich dankbar!

Seit Gisis Tod sind inzwischen einige Monate vergangen. Ich vermisse sie. Der Weg zu ihrer Familie, die nur einen Steinwurf entfernt von mir lebt, fällt mir schwer. Uns allen fehlt Gisis perlendes Lachen, ihrer Mutter gehen die Gespräche mit ihrer Tochter ab. Wie sehr sie eine Einheit waren, merkt man erst jetzt, wo sie auseinandergerissen wurden. Die Ähnlichkeit zwischen den beiden sticht ins Auge. Auch im Gesicht ihres ältesten Sohnes Frank tauchen immer mehr Züge der toten Mutter auf. Wenn er etwas erzählt, höre ich ihm manchmal gar nicht zu. Seine Gesten, seine Redewendungen, seine Bewegungen – sie alle führen weg von ihm und hin zu Gisi, die jetzt schon so lange in ihrem Grab liegt.

Vor allem, wenn ich mich elend fühle, halte ich mit der toten Freundin Zwiegespräche. Sie ist für mich mit der Zeit so etwas wie eine Kontaktadresse im Reich der toten Krebskranken. Sie wird mich dort in Empfang nehmen, wenn ich an der Reihe bin.

Es geht mir sehr schlecht in diesem heißen Münchner Sommer 1992. Doch das liegt weniger an den ungewohnt hohen Temperaturen. Auch den alarmierenden Ozonwerten gebe ich keine Schuld an den sich häufenden Kreislauf- und Herzbeschwerden.

Die schriftliche Auseinandersetzung mit meinem bisherigen Leben verursacht die Pein. Vor allem mein toter Vater hat mich wieder voll im Griff. Es gibt Zeiten, da bringe ich keine Zeile zu Papier. In den Nächten liege ich wach und tauche ein in meine kontrastreiche Kindheit. Da helfen auch die aufmunternden Worte von Clare nichts mehr. Sie schaut regelmäßig bei mir vorbei, holt die fertigen Manuskripte ab und tippt sie in den Computer.

Als ich gar nicht mehr weiter weiß und schon geneigt bin, die bereits fertigen Seiten einem Papierwolf zu überlassen, wende ich mich an Gisela Günther, meine verständnisvolle Lektorin. Mir war eingefallen, daß ich die Szenen mit meinem Vater neutralisieren könnte, indem ich sie in die dritte Person setze. Nicht mehr ich und mein Vater sind es dann, die sich gegenseitig quälen, sondern ganz einfach ein Vater und seine Tochter. Das schafft Abstand und bietet Raum zum Atmen. Außerdem will ich mich in meinem Buch nur auf Momentaufnahmen beschränken, die mein Leben mit ihm beleuchten, die auf mich Einfluß hatten. Gisela Günther ist zwar von dieser Idee angetan, doch ich verwerfe sie wieder.

»Sie begehen keinen Verrat an Ihrem Vater.« Sie versucht mich immer und immer wieder aufzubauen. »Sie sind im übrigen auch nicht die einzige Tochter auf der Welt, die unter den Wechselbädern väterlicher Zuwendung zu leiden hatte.«

Solche nüchternen Worte sind notwendig.

Die entscheidende Hilfe bekomme ich dann von Konstantin Wecker, einem Freund aus vergangenen Tagen. Gerade als ich mir über die letzten Seiten meiner Geschichte den Kopf zerbreche und hin- und hergerissen bin zwischen Optimismus und Skrupeln, bekomme ich sein jüngstes Buch ›Uferlos‹ in die Hände. Ich habe es Linda zu ihrem 20. Geburtstag geschenkt. Doch es liegt nicht lange auf ihrem Tisch. Noch am Abend wandert es auf die Bauerntruhe neben meinem Bett.

In einem Tag habe ich es ausgelesen. Ich nehme nichts um mich herum wahr, so fesselt mich der Inhalt. Wecker schildert den langen gefährlichen Weg eines lebensfrohen, heiteren jungen Mannes, der Kokain für eine jederzeit läßliche Sünde hält und an diesem Irrtum fast zugrunde geht.

Ich weiß zunächst gar nicht zu sagen, was mich mehr fasziniert: die Intensität seiner kraftvollen Sprache oder der zunehmende Wahnsinn des Drogenabhängigen. Seine Offenheit ist überwältigend. Er schont nichts und niemanden, am wenigsten sich selbst.

Noch benommen von diesem Buch rufe ich ihn an.

»Konstantin, ich muß dich unbedingt sehen.« Ich überfalle den Ahnungslosen. »Ich glaube, im Moment bist du der einzige Mensch, der mir kompetent helfen kann.«

Selbstverständlich hat er keine Ahnung, wovon ich rede. Doch Konstantin ist ein Freund, ein geduldiger obendrein. An einem düsteren Regentag, der unerbittlich kommende Herbstdepressionen ankündigt, fahre ich zu ihm. An der Tür begrüßen mich zwei wie wild bellende Hunde und zwei interessierte Katzen. Mit einer Weinschorle bewaffnet wandern wir in sein Arbeitszimmer. In wenigen Worten schildere ich ihm das Sujet meines zweiten Buches und die Schwierigkeiten, die ich immer wieder mit ihm habe.

»Hör zu, Ingrid«, sagt er, nachdem er meinen Redeschwall kein einziges Mal unterbrochen und mir sehr aufmerksam zugehört hat. »Du mußt dein Buch so ehrlich wie möglich schreiben. Nur Selbsterlebtes und

Selbsterlittenes erreicht den Leser. Auf Geschichten fällt er nicht mehr rein. Das ist ein allgemeiner Trend. Menschen sind an Schicksalen anderer Menschen interessiert, holen sich das raus, was sie selbst betrifft.«

Plötzlich lacht er mich an.

»Eigentlich macht so ein Buch wie meins oder deins die Psychiater arbeitslos. Die reden doch oft über Dinge, die sie selbst gar nicht kennen.«

Er habe Stöße von Briefen erhalten, in denen Betroffene seine Offenheit priesen.

»Viele von ihnen steckten in derselben Situation und waren richtig froh darüber, daß es auch den sogenannten Prominenten dreckig gehen kann.«

Doch er hat auch Reaktionen erhalten, die ihn kränken.

»Eine wirkliche Kritik über mein Buch habe ich bisher nicht gefunden«, sagt er. »Den Journalisten geht es nur um den Inhalt, nicht um die Form. Und da scheiden sich dann die Geister. Die einen werfen mir vor, daß ich das Drogenproblem verniedliche, andere lesen sogar eine Aufforderung zum Drogenkonsum heraus, und die ganz Gescheiten sehen darin die sexuellen Bekenntnisse eines drogensüchtigen Schickimicki-Machos, der die Frauen verächtlich macht.«

»Und da wunderst du dich, daß ich mich vor den Reaktionen auf mein Buch fürchte?« falle ich ihm ins Wort. »Vielleicht glaubt man, ich will mit dem beliebten Rateonkel abrechnen. Vielleicht unterstellt man mir, daß ich für den Hackethal Reklame mache, vielleicht hält man mich aber auch nur für eine profilneurotische Anfang-Fünfzigerin mit starkem Drang ihr kompliziertes Liebesleben vor der Öffentlichkeit breitzutreten.«

Jetzt reicht es ihm.

»Spar dir deine Überlegungen. Dein erstes Buch, das

ja ähnlich gestrickt war, hat seine Leser gefunden und gute Kritiken gehabt. Warum willst du jetzt bei deinem zweiten zurückstecken? Je ehrlicher du schreibst, desto enger bist du am Leser.«

Mich wundert, daß er den Felsbrocken, der mir vom Herzen fällt, nicht hört. Er hat ja recht. Ich muß dieses Buch zu Ende schreiben, ohne mich um mögliche Reaktionen der anderen zu scheren.

Erleichtert kehre ich an meinen Schreibtisch zurück. Die Regenwolken sind auch wieder verschwunden. Ein kräftiger Föhnwind hat den Himmel saubergefegt.

Während eines Kurzurlaubs auf Menorca hole ich verpaßte Sommerfreuden nach. Eine Woche lang tobe ich mit Helga im lauwarmen Meer herum. Tagsüber schwimmen wir, am Abend besuchen wir das ›Cachito‹, eine kleine Bar am Hafen in Mahon. Bei Wodka-Tonic erzählen wir uns Geschichten, die wir erlebt haben. Wenn der Betrieb ruhiger geworden ist, setzt sich Nacho zu uns an den Tisch. Ihm gehört diese Bar. Im Winter, wenn die Touristen die Insel verlassen haben, kehrt er zu seiner Freundin nach Madrid zurück und malt. Vor Jahren waren seine Bilder noch reine Fingerübungen. Inzwischen hat er bereits einen Manager, der Ausstellungen für ihn arrangiert. Ich verliebe mich in ein Bild und kaufe es ihm ab.

›Das Schweigen der Glocken‹, hat er es genannt. Für mich symbolisiert es auf Anhieb Karfreitagsstimmung. Die Farben sind alle in Moll, dunkle, schwermütige Kleckse unter einem wolkenverhangenen Himmel. Ich schildere Nacho meine Empfindungen. Er schaut mich nachdenklich an. Dieses Bild hat er tatsächlich an einem Karfreitag begonnen.

Nach einer Woche kommt Enrico zu uns. Ich ziehe

mit ihm ins Hotel, Helga bleibt allein im Haus. Wir unternehmen alles gemeinsam, erst spät am Abend trennen wir uns. Ich bin glücklich, diese beiden Menschen, die mir soviel bedeuten, um mich zu haben.

Mein Optimismus wächst. Wieder einmal bin ich ganz sicher, meine Krankheit – wenigstens vorläufig – besiegt zu haben. Beschwerden habe ich im Moment nicht. Kleine Wehwehchen stecke ich ganz einfach weg.

Ich habe noch so viel vor. Ich darf jetzt gar nicht sterben. Ich möchte erleben, wie aus meinen Kindern Linda und Florian und deren Freunden ehrenwerte Mütter und Väter werden. Ich möchte im ersten Buch meines Sohnes blättern und dabei sein, wenn Lindas Bilder ausgestellt werden. Ich möchte Jerusalem wiedersehen, wenigstens einmal noch. Ich möchte noch viele Gelegenheiten haben, den Menschen, die mich täglich begleiten, für ihre Freundschaft zu danken.

Und ich möchte mit dem Mann, den ich liebe, unseren längst bereitgestellten Luftballon besteigen, in einen wolkenlosen Himmel fliegen und gemeinsam mit ihm in der Regenbogenstraße Nummer 21 ein Luftschloß beziehen, das wir dort vor vielen Jahren eingerichtet haben.

So heiter, so unbeschwert, so voller neuer Hoffnung sollte dieses Buch ausklingen.

Doch dann kommt der 26. Oktober 1992, und so manches ändert sich wieder einmal in meinem Leben.

Florian befindet sich momentan mit Schiereck auf einer vierwöchigen Rundreise durch Amerika, Enrico nimmt an einer Tagung in Paris teil, Linda ist in der Schule, meine Mutter liegt hinter geschlossenen Fensterläden in ihrem Bett – wie so oft in letzter Zeit.

Ich fahre mit Alex, die einen studienfreien Tag hat,

nach Riedering in die Hackethalsche Sprechstunde. Eine ganz normale Untersuchung soll es sein, eine Rückmeldung nach den Sommerferien sozusagen. Ich habe zwar entlang der eigentlich gut verheilten Narbe einige Unebenheiten gespürt, sie aber nicht weiter ernstgenommen. Dr. Weber ist eben doch mehr Chirurg als Couturier!

Die Stimmung ist relativ entspannt, als ich das Ordinationszimmer von Helena Georgiou betrete. Sie zeigt sich sehr zufrieden mit meinem Allgemeinzustand. Ich habe nur ein wenig abgenommen. Es gibt keine Beschwerden – bis eben auf die kleinen holprigen Stellen am oberen Ende der Narbe. Die Ärztin besieht sie sich genauer und sperrt augenblicklich ihr Gesicht zu. Dann verlangt sie die Blutwerte, die ich in München hatte bestimmen lassen. Ihre Miene wird noch düsterer. Der CA-Wert ist seit dem Juli um zehn Striche gestiegen. Plötzlich ist Alarm angesagt.

»Sie müssen wiederkommen und sich operieren lassen«, sagt sie grimmig und telefoniert nach dem Professor.

Ich bin völlig empfindungslos auf der Untersuchungspritsche sitzengeblieben, höre ihre Sätze, aber ich nehme sie nicht wirklich in mir auf.

Julius betritt das Zimmer, aufgekratzt wie immer, wenn er mich sieht.

»Na, Frau Schriftstellerin, was macht Ihr Buch?« flachst er mich an.

Wir arbeiten für denselben Verlag. Er weiß also Bescheid.

Als er unsere ernsten Gesichter sieht, schaltet er sofort um.

»Was ist los?« will er von Helena Georgiou wissen.

»Sehen Sie selber«, sagt diese und deutet auf die zwei

kleinen Knoten, die sie inzwischen mit einem blauen Farbstift sichtbar gemacht und fotografiert hat.

»Warum bist du nicht drei Monate nach deiner Operation im Februar zurückgekommen und hast unser Aufbauprogramm mitgemacht?« knurrt er mich an.

So ist das immer mit uns beiden. Der Mediziner in ihm macht mir stets Vorwürfe, daß ich zu leichtsinnig bin, der Freund hingegen strahlt zufrieden in die Runde, wenn ich nur Blödsinn im Kopf habe und mir keiner meine Krebserkrankung ansieht.

»Julius, wir sind uns im Juli darüber einig gewesen, daß wir zunächst einmal den Sommer vorübergehen lassen und ich mich erst im Herbst wieder melde, vorausgesetzt es stellen sich keine Beschwerden ein.«

Er hat unsere Absprache offenbar völlig vergessen.

»Ich hatte keine Beschwerden, wenigstens keine, die mit meiner Brust zusammenhingen. Der Kreislauf spielte manchmal verrückt, aber das lag wohl an der Hitze und den Herzbeschwerden, die mir mein Buch bereitet.«

»Lassen wir das«, sagt er einlenkend. »Das bringt jetzt nichts. Du muß kommen, so schnell wie möglich.«

Ich sage nichts, schaue die beiden nur an.

»Hast du verstanden«, bohrt er nach, »und willst du das überhaupt?«

»Natürlich komme ich, wenn ich muß. Von Wollen ist da ja wohl weniger die Rede.«

Zunächst kann ich gar nicht aufgenommen werden. Kein einziges Bett ist frei. Die Parkklinik ist bis weit in das kommende Frühjahr hinein ausgebucht.

»Sobald wir was haben, ruft dich die Li an«, sagt er. »Mach's gut.«

Er dreht sich um und verläßt den Raum. Er hat mir nicht einmal die Hand gegeben.

Helena Georgiou legt einen Arm um meine Schultern.

»Sie dürfen nicht aufgeben. Wir kriegen das schon wieder hin. Kein Zweifel.«

Die dunklen, sorgenvollen Augen in dem blassen Gesicht strafen ihre optimistische Prognose Lügen.

Ich löse mich aus ihrer Umarmung, die auf mich plötzlich wie eine Umklammerung wirkt.

Ich darf jetzt nicht weinen, bloß nicht! Ich kann sonst nicht mehr aufhören. Nie mehr!

Alex, die immer noch vor dem Ärztezimmer sitzt, brauche ich nichts zu erklären. Sie hat das Gesicht des Professors gesehen, als er mich verließ.

»Mist«, sagt sie und sonst nichts mehr.

In der Zentrale teilt man mir noch einmal mit, daß momentan nicht einmal eine Rumpelkammer, geschweige denn ein Einzelzimmer frei ist. Man wird mich anrufen, sobald sich etwas tut.

Einer erneuten Umarmung irgendeiner mitleidenden Seele entgehe ich gerade noch rechtzeitig.

Es ist vorüber. Alex und ich steigen in mein Auto. Zunächst reden wir nicht miteinander. Ich habe zwar ein paar verzweifelte Anstrengungen unternommen, irgend etwas zu sagen, aber meine Stimme schwankt derart, daß ich es vorziehe, den Mund zu halten.

Auf halbem Weg rede ich dann doch.

»Weißt du, daß ich vorhatte, mit Enrico den Rest meines Lebens zu verbringen?« sage ich völlig aus dem Zusammenhang. »Auf und davon wollte ich mit ihm gehen. Das wird jetzt nichts mehr. Wir haben wohl zu lange gewartet mit unserem gemeinsamen Leben. Der Florian muß seine Wohnung aufgeben und in unser Haus zurückziehen. Linda kann nicht allein bleiben mit meiner Mutter und unseren beiden Katzen. Das hält sie nicht aus.«

»Bitte, bitte hör auf damit! Ich kann das nicht hören!«

Alex' Aufschrei reißt mich augenblicklich aus meiner Weltuntergangsstimmung.

»Verzeih, Alex. Das war wohl nicht sonderlich rücksichtsvoll von mir«, entschuldige ich mich bei dem jungen Mädchen, das sicherlich im Moment total überfordert ist. »Es wird schon wieder werden. Es muß einfach noch einmal werden.«

Diese Sätze klingen in meinen Ohren wie die beschwörenden Formeln bei einer Hexenaustreibung. Doch diese Version behalte ich vorsorglich noch ganz für mich.

Bevor wir nach Hause fahren, müssen wir noch bei Clare vorbei und den ersten Schwung ausgedruckter Manuskriptseiten abholen.

Von dort aus rufe ich Linda an.

»Was ist los, Mami?« fragt sie mich

»Ich muß wieder in die Klinik. Es ist was nachgekommen.«

»Scheiße!« schreit meine Tochter in den Hörer.

Daheim empfängt sie mich mit einem wunderschönen Margeritenstrauß und einem strahlenden Lächeln.

»Donnerwetter«, denke ich bei mir, »das Mädel hat sich ganz schön in der Hand.«

Ich will eine Flasche Prosecco öffnen, bekomme den Korken nicht aus dem engen Hals. Auch Alex scheitert.

Linda erledigt das für uns. Wir füllen unsere Gläser und trinken ... Ja, auf was trinken wir eigentlich? Auf meine Gesundheit, selbstverständlich. So ist es nun einmal der Brauch, auch wenn die zweite Krebsoperation innerhalb eines Jahres auf mich wartet. Prost!

In der Nacht meldet sich Enrico bei mir. Ich schluchze mein ganzes Elend in den Hörer. Er kommt gar nicht zu Wort.

»Enrico, es ist so fürchterlich! Wir werden niemals miteinander leben. Ich habe keine Zeit mehr.«

Er will mich aus der Ferne beruhigen, doch seine Versuche scheitern kläglich. Er ist zu weit weg.

In zwei Tagen wird er zurück sein. Vielleicht schafft er es dann. Eine Woche dauert es noch, bis Florian aus Amerika zurück ist. Er hat angerufen, ich habe kein Wort über meine neuerliche Erkrankung verlauten lassen.

Die Woche ist angefüllt mit hektischen Aktivitäten. Die Versicherung muß verständigt werden. Gisela Günther tritt eine Kur an. Ich melde mich bei ihr und erzähle ihr von meinem Rückfall. Sie erschrickt und meint, ich soll mir mit der Abgabe des Manuskripts ruhig Zeit lassen. Ich schreibe eine kleine, sehr persönliche Weihnachtsgeschichte für unseren Gemeindebrief und hole mir bei einem Freund Rat, wie ich mein Testament machen soll. Das ist sicherlich der schwerste Weg, den ich in diesen Tagen gehe. Aber er ist notwendig. Das sehe ich ein.

Außerdem ertappe ich mich dabei, daß ich diesmal ganz anders reagiere als bei meiner Operation im Februar. Damals war sie top secret. Nur ganz wenige wußten, was auf mich wartete, als ich mich für drei Wochen verabschiedete. Diesmal bin ich nicht so diskret. Diesmal sehne ich mich nach meinen Freunden, nach ihren Streicheleinheiten, nach ihren Liebesbeweisen.

Und sie kommen alle, wärmen mein kummervolles Herz, halten meine Hände fest, die nervös mal hier- und mal dorthin greifen, die am kräftigsten da zupacken wollen, wo das Loslassen am schmerzhaftesten ist.

Ich hatte vergessen, wieviel Freunde ich habe, wie sehr sie mich mögen. Nach zehn Tagen Ungewißheit steht jetzt mein Operationstermin fest. Li hat ein Bett für mich aufgetrieben. Kurz vor Weihnachten werde ich wieder zu Hause sein. Voraussetzung ist natürlich, daß sich keine Komplikationen einstellen.

Welche noch? Inzwischen habe ich nämlich begriffen, daß ich selbst zunächst die größte Komplikation war. Ich hatte mit einem Mal allen Mut und alle Zuversicht verloren. Zu schnell und ohne Gegenwehr hatte ich mich auf ein Leben auf Zeit eingestellt. Was morgen, nächste Woche, in einem Monat passieren würde, interessierte mich schon nicht mehr.

Das war ein Fehler, den ich eigentlich nicht machen wollte und den ich bei vielen Bekannten, die in einer ähnlichen Situation stecken wie ich, immer recht wortreich gegeißelt habe.

Ich muß wieder zu meinem alten Optimismus zurückkehren, sonst habe ich keine Chance!

Auch jetzt, wo ich weiß, daß es mit dem Sterben vielleicht doch etwas schneller gehen kann, als ich das ursprünglich erwartet hatte, werde ich mein Leben nicht vorzeitig beenden durch Zweifel, Ängste und Kleinmut.

Ich werde mir deswegen kein Vergnügen versagen, ich werde mit meinen Freunden so oft und so lange feiern, wie es nur geht, ich werde auf ein Leben mit Enrico vorerst noch nicht verzichten, auf keinen seiner Küsse, auf keine unserer Umarmungen.

Ich werde nicht klein beigeben! Noch lange nicht! Ich habe keine Angst um mich! Noch immer nicht.

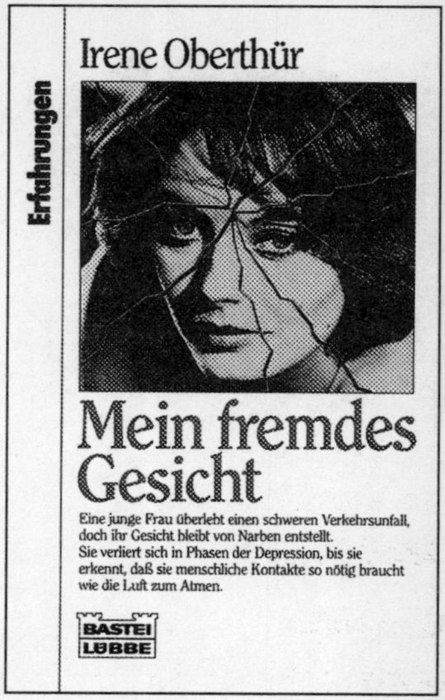

Band 61273

Irene Oberthür

Mein fremdes Gesicht

Die junge, hübsche Krankenschwester Irene erleidet einen Verkehrsunfall. Als sie nach Stunden auf der Intensivstation erwacht, ist ihr Kopf dick bandagiert. Aus geflüsterten Andeutungen entnimmt sie, daß ihr Gesicht bei dem Unfall verletzt wurde. Doch nichts bereitet sie auf den Schock vor, als sie sich nach Wochen erstmals wieder im Spiegel erblickt. Ein fremdes Gesicht starrt ihr entgegen, in dem sich die völlig geschockte Frau nicht wiedererkennt. Erst nach einer Zeit tiefer Niedergeschlagenheit und Selbstentfremdung findet Irene eine neue Identität …

BASTEI LÜBBE

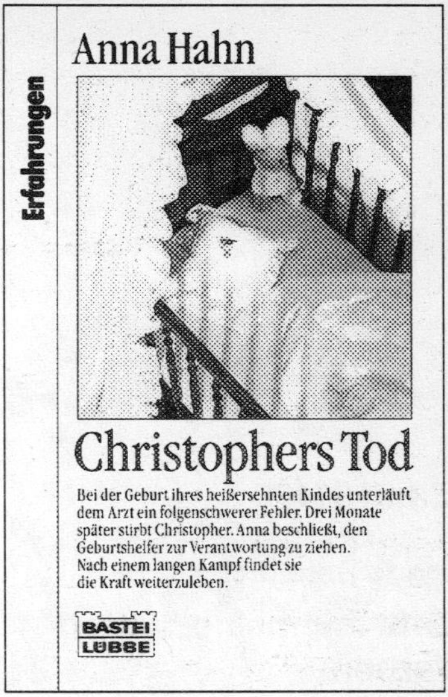

Band 61270

Anna Hahn

Christophers Tod

Ihre Schwangerschaft war schwer und überschattet von der ständigen Angst, das Kind könnte zu früh kommen. Als endlich die Wehen einsetzten, rechnete Anna mit einem Kaiserschnitt, denn ihr Frauenarzt hatte festgestellt, daß ihr Becken für eine normale Geburt wahrscheinlich zu eng sein würde. Doch der Professor, der ihrem kleinen Christopher auf die Welt helfen sollte, war anderer Meinung. Als er erkannte, daß die Vermutung seines Kollegen stimmte, war es zu spät. Und dann ließ er sich Zeit, viel zuviel Zeit für die Notoperation.

Das Baby lebte zwar, aber sein Gehirn hatte schwere Schäden erlitten. Anna waren nur drei Monate mit ihrem heißersehnten Sohn vergönnt, dann gab der kleine Körper seinen Kampf auf. Danach war es für Anna schwer, die Trauer zu überwinden, den Arzt zur Rechenschaft zu ziehen und zu versuchen, ihre zerrüttete Ehe zu retten.

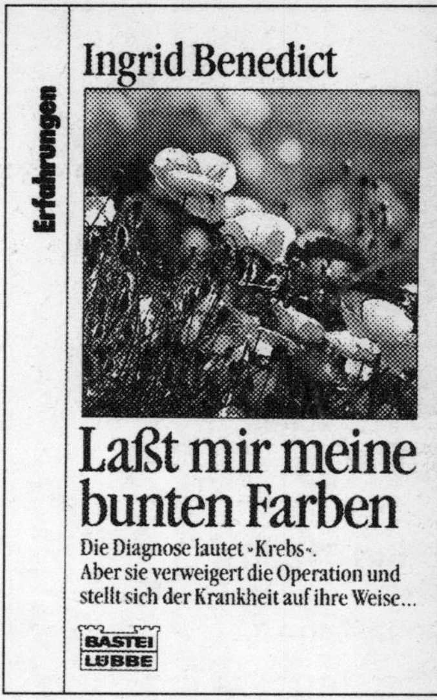

Band 61160

Ingrid Benedict

Laßt mir meine bunten Farben

Eines Tages stellen die Ärzte bei Ingrid Benedict, der Tochter von Robert Lembke, Brustkrebs fest. In der Nacht vor der entscheidenden Operation entschließt sie sich, den vorgeschriebenen Weg zu verlassen. Sie begibt sich in die Behandlung von Professor Julius Hackethal.

Der Wunsch zu leben treibt sie voran, und mutig stellt sie sich der Krankheit. Trotz aller Rückschläge gibt sie den Kampf nicht auf, und letztendlich bleibt sie Siegerin.

BASTEI LÜBBE